B. Grießmeier/W. Bossinger

Musiktherapie mit
krebskranken Kindern

D1666265

Praxis der Musiktherapie

Herausgegeben von
Volker Bolay und Volker Bernius

Band 13

Musiktherapie mit krebskranken Kindern

Barbara Grießmeier · Wolfgang Bossinger

20 Abbildungen

Gustav Fischer Verlag · Stuttgart · Jena · New York
Bärenreiter Verlag · Kassel · Basel · London · Prag
1994

Die Autoren

Barbara Grießmeier, Dipl.-Musiktherapeutin (FH), arbeitet seit 1986 im psychosozialen Dienst der Abteilung für Pädiatrische Hämatologie und Onkologie der Universitätsklinik Frankfurt a.M.

Wolfgang Bossinger begleitete von 1986–1988 als Dipl.-Musiktherapeut (FH) krebskranke Kinder und Jugendliche der Universitätskinderklinik Ulm im Rahmen des Forschungsprojektes «Musik in Prävention und Therapie» der Abteilung Anthropologie und Wissenschaftsforschung der Universität Ulm.

Anschriften
Barbara Grießmeier, Mittermaierstraße 15, D-69115 Heidelberg
Wolfgang Bossinger, Buchbronnenweg 74, D-89134 Blaustein

Die Deutsche Bibliothek – CIP-Einheitsaufnahme

Griessmeier, Barbara:
Musiktherapie mit krebskranken Kindern / Barbara Griessmeier ; Wolfgang Bossinger. – Stuttgart ; Jena ; New York : G. Fischer ; Kassel ; Basel ; London ; Prag : Bärenreiter, 1994
  (Praxis der Musiktherapie ; Bd. 13)
  ISBN 3-437-00729-7 (Fischer)
  ISBN 3-76181065-2 (Bärenreiter)
NE: Bossinger, Wolfgang:; GT

© Gustav Fischer Verlag · Stuttgart · Jena · New York · 1994
Wollgrasweg 49, D-70599 Stuttgart 70

Satz: Typobauer, Scharnhausen
Druck und Einband: Graphischer Betrieb Fr. Pustet, Regensburg
Printed in Germany

Vorwort der Autoren

Wie schön, daß du geboren bist,
wir hätten dich sonst sehr vermißt!
Wie schön, daß wir zusammen sind,
wir freuen uns an dir, liebes Kind!

(nach R. Zuckowski)

Fast fünf Jahre sind vergangen, seit uns Volker Bolay und Volker Bernius fragten, ob wir uns vorstellen könnten, ein Buch über unsere musiktherapeutischen Erfahrungen mit krebskranken Kindern zu schreiben. Wir standen diesem Vorschlag zunächst mit sehr gemischten Gefühlen gegenüber:
Neben der Freude über dieses Angebot beschäftigten uns auch Zweifel darüber, ob es nicht noch zu früh sei, überhaupt gültige Aussagen über dieses neue Arbeitsfeld der Musiktherapie zu machen.

Nach vielen gemeinsamen Überlegungen entschieden wir uns, die Herausforderung anzunehmen.

Das nun vorliegende Buch will kein «Lehrbuch» sein. Es ist vielmehr der Versuch, die Schwierigkeiten und Erfolge einer Pionierarbeit zu beschreiben, die uns oft an unsere beruflichen und menschlichen Grenzen führt.

Diese Grenzen bekamen wir beim Schreiben immer wieder deutlich zu spüren. Wir sind deshalb sehr dankbar für all die Menschen, die uns bei diesem Projekt unterstützt haben und ohne die dieses Buch nicht zustande gekommen wäre:

Unser Dank geht an erster Stelle an die vielen Kinder und ihre Eltern, die wir in diesen Jahren kennenlernen durften. Von ihnen und mit ihnen haben wir Schritt für Schritt gelernt, wie Musik und Musiktherapie in einer lebensbedrohenden Krise unterstützen und begleiten können.

Um die Identität der Kinder zu schützen, haben wir alle Namen sowie wichtige lebensgeschichtliche Details für dieses Buch geändert. Die auf den Photos abgebildeten Kinder sind nicht identisch mit den im Text beschriebenen Kindern.

Da die einzelnen Fallgeschichten sehr persönliche Erfahrungen sind, haben wir sie jeweils mit unseren Initialen gekennzeichnet.

Bedanken möchten wir uns auch bei den Schwestern, Ärzten und psychosozialen MitarbeiterInnen der Kinderkrebsstationen in Frankfurt und Ulm, die Geduld und Nachsicht zeigten, wenn zum üblichen Stationsstreß häufig noch dröhnender Paukenlärm hinzukam, und die uns immer wieder durch freundlichen, kollegialen Austausch unterstützten. Die Professoren Dr. Dr. Helmut Baitsch, Leiter der Abteilung Anthropologie und Wissenschaftsforschung der Universität Ulm, Dr. Gerhard Gaedecke, Universitätskinderklinik Ulm, sowie Dr. Bernhard Kornhuber, Leiter der Abteilung für pädiatrische Hämatologie und Onkologie der Universitätsklinik Frankfurt a.M., machten durch ihr großes Engagement die musiktherapeutische Betreuung der krebskranken Kinder überhaupt erst möglich.

Viele FachkollegInnen und Freunde halfen uns durch ihr Interesse an unserer Arbeit, durch viele wertvolle Tips und durch ihre persönliche Anteilnahme weiter.

Susan Porchet-Munro (Zürich), Andreas Reckels (Köln) und Bernd Platzdasch (Heidelberg) unterstützten uns mit großem Engagement und fachkundigem Rat bei der Durchsicht des Manuskripts.

Ein besonderer Dank geht an Karl-Heinz Eiferle (Berlin), der mit großem persönlichen Einsatz im Mai 1992 auf der Kinderkrebsstation in Frankfurt die Photos für das Buch gemacht hat. Durch seine Sensibilität und durch das spontane Vertrauen, das die Kinder ihm entgegenbrachten ist eine beeindruckende und lebendige Dokumentation von Alltagssituationen auf der Station entstanden. Wir denken, daß so die im Text beschriebenen Situationen anschaulicher werden.

Wir sind uns bewußt, daß Musiktherapie für krebskranke Kinder auch durch dieses Buch nicht zu einer Standardtherapie werden wird. Die Erfahrungen, die wir mit diesen Kindern machen, sind uns so kostbar, daß wir sie trotzdem nicht für uns behalten wollen. Wir wünschen uns, daß in irgendeiner Form möglichst viele Kinder in ähnlichen Situationen davon profitieren werden.

Frankfurt/Ulm, im Februar 1994

Vorwort von Petra Kelly

Eine Krebserkrankung im Kindesalter ist nicht unbedingt tödlich, aber sie ist immer bedrohlich und sie verändert die gesamte Welt des Kindes und seiner ganzen Familie in einschneidender Weise. Ich selbst habe das erfahren – als Zeugin des Leidens meiner krebskranken Schwester Grace Patricia. Wir waren es – ihre Angehörigen, ihr Vater und ihre Mutter, ihr Bruder und ihre Schwester –, die verzweifelt waren und in ständiger Angst gelebt hatten. Wir waren es plötzlich, die sich so schutzlos und verlassen fühlten, und wir waren es, die die eigene Sprachlosigkeit angesichts dieser Krankheit nicht überwinden konnten.

Prof. Dr. Dietrich Niethammer und Manon Hoffmeister schrieben: «Es gibt nicht nur Niederlagen und Trauer, die Welt der Onkologie ist eine Welt der Hoffnung und Freude über jedes Kind, das körperlich geheilt wurde und auch sonst mit dieser Krankheit, die so schrecklich für es war, fertig geworden ist, über jede Familie, die sich in der Zeit der Bedrohung näher gekommen ist und über jedes Kind, das in liebevoller Nähe zu seinen Eltern sterben konnte.» Barbara Grießmeier und Wolfgang Bossinger erzählen von dieser Welt der Hoffnung, und sie erzählen auch von der Welt der Wahrheit – die Welt der Onkologie, in der man so machtlos und so unsicher ist und in der man die Sprache verliert.

Wie die Autoren schreiben: «Aus dem lastenden Schweigen heraus, das uns angesichts dieser Aufgabe befiel, entstand spontan die Idee, unserer eigenen Sprachlosigkeit und Hilflosigkeit mit Musik zu begegnen – also unseren Empfindungen und Impulsen über Klänge und Töne freien Lauf zu lassen, um so wieder neue Anknüpfungspunkte finden zu können.» In den Jahren meiner Bundestagsarbeit zugunsten krebskranker Kinder und zugunsten einer Förderung psychosozialer Betreuung gab es auch das große Schweigen – entstand auch eine gewisse Sprachlosigkeit gegenüber dem Alltag auf einer Kinderkrebsstation. Es waren nur wenige meiner Kollegen und Kolleginnen, die sich Zeit genommen hatten, mit mir solche Stationen zu besuchen oder sich ganz persönlich dieses Themas anzunehmen. Für viele fing schon da die eigene Sprachlosigkeit an und die mußte erst einmal überwunden werden.

Nicht nur die politischen Bundestagsdebatten zum Thema Haushalt und Förderung psychosozialer Betreuung, auch eine ganze Reihe weiterer außerparlamentarischer und parlamentarischer Initiativen und von Seiten der Elterninitiativen und Kinderkrebsärzte waren notwendig, um dann 1986 die Modellmaßnahmen endlich im Bundestag zu beschließen. Das Modellprojekt ist letztes Jahr ausgelaufen und ein Großteil dieser Stellen, die über die Modellmaßnahmen finanziert worden sind, können nun in die Regelfinanzierung durch die Krankenkassen übernommen werden. Es war ein langer und ein harter Kampf, um die Notwendigkeit einer psychosozialen Betreuung krebskranker Kinder und Jugendlicher in den Mittelpunkt der gesundheitspolitischen Debatte zu bringen. Wie schwer wir uns alle tun, wenn es um die Ängste der Kinder geht, um die Ängste z. B. vor dem Tropflegen, die Angst vor der Bestrahlung, die Angst vor einem Rückfall, die Angst vor dem Sterben, die Angst vor den Ärzten und die Angst vor all dem, was ein Kind nicht verstehen kann. Wie schwer tun wir uns, mit den Ängsten der Eltern und Geschwister umzugehen, und wie schwer tun wir uns mit den Fragen der tapferen Kinder, mit den Fragen ihrer Herzen und Seelen.

Musiktherapeutische Arbeit kann ein Weg sein, den erkrankten Kindern und ihren Familien dabei zu helfen, seelische Ressourcen zu mobilisieren und die belastende Situation, die die Autoren darstellen, nicht nur körperlich, sondern auch psychisch verkraften und bewältigen zu können. Wie Dr. H. H. Wenk schreibt: «Musik kann man nicht einfach überhören ... Innere Spannungen können auf dem Umweg über die Musik – Wahrnehmung – abgebaut werden ...»

Dieses Buch macht deutlich, daß im Bereich chronischer Erkrankungen im Kindesalter dringend eine ganzheitlich orientierte weiche und sanfte Behandlung erforderlich ist, die die immensen seelischen Belastungen für kranke Kinder und ihre Familien miteinbezieht. Über Musiktherapie können wir die Herzen und Seelen der Kinder erreichen – auch diejenigen Kinder, die sich zurückgezogen haben und schweigsam sind.

Musiktherapie ist für mich ein Stück gelebter «Kinderplanet» – ein Stück Kinderwelt, ein Stück Normalität in der künstlichen, sterilen und so unnatürlich Welt des Krankenhauses und der Apparate-Medizin.

Die Erfahrungen mit musiktherapeutischer Arbeit auf Kinderkrebsstationen werden uns wieder ein Stück weiterbringen, um psychosoziale Elemente in das stationäre Behandlungskonzept erfolgreich miteinzubeziehen. Chronisch kranke Kinder brauchen das spielerische und musikalische Handeln, was wiederum, so die Autoren, eine tragfähige Brücke für den späteren verbalen Dialog sein kann.

Dieses Buch beschreibt Pionierarbeit, was die Praxis der Musiktherapie angeht. Keiner der Musiktherapeuten, die bisher in der BRD mit krebskranken Kindern arbeiten, hat einen eigenen Musiktherapieraum zur Verfügung. Bis heute hat Musiktherapie keinen festen Platz innerhalb des Behandlungskonzeptes, und es ist auf fast allen Stationen schwer, einen geeigneten Platz für Musik und für die kontinuierliche Arbeit mit einzelnen Kindern zu finden. Dieses wertvolle Buch wird anregen und anstoßen und wird auch viele motivieren, denn Musik kann Brücken bauen und verbindet von Herz zu Herz.

Bonn, Dezember 1990

Inhalt

Einführung

Kaum eine Krankheit ist in den westlichen Gesellschaften so überfrachtet mit Projektionen des Ausgeliefertseins, von Gefühlen der Ohnmacht, Angst und Verzweiflung wie ‹Krebs›. Es verwundert deshalb nicht, daß etwa der Psychoonkologe Fritz Meerwein (1985) in den Krebserkrankungen eine geradezu paradigmatische Bedeutung als Repräsentanz der Krankheit und u.U. des Sterbens des heutigen Menschen überhaupt zu erblicken glaubt. Eine Krebserkrankung konfrontiert den Betroffenen, seine Angehörigen und die soziale Umgebung erbarmungslos mit der Realität langandauernden Leidens und der Bedrohung durch den Tod. Gerade in den hochtechnisierten westlichen Gesellschaften, die dahin tendieren, Leid und Tod immer weiter aus dem sozialen Leben auszugrenzen, führt dies oft zu großen Schwierigkeiten für Angehörige, Freunde und Bekannte, dem krebskranken Menschen aufrichtig begegnen zu können. Nur zu oft erleben sich krebskranke Menschen als stigmatisiert und ausgeschlossen, oder, was schlimmer ist, schließen sich aufgrund von Schamgefühlen und Verunsicherung selbst aus dem gesellschaftlichen Leben aus. Ein fünfjähriges, leukämiekrankes Mädchen, dem die Haare aufgrund der Chemotherapie ausgefallen waren, beschrieb die Situation in der Musiktherapie treffend mit den Worten: «Kommt ein Kind wie ich in die Stadt, dann erschrecken die Leute!»

In diesem Zusammenhang erscheint es überraschend, daß trotz der gravierenden seelischen Probleme, die mit der Bewältigung einer Krebserkrankung für alle Beteiligten verbunden sind, an den meisten Kliniken nur zögernd Anstrengungen für den Ausbau einer psychosozialen Betreuung unternommen werden. Der Verdacht, daß hier massive Verdrängungs- und Verleugnungstendenzen einer zu einseitig orientierten Organmedizin wirksam sind, erhärtet sich, wenn man etwa die zum Teil erschreckenden Untersuchungsergebnisse von Vachon et al.(1978) über die Streßbelastung von Pflegepersonal auf onkologischen Stationen heranzieht. Erst in den letzten Jahren zeigt sich allmählich eine Tendenz an den Krebsbehandlungszentren, psychosoziale Möglichkeiten der Unterstützung von Krebspatienten, Angehörigen und dem Behandlungsteam stärker in die stationäre Versorgung miteinzubeziehen.

Der Bereich der Pädiatrischen Onkologie steht heute im Vergleich zur Erwachsenenonkologie relativ gut da: Nach jahrelangen Kämpfen von Elterninitiativen und Krankenhauspersonal wurden seit 1986 vom Bundestag beschlossene Modellmaßnahmen zur Förderung psychosozialer Betreuung krebskranker Kinder und Jugendlicher durch das Bundesministerium für Arbeit und Soziales (BMA) finanziert. Ein Großteil dieser Stellen wurde Anfang 1990 in die Regelfinanzierung durch die Krankenkassen übernommen. Heute gibt es deshalb an fast jeder Klinik, in der krebskranke Kinder behandelt werden, einen *psychosozialen*

Dienst, in dem PsychologInnen, HeilpädagogInnen, SozialarbeiterInnen, Sozial-pädagogInnen, ErzieherInnen, LehrerInnen und andere Berufsgruppen zu-sammenarbeiten, um eine wirkungsvolle Betreuung der Kinder und ihrer Fami-lien zu gewährleisten.

Die offizielle Anerkennung des Bedarfs einer psychosozialen Betreuung krebs-kranker Kinder war eine dringend notwendige Folge der medizinischen Ent-wicklungen auf diesem Gebiet. Während noch in den 60er Jahren Leukämien und viele bösartige Tumore im Kindesalter rasch zum Tode führten, gelangen der medizinischen Forschung in der Folgezeit eindrucksvolle Durchbrüche. Wie Schellong (1986) ausführt, machen heute die Entwicklung der Chemotherapie, diagnostischer Methoden, der Strahlentherapie und der Verfeinerung operati-ver Techniken Langzeitheilungen bei 60% aller krebskranken Kinder möglich. Diese stürmische Entwicklung in der pädiatrischen Onkologie führte zu erheb-lichen Veränderungen der stationären Behandlungskonzepte. In der Praxis be-deutet das, daß die hohen Heilungschancen von den kleinen Patienten hart erkauft werden müssen. «Die Kinder werden durch die akuten Nebenwirkun-gen der Therapie (vor allem Übelkeit, Erbrechen, vorübergehender Verlust der Haare, infektiöse Komplikationen durch Herabsetzung der Immunabwehr) und durch die sich ständig wiederholenden Injektionen, Infusionen und sonstigen Eingriffe starken somatischen und psychischen Belastungen ausgesetzt. Die Behandlung läßt sich während der stationären Phasen praktisch nur realisieren, wenn ein Elternteil täglich anwesend ist. Die dadurch bedingte Desintegration der Familie und die ständige Sorge um das erkrankte Kind können zu verschie-denen familiären Schwierigkeiten (z. B. Partner- oder Geschwisterproblemen) führen. Die erkrankten Kinder selbst drohen den Kontakt mit Freunden und Schulkameraden und überhaupt den Anschluß in der Schule zu verlieren. Sie befürchten häufig, wegen ihres veränderten Aussehens (Perücke wegen Haar-verlust, Amputation oder Funktionseinbuße von Gliedmaßen usw.) verspottet zu werden und ziehen sich zurück. Zu allem kommt die über mehrere Jahre anhaltende Angst, daß ein Rückfall eintreten und die unheimliche Krankheit doch noch siegen könnte.» (Schellong, G. 1986).

Die Welt der Pädiatrischen Onkologie ist also eine Welt, in der es sehr viel Angst, Schmerz und Trauer gibt, aber auch eine Welt der Hoffnung auf Heilung und Sieg über die schreckliche Krankheit. In einer solch extremen Krisen- und Grenzsituation ist es dringend geboten, daß qualifizierte therapeutische Fach-kräfte den erkrankten Kindern und ihren Familien dabei helfen, seelische Res-sourcen zu mobilisieren, um die belastende Situation nicht nur körperlich, sondern auch psychisch verkraften und bewältigen zu können.

Am häufigsten sind in den psychosozialen Teams PsychologInnen und Sozial-arbeiterInnen bzw. SozialpädagogInnen vertreten. Musik- und Kunsttherapeu-tInnen nehmen nur einen sehr geringen Prozentsatz der zur Verfügung stehen-den Stellen ein. Dennoch wird innerhalb der psychosozialen Arbeitsgruppe in der pädiatrischen Onkologie (PSAPO) musiktherapeutischen Themen und Fragestellungen immer wieder großes Interesse entgegengebracht. Dieses Interesse an unserer Arbeit, das uns sowohl bei KollegInnen als auch bei Außenstehenden begegnet, hat uns ermutigt, uns auf das Wagnis einzulassen, unsere bisherigen Erfahrungen der Öffentlichkeit zugänglich zu machen.

Als wir uns im Januar 1989 erstmals in Heidelberg trafen, um uns Gedanken über ein gemeinsames Buchprojekt zu machen, kannten wir uns nur vom Studium her. Unabhängig voneinander arbeiteten wir seit ca. zwei Jahren unter sehr verschiedenen Bedingungen auf zwei Kinderkrebsstationen in Frankfurt bzw. Ulm und hatten nur losen Kontakt zueinander.

Nach einigen Vorüberlegungen wollten wir damit beginnen, ein Konzept für ein gemeinsames Buch zu erstellen, in dem möglichst viele Aspekte unserer Erfahrungen mit den Kindern zum Ausdruck gebracht werden sollten.

Da wir nie zusammen gearbeitet hatten, begannen wir damit, uns gegenseitig Geschichten von den Kindern und ihren Familien, die wir begleitet hatten, zu erzählen. Wir sprachen darüber, wie wir unseren beruflichen Alltag erlebten und gestalteten, und immer wieder tauchte die Frage auf, wie wir selbst Rückfälle und das Sterben der Kinder bewältigten.

Aber je mehr wir über diese Themen redeten, um so sprachloser und bedrückter wurden wir dabei. Nach zwei Tagen des gemeinsamen Austausches mußten wir feststellen, daß wir mehr und mehr in einem Gefühl von Ohnmacht und bleierner Schwere versanken. Es fiel uns immer schwerer, das Wesentliche unserer Arbeit mit Worten begreifbar und verständlich zu machen und daraus Strukturen zu bilden.

In dieser sprachlosen Situation entstand spontan die Idee, gemeinsam Musik zu machen. Wir entschieden uns zu einer freien Improvisation, in der wir unseren momentanen Empfindungen und Gefühlen über Klänge und Töne Ausdruck geben wollten. Da wir in Heidelberg waren, konnten wir dazu die Räume unserer früheren Ausbildungsstätte nutzen. Wir suchten uns dort einen Musiktherapieraum, in dem es ein Angebot verschiedenster Instrumente gab und nahmen uns vor, nicht mehr miteinander zu reden, sondern nur noch über die Musik zu kommunizieren. Dabei liessen wir vollkommen offen, wie diese Musik aussehen sollte und überließen uns ganz dem, was die zwei Tage Reden in uns augelöst hatten.

Improvisation

Spontan nimmt sich jeder von uns zunächst eine afrikanische Trommel, eine Bougarabu. Wir sitzen uns schräg gegenüber und fangen an zu spielen. Es entstehen monotone Rhythmen, die sich nur wenig verändern. Wir spielen zwar gleichzeitig, aber nicht zusammen. Jeder trommelt für sich. Immer wieder versucht einer auszubrechen aus dieser Gleichförmigkeit, aber die Kraft reicht nicht aus. Der Rhythmus der Trommeln ist zwingend und unerbittlich; er erinnert an Herzschläge. Die Atmosphäre wirkt bedrohlich. Keiner kann aussteigen, aber trotzdem ist da eine Gemeinsamkeit: Einsamkeit.

Bei Barbara steigt ein Bild hoch: Ein Kind liegt in einem Einzelzimmer, es ist zur Überwachung an einen Herzmonitor angeschlossen. Elektronisch verstärkt ist der Puls hörbar. Dazu das monotone Ticken der Infusionspumpe. Das Kind atmet schwer. Menschen sind mit im Zimmer, sie sitzen und warten: Beklemmung, Angst, Bedrohung und Hoffnung, daß dieser monotone Rhythmus der elektronischen Geräte nicht aufhört, denn er bedeutet Leben.

Schließlich gelingt es Barbara, auf ihrer Trommel auszubrechen, den Rhythmus zu variieren, lebendiger zu werden. Ihr Blick geht suchend umher und bleibt am großen Gong hängen. Der Gong scheint ihr einen Weg zu zeigen. Er setzt den trockenen Trommelschlägen einen weichen, tiefen Klang entgegen, der den ganzen Raum erfüllt. Auch Wolfgang löst sich von der Trommel und wechselt zum Vibraphon, das er leicht mit den Händen spielt. Die Klänge vermischen sich. Sie sind nicht mehr hart und unerbittlich, sondern weich und tragend. Ein Gefühl von Erleichterung und Befreiung breitet sich aus. Die Einzelzimmeratmosphäre beginnt zu weichen. Aber trotzdem ist da keine Harmonie: Wolfgang löst seine verminderten Septakkorde nicht auf. Die Spannung steht hoch im Raum.

Da kommt jemand von draußen herein und erklärt, daß er jetzt genau diesen Raum benötigt. Scheinbar völlig unsensibel für die Situation beginnt er, im Zimmer Instrumente zu räumen. Diese zufällige Störung ist typisch auch für unseren Arbeitsalltag: mitten im intensivsten musikalischen Spiel mit einem Kind kann z.B. eine Schwester auf der Suche nach irgendetwas ins Zimmer kommen und unterbricht, ohne daß ihr bewußt ist, was sie da stört.

Gezwungenermaßen wechseln wir also den Raum. Dort gibt es keinen Gong, dafür ein Klavier, auf dem Wolfgang wieder seine verminderten Septakkorde spielt. Barbara versucht ihm auf dem Vibraphon zu folgen, kann aber die Töne nicht finden. Wolfgang sitzt mit dem Rücken zu ihr und kann sie nicht sehen. Sie fängt an, Hilferufe zu senden. Aus b-f-es entsteht ein Morse-SOS-Ruf. Nur zögernd nimmt Wolfgang die Töne auf und entwickelt eine Melodie in g-Moll. Als er nach G-Dur wechselt, lachen beide laut auf. Das Klischee ist so offensichtlich – und so falsch. In diesem Moment ist uns beiden klar, daß das Leid eines krebskranken Kindes nicht einfach durch «fröhliche» Musik verändert werden kann. Dennoch bewirkt unser Lachen eine gewisse Befreiung. Jetzt kommt auch Barbara ans Klavier. g-Moll scheint zu stimmen, denn beim Versuch, nach G-Dur zu wechseln, reißt sofort der Faden.

Wir spielen rhythmisch und lebhaft. Die Musik wird lebendig, phantasievoll und einfühlsam. Sie bleibt in Moll, klingt zart und traurig und nah. Die Musik erinnert uns an Pachelbels «Kanon in d». Beide Partner sind gleichwertig, keiner hat die Melodie oder die Begleitung, beide Stimmen sind selbständig und frei und sind im Zusammenklang mehr als zwei Einzelstimmen.

Es ist *unsere* Musik, einmalig und unwiederholbar. Es fällt uns schwer, damit aufzuhören. Dieser Dialog ohne Worte drückt mehr aus als zwei Tage Reden: Wir haben zu einem Konsens gefunden, zu einer gemeinsamen Musik, die Unterschiede unwichtig macht, ohne künstliche Harmonie zu erzeugen, und die trotzdem jeden mit seinen individuellen Erfahrungen bestehen läßt. Obwohl wir uns in unserer praktischen Arbeit nie beobachtet haben, weiß jetzt jeder vom anderen, wovon er redet und spielt.

In der Musik war uns gelungen, was durch Reden unmöglich war. Wir erlebten uns in unterschiedlichen Rollen (als Therapeut, krankes Kind, Eltern usw.) und spielten und fühlten, was die jeweilige Rolle bedeutet. Wir konnten Gefühle und Erfahrungen teilen, die im verbalen Dialog nicht «rübergekommen» waren, wie Bedrohung, Ohnmacht, Geborgenheit und den Wunsch nach Nähe. Dabei war es immer wieder das Zusammenfinden und Gehaltenwerden im klanglichen Dialog, das Schutz und Unterstützung ermöglichte.

Am Ende dieser Improvisation hatte sich das lastende Schweigen in Erleichterung und Nähe verwandelt, durch die wir uns sehr berührt fühlten. Wir hatten das Gefühl, uns das wesentliche Kernstück unserer Arbeit über das gemeinsame Musizieren gleichsam «erspielt» zu haben: Die Bedeutung des Musiktherapeuten als eines einfühlsamen und zuverlässigen Dialogpartners, der das betroffene Kind und seine Familie durch die verschiedenen Phasen der Erkrankung und Behandlung begleitet und der insbesondere auch da noch aufmerksam zuhört, mitgeht und Halt gibt, wo Sprachlosigkeit und Ängste im Angesicht der potentiell lebensbedrohenden Erkrankung einen verbalen Dialog unmöglich machen.

Die Erfahrungen mit dieser Improvisation bilden die Basis für das nun entstandene Buch. Wir hoffen, daß es uns gelungen ist, die passenden Worte für das zu finden, was wir sowohl in der gemeinsamen Musik als auch in der Arbeit erleben.

Dieses Buch soll keine fertigen Ergebnisse und Rezepte für eine musiktherapeutische Arbeit mit krebskranken Kindern vorstellen, sondern möglichst anschaulich über unsere Erfahrungen, d. h. unsere Erfolge, Schwierigkeiten und Mißerfolge berichten.

Dieses Buch erzählt
- von Kindern, die an einer lebensbedrohlichen Krankheit leiden, von ihren Ängsten, Gefühlen und Phantasien;
- von zwei Musiktherapeuten, für die diese Arbeit nicht nur ein persönliches Wagnis und eine Herausforderung ist, sondern die damit ein für die Musiktherapie noch ziemlich unbekanntes Arbeitsfeld betreten haben;
- von all dem, was geschieht, wenn diese Kinder und Musiktherapeuten sich aufeinander einlassen, einander begegnen und ein Stück gemeinsamen Lebensweg gehen.

Es wird sicherlich noch viel Zeit in Anspruch nehmen, bis die Spaltung zwischen einer organisch orientierten Medizin und einer Psychotherapie, die sich fast ausschließlich mit rein seelischen Störungen befaßt, überwunden ist. Wir hoffen, mit diesem Buch einen Beitrag zu einem ganzheitlichen Verständnis und Handeln in der Behandlung von Krebserkrankungen bei Kindern zu leisten.

1. Ein Kind erkrankt an Krebs

«Für das Kind gibt es keine Unterscheidung zwischen den von der Erkrankung selbst auferlegten Leiden und den Leiden, die ihm von der Umwelt auferlegt werden, um die Krankheit zu heilen. Verständnislos, hilflos und passiv muß es beide Arten von Erfahrungen über sich ergehen lassen. Nicht selten sind die Leiden der zweiten Art diejenigen, die die größere affektive Bedeutung für spätere Nachwirkungen oder für die psychische Schädigung des Kindes in der Krankheitsperiode haben.» Anna Freud (1952).

1.1 Diagnose Krebs: Plötzlicher Umbruch für das Kind und die Familie

In der BRD erkranken jährlich ca. 2000 Kinder an Krebs; das sind 110 Neuerkrankungen auf eine Million Kinder im Jahr. Die häufige Frage «Krebs bei Kindern – gibt es das überhaupt?» erscheint deshalb nicht verwunderlich; und die Wahrscheinlichkeit, daß das eigene Kind betroffen wird, ist mehr als gering. Die Tatsache, daß in unserer Gesellschaft Krebs vorwiegend mit Alter in Verbindung gebracht wird, vergrößert die Schockwirkung, die allein der Verdacht einer bösartigen Erkrankung auf die Lebenswirklichkeit eines Kindes und seiner Familie hat.

In der Regel beginnen die meisten Krebserkrankungen mit relativ harmlosen Symptomen, die auch bei vielen anderen, weniger schweren Erkrankungen vorkommen. Eine Leukämie z.B., die häufigste Krebsart im Kindesalter, macht sich durch Infekte, Müdigkeit, vielleicht Gelenkschmerzen, Blässe oder Hämatome bemerkbar. Ein daraufhin vom Hausarzt angefertigtes Blutbild läßt den Verdacht einer Blutkrankheit entstehen. Es folgt eine sofortige Überweisung in die nächste Universitätsklinik. Die nächsten Stunden dort sind für Kind und Eltern traumatisch: Dem Kind wird oft die erste Braunüle seines Lebens gelegt, es wird unter Narkose lumbal- und knochenmarkspunktiert. Innerhalb weniger Stunden ist das gewonnene Material untersucht. Kind und Eltern erfahren noch am selben Tag die Diagnose.

Bei den Tumoren ist der Weg vom Verdacht bis zur Diagnose wesentlich länger: Tumoren machen keine einheitlichen Symptome und werden deswegen oft erst spät erkannt. Wenn keine äußeren Zeichen wie Schwellungen oder Lähmungserscheinungen vorliegen, dauert es manchmal Monate bis Jahre, bis überhaupt der Verdacht entsteht. Einer Überweisung in ein Tumorzentrum folgt dann

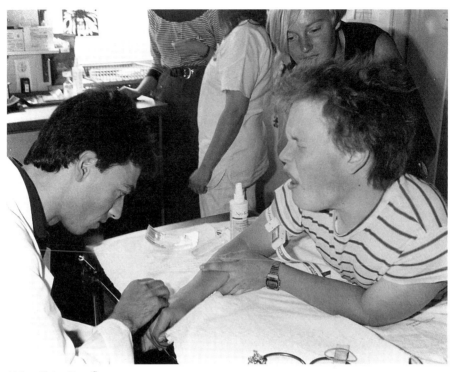

Abb.1: Beim Tropflegen

zunächst eine Reihe diagnostischer Verfahren, wie Computertomografien und Szintigrafien. Erst wenn der Verdacht sich erhärtet, wird eine Probeentnahme (Biopsie) vorgenommen. Das kann nur ein kleiner Eingriff oder eine ausgedehnte Operation sein, je nach Lage des Tumors. Dann folgt das bange Warten auf das Ergebnis der Histologie, der Gewebeuntersuchung. So ist es keine Seltenheit, daß von der Einweisung in die Universitätsklinik bis zur endgültigen Diagnosestellung mehrere Wochen vergehen.

In jedem Fall erstreckt sich so ein erster Krankenhausaufenthalt über 8 Tage bis mehrere Wochen. Neben diagnostischen Maßnahmen und der Behandlung der schlimmsten Symptome wie Blutarmut, Schmerzen usw. beinhaltet er auch den Beginn der ersten Chemotherapie.

Die Konfrontation mit der Diagnose hat für Kind und Eltern zunächst ganz unterschiedliche Auswirkungen. Während die Eltern unter dem Schock stehen, möglicherweise ihr Kind zu verlieren, muß das Kind selbst sich den notwendigen medizinischen Maßnahmen unterwerfen, deren Sinn es nicht ohne weiteres einsehen kann. Bei vielen Krebserkrankungen fühlen sich die Kinder zu Beginn subjektiv nicht krank bzw. nach kurzer Zeit schon wieder besser, werden aber fast zwei Jahre lang massiven körperlichen Eingriffen ausgesetzt. Die wichtigste Einschränkung bringt zunächst die Infusion, d.h. das Kind kann sich ab sofort nicht mehr frei bewegen; der Tropfständer muß immer mit. Oft muß das Kind über lange Zeit nüchtern bleiben für Untersuchungen; muß im Bett bleiben, warten oder alleine im Dunkeln liegen, während sich über ihm riesige Apparate bewegen. Unter Umständen wird es operiert und ist hinterher körperlich stark verändert oder sogar verkrüppelt. Nach der Entfernung von Hirntumoren ist zum Beispiel oft die gesamte willkürliche Motorik gestört. Auch ohne Wissen um die Lebensbedrohlichkeit der Erkrankung können diese Eingriffe alleine traumatisierend für das Kind sein.

Der Kinderpsychiater Bürgin beschreibt die abrupte Veränderung, die eine Krebserkrankung mit sich bringt, treffend: «Dieses plötzliche ‹Anders-Sein› und diese akute Veränderung des emotionalen Klimas gleichen einer unmittelbaren Verwandlung der gesamten Erfahrungs- und Erlebniswelt des Kindes und entsprechen einem tiefen Einbruch des bis dahin für sicher gehaltenen Bodens. Das Vertrauen in die Fähigkeiten der Eltern, das Kind vor Schlimmem zu schützen, zerbricht. Einsam, ausgeliefert und hilflos bleibt dem jungen Patienten oft nur der Rückgriff auf frühere Verhaltens- und Erlebensweisen, um die Angst zu reduzieren und eine frische Vertrauensbasis zu finden.» (Bürgin 1985, S. 154).

Während das krebskranke Kind nun gezwungen ist, sich dem neuen Lebensraum ‹Kinderkrebsstation›, der sein Leben u.U. für mehrere Jahre mitbestimmen wird, anzupassen, erlebt es gleichzeitig eine Destabilisierung in seiner bisher vertrauten Umgebung. Es wird zu einer Art ‹Sonderfall› und erlebt auf unangenehme Art die Stigmatisierung durch die Erkrankung. Hierzu sollen einige betroffene Kinder selber zu Wort kommen:

«...In der Schule haben sie davon geredet, daß ich ein Pflegefall sei! Ein Pflegefall! (ganz entrüstet). Immer wenn ich auf dem Balkon sitze, gucken Leute herauf. Das geht mir vielleicht auf die Nerven, denen ihr blödes Geglotze!...»

«...Als ich ins Krankenhaus kam, ging die Nachricht wie ein Lauffeuer im Dorf herum. Am ersten Abend wußten es schon alle.»

«...Die Oma kümmert sich dauernd um mich, als ob ich krank wäre. ‹Zieh ein Kopftuch an, vergiß die Jacke nicht!›»

«...Ein Bekannter war ganz entsetzt, als er mich sah. Er hat nicht glauben können, daß ich Krebs haben soll.» (zit. nach Scheytt-Lempp, 1984, S. 109).

Während das krebskranke Kind sich also auf viele veränderte Verhaltensweisen in seiner gewohnten sozialen Umgebung einstellen muß, wird von ihm die außerordentliche Anpassungsleistung gefordert, sich in das neue soziale Umfeld ‹Kinderkrebsstation› einzuleben.

Den meisten Kindern bietet im Angesicht dieser hochgradigen psychischen und physischen Streßsituation zunächst nur der Rückzug in eine symbiotische Beziehung zur Mutter partielle Entlastung. Das Kind erwartet von der Mutter, daß sie ständig verfügbar ist, es bei jedem medizinischen Eingriff begleitet und Halt und Unterstützung gibt. Für die Mutter bzw. die Eltern entsteht somit eine dreifach belastende Situation: zum einen sind sie beschäftigt mit ihrer eigenen Bewältigung des Schocks, zum anderen sollen und wollen sie das kranke Kind unterstützen, und außerdem tragen sie noch die Sorge um die übrigen Familienmitglieder. Wie werden z. B. die Geschwister diese Nachricht verkraften?

Der Kampf gegen die lebensbedrohende Krankheit rückt also nun in den Lebensmittelpunkt der Familie. Das Familiensystem sieht sich gezwungen, alle zur Verfügung stehenden Ressourcen für die Bewältigung dieser Krisensituation zu mobilisieren. In dieser Anfangsphase ist es wichtig, den Eltern alle nur möglichen Hilfen zur Bewältigung dieser extremen Lebenssituation anzubieten.

Bei den ersten Kontakten zu einem Mitglied des psychosozialen Dienstes stehen häufig sozialrechtliche oder organisatorische Fragen im Vordergrund, da dieser Bereich weniger beängstigend ist, als gleich über die eigene, tiefe emotionale Erschütterung zu sprechen. In dieser ersten Zeit ist es äußerst wichtig, daß dem Kind im neuen Lebensraum ‹Krankenhaus› neben all den negativen und schmerzlichen Erlebnissen auch positive Erfahrungsangebote durch psychosoziale Mitarbeiter, Krankenschwestern und Ärzte vermittelt werden. Wie wir aus dem Austausch mit vielen psychosozialen KollegInnen wissen, erleichtern vor allem spielerische und nonverbale Angebote, wie Malen, Musizieren, Basteln u. ä., dem verängstigten Kind wieder vorsichtige Schritte heraus aus dem regressiven Rückzug und hinein in neue Beziehungen im Lebensraum Kinderkrebsstation. Die wesentlichste Aufgabe für psychosoziale MitarbeiterInnen auf einer Kinderkrebsstation besteht also darin, zunächst einmal neben der Unzahl angstmachender, schmerzhafter Eingriffe für das Kind auch positive Erlebnisse zu ermöglichen und sich als haltgebenden einfühlsamen Dialogpartner zur Verfügung zu stellen. Erst wenn das kranke Kind neue positive Beziehungen aufgebaut hat, kann davon ausgegangen werden, daß es angemessene Möglichkeiten findet, die chronische Streßsituation seelisch zu bewältigen. Eine solche Beziehung, die als tragende Basis einen vertrauensvollen, uneingeschränkten Dialog als Fundament hat, kann nach unserer Einschätzung erst dann wirklich fruchten, wenn es den TherapeutInnen gelingt, auch eine vertrauensvolle Basis zu den Eltern herzustellen und wenn sie insgesamt gut in das Behandlungsteam der Station integriert sind.

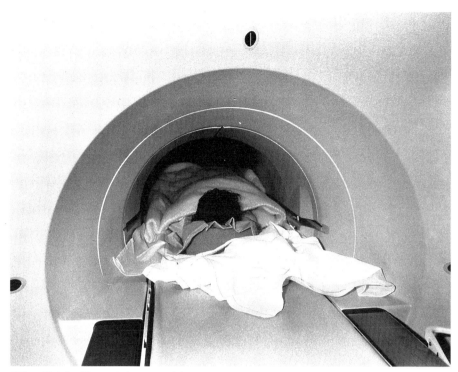

Abb.2: Bei der Kernspintomographie

1.2 Das Einleben für uns Musiktherapeuten auf der Krebsstation

Mit dem Beginn unserer musiktherapeutischen Arbeit mit krebskranken Kindern betraten wir in dreifacher Hinsicht völliges Neuland: persönlich brachten wir keinerlei Erfahrungen in diesem Bereich mit, auf den jeweiligen Stationen hatte es noch nie Musiktherapie gegeben, in der gesamten pädiatrischen Onkologie der BRD gab es 1985 gerade zwei KollegInnen (die wir allerdings damals noch nicht kannten) und auch von den anderen Ländern der Welt ist uns bis jetzt nichts über MusiktherapeutInnen mit einer vergleichbaren Arbeit bekannt geworden.

Wenn zwei zunächst ganz unterschiedliche Disziplinen wie die hochtechnisierte Medizin und Musiktherapie relativ unvorbereitet aufeinandertreffen, eröffnen sich neben vielen Schwierigkeiten auch ungeahnte Chancen für beide Seiten.

Mit den folgenden beiden Beiträgen möchten wir unsere ersten Erlebnisse auf der Kinderkrebsstation näher beschreiben:

Rückblende 1 (B. G.)

«Meine erste Begegnung mit krebskranken Kindern überhaupt hatte ich an dem Tag, an dem ich mich bei meinem zukünftigen Arbeitgeber vorstellte. Nach einem Gespräch, in dem wir uns theoretisch sehr einig über die Möglichkeiten der Musiktherapie waren, wollte mir der Abteilungsleiter noch die Station zeigen. Ich war sehr gespannt darauf, denn ich konnte mir nicht so recht vorstellen, was mich wohl erwarten würde. Ich sah zunächst nur einen langen Flur, auf dem viele Betten standen und der sehr unordentlich wirkte. In der Stationsküche saß ein Kind: sehr blaß, in einem hellblauen Schlafanzug, kein einziges Haar auf dem Kopf, am linken Arm einen sehr dicken Verband, daneben ein Infusionsständer mit mehreren Flaschen. Das Kind malte mit Wasserfarben ein Bild, das mir ebenso blaß erschien wie das Kind selbst. Ich konnte nicht unterscheiden, ob es sich um ein Mädchen oder einen Jungen handelte. Der Professor fragte die Mutter, ob sie (also ein Mädchen!) auch mit der linken Hand malen würde. Ich verstand diese Frage nicht. Erstens war da der dicke Verband, und warum sollte ein Kind mit der linken Hand malen, wenn es doch offensichtlich Rechtshänder ist? Erst viel später erfuhr ich, daß das Mädchen am linken Arm einen Tumor hatte und nach dessen Entfernung den Arm nicht mehr benutzte. Daß der dicke Verband «nur» dazu diente, die Kanüle für die Infusionen zu fixieren, wußte ich ebenfalls noch nicht.

Der Eindruck von Blässe und Farblosigkeit setzte sich fort. Die ganze Station erschien mir etwas verkommen und überhaupt nicht kindgerecht gestaltet. Die zweite Patientin, die ich an diesem Tag sah, verstärkte den Eindruck noch: Auf einem blütenweiß bezogenen Bett saß ein sehr großes, mageres Mädchen, ganz in weiß gekleidet. Sie hatte ebenfalls keine Haare und erzählte dem Professor stolz, sie hätte ein Kilo zugenommen und würde jetzt 47 kg wiegen. Bei ihrem Alter, daß ich auf ungefähr 17 Jahre schätzte, erschien mir das ziemlich wenig. Beim Hinausgehen meinte der Professor mir gegenüber, daß dieses Mädchen nun gesund sei und nur zu einer Untersuchung hier wäre. Auf mich wirkte sie alles andere als gesund; eher abgemagert und abgeschlafft. Ich wußte noch nicht, daß die lange Chemotherapie oft zu einem starken Gewichtsverlust führt.

Insgesamt kam mir alles zwar sehr befremdlich vor an diesem Tag, aber es war nicht so schockierend gewesen, wie ich erwartet hatte.

Mein erster Arbeitstag, an dem ich dann wieder auf die Station kam, war ganz anders: eine große Unruhe und Hektik schlug mir entgegen. Überall waren Kinder, teils mit, teils ohne Haare, teils in Schlafanzügen, teils in normalen Kleidern. Alle schoben mit großer Geschicklichkeit ihren Tropfständer vor sich her, im Slalom vorbei an anderen Kindern, Betten, Regalen und Spielsachen. Jeder schien sich genau auszukennen.

Die Schwestern, die alle überaus beschäftigt wirkten, waren zwar nett, aber auch sehr irritiert. Sie verbanden Musik in erster Linie mit Krach und konnten sich nicht vorstellen, wie das auf dieser Station möglich sein sollte.

Ich wurde zwar freundlich begrüßt, dann aber mir selbst überlassen. Ich schlich im wahrsten Sinne des Wortes durch die Gänge. Ich hatte kein Zimmer, in das ich mich hätte zurückziehen können, kein Instrument, kein Konzept, kannte auch niemanden, der in diesem Bereich als Musiktherapeut schon Erfahrungen gesammelt hätte. Mir war schnell klar, daß ich mir den Raum zum Arbeiten selbst würde schaffen müssen.

Mein Kollege im psychosozialen Team, ein Heilpädagoge, arbeitete selbst erst seit 4 Wochen auf der Station und konnte mir ebenfalls keine große Hilfestellung geben. Nach einem langen Tag voller Unsicherheit darüber, wie ich denn hier jemals meine Idee von Musik im Krankenhaus in die Praxis umsetzen sollte, begegnete ich am Nachmittag in der Küche, dem einzigen «Aufenthaltsraum» der Station, einem ca. 8jährigen Mädchen mit ihrer Mutter, das mir ganz gesund erschien. Das Mädchen erzählte bereitwillig, daß bei ihr vor zwei Wochen ein Tumor im Knie festgestellt worden sei und sie heute nur zu einer Ultraschalluntersuchung hier sei. Sie wirkte völlig gesund und normal; und ich konnte mir in keinster Weise vorstellen, daß sie schwer krank sein sollte. Die Chemotherapie hatte noch nicht begonnen, deswegen hatte sie auch ihre Haare noch. Als ich mich als Musiktherapeutin vorstellte, war die Mutter gleich sehr angetan: Sie erzählte, daß die ganze Familie zu Hause viel singen würde. Ich griff diesen «Strohhalm» auf und schlug vor, gemeinsam etwas zu singen. Das Mädchen war sehr schüchtern; mit Unterstützung der Mutter sangen wir schließlich einen Kanon. Ich war sehr erleichtert, daß ich an diesem Tag wenigstens zu einem Kind Kontakt gefunden hatte. Aus dieser ersten Begegnung ist später eine sehr intensive gemeinsame musiktherapeutische Beziehung entstanden . . .

Da sich die Beschaffung von Instrumenten sehr hinauszögerte, blieb das Singen für die erste Zeit die einzige Möglichkeit musikalischer Aktivitäten. Die Kinder und auch die Mütter nahmen das Angebot begeistert auf. Auch die Schwestern waren beruhigt: der befürchtete Krach blieb zunächst aus; Lieder waren verständlich und nachvollziehbar, und sie waren bald dankbar dafür, daß sich jemand mit den Kindern beschäftigte, da sie selbst die Zeit dazu nur sehr selten fanden. Ich selbst war zunächst so beschäftigt damit, meinen Platz in diesem komplexen Gefüge zu finden, daß ich die Schwere der Erkrankungen und die damit verbundene Belastung gar nicht so sehr wahrnahm. Ich sah zuerst nur all die Kinder, denen es nicht so schlecht ging, wie ich befürchtet hatte, die nicht nachfragten nach Konzepten und Integration und Stellenbeschreibungen, sondern die mit ihren Wünschen und Forderungen zu mir kamen, die nicht nur Musik machen wollten, sondern auch spielen und basteln und so das Angebot des neugegründeten psychosozialen Dienstes am besten rechtfertigten.»

Rückblende 2 (W. B.)

«Als wir uns auf den Weg durch das Klinikgebäude nach Station 2, ‹Pädiatrische Onkologie›, machten, war ich froh, nicht allein zu sein. Thomas, mein Begleiter, ein Medizinstudent, kannte die Station bereits seit einigen Wochen und würde mich im Rahmen unseres Forschungsprojektes (musiktherapeutische Begleitung krebskranker Kinder) an der ‹Front› als Kotherapeut unterstützen. Trotzdem hatte ich ein ziemlich mulmiges Gefühl im Magen und weiche Knie. Ich hatte verdammte Angst davor, wie es werden würde, Kindern zu begegnen, die an einer lebensbedrohenden Krankheit litten und von denen einige sterben würden.

Als wir dann durch die Stationstür eintraten, erschien mir zunächst der erste Blick in den Stationsgang sehr befremdend. Alles machte einen äußerst kahlen, sterilen Eindruck; überhaupt nicht kindgerecht. Vom Stationsgang aus führten einzelne Glastüren in die Krankenzimmer. Viel von den Kindern und ihren Eltern konnte ich zunächst nicht sehen, denn zwischen dem Stationsgang und den Zimmern waren ‹hygienische Schleusen›, in denen man, wie mir Thomas erklärte, sich zunächst die Hände desinfizieren und einen Schutzkittel anlegen mußte, bevor man ein Zimmer betrat. Dies sei aufgrund des geschwächten Immunsystems der Kinder notwendig, um sie vor Infektionen zu schützen.

Die Aussicht, den Kindern in Zukunft, also während der Musiktherapiestunden, in einer solchen Vermummung begegnen zu müssen (bei schlechten Blutwerten sogar mit Gummihandschuhen und Mundschutz), fand ich damals ausgesprochen widersinnig. Die Kälte der hochtechnisierten und perfektionierten Medizin schlug mir förmlich entgegen.

Als wir weiter durch den Gang gingen, kamen wir zu einem kleinen etwa 5jährigen Mädchen, das im Stationsgang saß und spielte. Das Mädchen hatte eine Glatze und einen blaugepinselten Mund (erst später erfuhr ich, daß es sich hierbei um ein Antiseptikum zur Vorbeugung gegen Pilzinfektionen der Schleimhäute handelte).

Das Mädchen hieß Mona und kannte Thomas schon. Mona lächelte, als Thomas sie ansprach, und schien sich sehr wohl zu fühlen. Ich weiß noch, daß mir in diesem Moment erstmals klar wurde, daß krebskranke Kinder neben all dem Leid und Schmerz in Verbindung mit ihrer Erkrankung trotzdem oft in der Lage sind, sich phasenweise zu freuen, zu spielen und am sozialen Leben teilzunehmen und das Leid der Erkrankung zeitweise beiseite zu schieben.

Bis dahin hatte ich irgendwie geglaubt, bei einer Kinderkrebsstation handle es sich um eine Stätte des Elends und daß all diese Kinder mit tiefen Depressionen im Bett liegen würden. Damals begriff ich, daß diese Kinder lachen und spielen wie andere Kinder auch, solange es ihnen körperlich auch nur einigermaßen gutgeht.

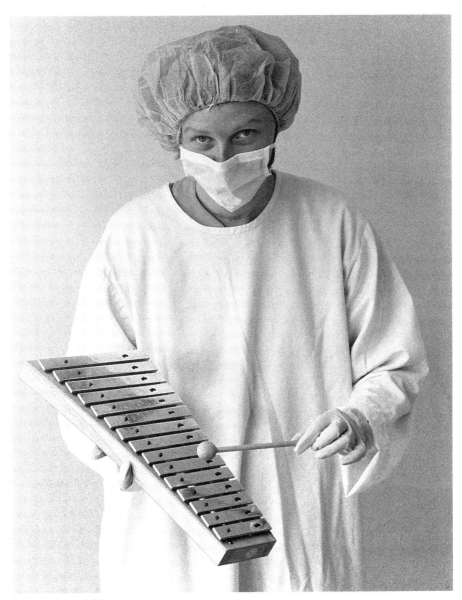

Abb.3: «Strenge Hygiene»

Als nächstes gingen Thomas und ich in das Schwesternzimmer. Die Schwestern hatten gerade Übergabe, und ich nutzte die Gelegenheit, mich vorzustel-
len. Nachdem ich den Schwestern einiges über unser musiktherapeutisches

Vorhaben erzählt hatte, ging das weitere Gespräch rasch wieder um Medizinisches. Ich verstand praktisch so gut wie kein Wort mehr und fühlte mich in diesem Moment sehr ausgeschlossen. Mir wurde recht schnell klar, daß es kein leichter Weg werden würde, bis ein Zusammenfinden und Sich-Verstehen dieser zwei so verschiedenen Welten möglich würde. Nachdem ich zunächst doch ganz schön gekränkt über das ‹Desinteresse› des Pflegepersonals war, wurde mir in der folgenden Zeit bald klar, daß die Schwestern froh waren, wenn sie in der ohnehin knappen Zeit und ohne allzuhäufige Überstunden wenigstens die wichtigsten medizinischen und pflegerischen Maßnahmen bewältigen konnten. Am gleichen Tag kam noch ein weiteres Gespräch mit den beiden Stationsärzten zustande, die Interesse an dem neuen Projekt zeigten. Von den Ärzten wurde unser Angebot damals sehr freundlich aufgenommen; sie konnten sich allerdings schwer vorstellen, wie sich diese Arbeit in den hektischen Betrieb der Station integrieren lassen könnte.

Das beeindruckendste Erlebnis für mich an diesem Tag war dann aber, daß Mona, das lächelnde, kahlköpfige Mädchen bereit war, mit uns zusammen zu musizieren. Mit den wenigen Instrumenten, die wir damals zur Verfügung hatten, begaben wir uns aus Platzmangel in das Badezimmer der Station und spielten auf Monas Wunsch verschiedene Kinderlieder, wie «Fuchs, du hast die Gans gestohlen», wobei wir unseren Gesang lautstark mit Handtrommeln und Glockenspiel begleiteten. Mona war begeistert dabei und gelegentlich erreichte uns das Lächeln von Krankenschwestern, die im Vorbeigehen irgendwelche Infusionsflaschen und andere Dinge hektisch in die Krankenzimmer brachten, wenn einer der elektronischen Infusionsautomaten wieder mal piepste.«

Aus Berichten vieler anderer KollegInnen wissen wir, daß unsere Erfahrungen typisch sind für den Arbeitsbeginn vieler psychosozialer Fachkräfte auf Kinderkrebsstationen. Da die meisten Stellen durch Modellmaßnahmen des Bundesministeriums für Arbeit und Soziales (also von «außen») geschaffen wurden, waren anfangs weder das bisherige Behandlungsteam der Station, noch die Klinik auf diese MitarbeiterInnen vorbereitet. Während Ärzte und Schwestern auf der Station festumschriebene Rollen haben und häufig unter akutem Zeitmangel handeln (also auch nicht allzuviel Zeit für Fragen haben), sahen wir uns genötigt, erst einmal dieses hochkomplexe Gesamtsystem einer pädiatrisch-onkologischen Station verstehen zu lernen, bevor wir darin unseren Platz finden konnten.

Hinzu kam, daß wir uns in ein kompliziertes Spezialgebiet der Medizin einarbeiten mussten. Ärzte und Schwestern, aber häufig auch Eltern und Kinder sprachen für uns in einer Fremdsprache, von der wir anfangs kaum ein Wort verstanden. Da war die Rede von ‹Thrombos› und ‹Leukos› von LP (Lumbalpunktion) und KMP (Knochenmarkspunktion), von Fingerpieks und Hickman-Katheder.

Während Ärzte und Schwestern uns zunächst die Einarbeitung nicht sehr erleichtern konnten, erlebten wir von Seiten der Kinder eindeutige Signale und Wünsche nach Kontakt und Begegnung. Meist dauerte es nur wenige Tage, bis die Kinder ihre anfängliche Unsicherheit uns gegenüber überwunden hatten und danach häufig sehr drängend nach uns verlangten. Dies führte manchmal zu Neid und Eifersucht unter den Kindern: das große Bedürfnis nach einem spielerisch-musikalischen Beziehungsangebot, in denen das Kind die Stunden weitgehend frei gestalten konnte, wurde immer offensichtlicher.

Da wir beide in dieser Anfangsphase keinen Raum für die Musiktherapie zur Verfügung hatten, erforderten die Stunden außerordentliche Flexibilität. Sie mußten in den Krankenzimmern abgehalten werden, was häufige Störungen durch medizinische Maßnahmen oder die Anwesenheit anderer Kinder und deren Angehörige bedeutete. Insgesamt also ein Rahmen, der sich permanent veränderte und in dem wir verschiedensten störenden Einflüssen ausgesetzt waren.

Auch die Beziehung zu den Eltern gestaltete sich in dieser Anfangszeit nicht einfach. Von den meisten Eltern wurde das musikalische Angebot zwar begrüßt, manche glaubten jedoch, in die Stunden eingreifen und ihren Kindern sozusagen die Grundbegriffe der Musik beibringen zu müssen. Im Laufe der Zeit ließen sich solche Probleme aber durch Elterngespräche lösen. Umgekehrt gab es auch viele Fälle, in denen Eltern viel Einsicht zeigten, ihren Kindern Mut machten und sie unterstützten, nach den ganzen medizinischen Torturen, die sie durchhalten mußten wenigstens auf der Pauke einmal Dampf abzulassen. So ergaben sich manchmal sogar faszinierende ‹Familienimprovisationen›, die für die erkrankten Kinder und Eltern sehr eindrucksvolle Erlebnisse bedeuteten.

Während also die Akzeptanz durch die erkrankten Kinder und ihre Eltern relativ rasch erfolgte, war für uns die Integration in das Behandlungsteam ein Problem, das viel Geduld erforderte und mit mancher Kränkung verbunden war. Das Gefühl, nicht wirklich dazuzugehören oder nur in geringem Maß als Mitarbeiter ernstgenommen zu werden, stellte anfangs harte Anforderungen an unser eigenes seelisches Gleichgewicht, zumal es sich ja um keine leichte Arbeit handelte.

Es existierten zunächst keine festen Zeiten mit dem medizinischen Personal für einen fachlichen Austausch über unsere Arbeit. Erst im Laufe der Zeit verstanden wir, daß es sich hier nicht um Ignoranz durch das Behandlungsteam handelte, sondern daß wir buchstäblich in eine Welt eingedrungen waren, in der erst langsam der Boden für ein Verständnis unserer Arbeit geschaffen werden mußte. Denn wer unter enormem Zeitdruck Blutbilder auswerten, Infusionen anlegen, Zytostatika zubereiten muß und vieles mehr, kann sich nicht noch flexibel auf eine neue Berufsgruppe einstellen.

Für uns als Musiktherapeuten und für viele andere psychosoziale Fachkräfte bedeutete der Anfang auf einer Kinderkrebsstation eine harte Belastungsprobe, die ein hohes Maß an Selbstintegrität, Toleranz und Durchhaltevermögen erforderte. Aber wir glauben, daß sich dieser Einsatz in jeder Beziehung gelohnt hat.

1.3 Erste Begegnungen zwischen Kind und MusiktherapeutIn

Es folgen nun fünf Beispiele, die zeigen, wie unterschiedlich sich die Beziehungsaufnahme zwischen Kind und MusiktherapeutIn gestalten kann. Dieser Dialog gelingt nicht immer, kommt nicht mit jedem Kind zustande, und er gelingt nicht immer über die Musik und nicht nur durch Musik. Manchmal bricht der Kontakt ganz unvermittelt ab, oder er kommt trotz vieler Bemühungen überhaupt nicht zustande; manchmal weicht einer der Beteiligten einem weiteren Dialog aus. Manchmal genügen dem Kind ein paar wenige Stunden, um etwas Wichtiges zu verändern, aber oft wird der/die MusiktherapeutIn zu einem Begleiter für das ganze restliche Leben des Kindes.

In diesem Arbeitsbereich kann Musiktherapie nicht «von Oben» verordnet werden. Im allgemeinen bemühen wir uns im Gespräch mit den übrigen Teammitgliedern herauszufinden, für welche Kinder Musiktherapie besonders indiziert ist. Danach stellt sich für uns immer wieder die Frage, ob es uns gelingen kann, das Vertrauen des Kindes und seiner Eltern zu gewinnen. Ein Therapiebündnis im üblichen Sinne kann nur indirekt geschlossen werden. Es gibt von vorneherein nicht die Möglichkeit, die zeitliche Abfolge oder die Zahl der Musiktherapiestunden festzulegen.

Viele Eltern verbinden mit dem Begriff Musik eher leistungsorientierte Vorstellungen, was sich z. B. in dem Wunsch nach Musikunterricht äußert. Am Anfang ist es deshalb für uns nicht immer einfach, den Eltern zu vermitteln, daß es für das Kind im Krankenhaus viel wichtiger sein kann, in der Musik spielerische Ausdrucksmöglichkeiten zu entdecken, als etwa Noten zu lernen.

Das Kennenlernen eines Kindes geschieht nicht unbedingt aus der Motivation heraus, sofort Musiktherapie zu machen. Am Beginn ist es manchmal nötiger, einfach bei einem Kind zu bleiben, dessen Mutter nicht da ist, medizinische Untersuchungen zu erklären oder das Kind dabei zu begleiten. Die meisten Kinder und Eltern brauchen eine gewisse Zeit, um den Schock der Diagnose zu verarbeiten. Alles Medizinische steht im Vordergrund. Jeder einzelne Fingerpieks ist von größter Bedeutung, gegen die so etwas ‹Banales› wie Musik zunächst keine Chance hat. Außerdem ist es auch für uns Musiktherapeuten nicht unbedingt einfach, auf neue Kinder zuzugehen. Je nach Diagnose können wir ungefähr absehen, was das Kind in der nächsten Zeit erwartet, und es kostet uns selbst auch Überwindung, uns auf dieses Leid einzulassen, uns als Begleiter auf diesem Weg anzubieten. Auch wir brauchen unsere Zeit, das Kind erst etwas aus der Distanz kennenzulernen, es zu beobachten, uns langsam mit ihm vertraut zu machen, bevor wir uns auf das Wagnis des musiktherapeutischen Dialogs einlassen, der immer in einer Sterbebegleitung enden kann.

Das erste der nun folgenden fünf Beispiele zeigt, daß es sehr oft die Kinder selbst sind, die uns durch ihr großes Bedürfnis nach Zuwendung dazu auffordern, sie in dieser schwierigen Anfangsphase zu begleiten.

Peter – Von einem, der kein Lied kannte (B.G.)

Peter erkrankte im Alter von knapp 5 Jahren an einer akuten lymphatischen Leukämie (ALL). Seine Aufnahme in die Klinik und die medizinischen Maßnahmen schienen ihn äußerlich nicht sehr zu beeindrucken. Er hatte keine Symptome wie Schmerzen oder Fieber, fühlte sich subjektiv nicht krank und fügte sich überraschend schnell in die neue Situation ein. Auf die vielen neuen Menschen reagierte er nicht mit Rückzug, sondern mit einer fast aggressiven und herausfordernden Offenheit. Er stellte oft sehr direkte Fragen, z.B. «Stichst du mich heute in den Rücken?», deren Beantwortung er jedoch meist nicht abwartete.

Als er mich am fünften Tag seines Aufenthalts in der Klinik mit meinem Instrumentenwagen über den Flur ziehen sah, fragte er mich: «Machst du mit mir Musik?». Er drängte so sehr, daß ich noch am selben Nachmittag mit den Instrumenten zu ihm in sein Zimmer kam. Er wurde sofort ruhiger, hörte auf zu zappeln und setzte sich auf sein Bett. Ich erklärte der Mutter kurz, daß ich versuchen würde, mit Peter gemeinsam Musik zu machen. Sie sagte ziemlich abweisend, daß Peter kein Lied kenne. Das wunderte mich, da er immerhin schon fünf Jahre alt war. Peter suchte sich die Bongos aus, und ich spielte mit der Gitarre ein improvisiertes Lied für ihn: «Der Peter, der macht heut Musik, er spielt so schön, er kann.» Peter schaute mich mit großen Augen an und spielte auf seiner Trommel im Rhythmus dazu. Gleich danach suchte er sich eine andere Trommel, verlangte «nochmal». Ich änderte den Text in «Der Peter, der spielt heut die Trommel . . .» Nach jedem Vers wechselte Peter das Instrument, bis er die ganze Kiste durchprobiert hatte. Dann wollte er die «Natarre» und ich sollte die Bongos spielen. Wir wechselten also. Er hielt die Gitarre sehr «professionell» und strich über die Saiten. «Warum kommt da kein Ton raus?» fragte er. Ich brauchte eine Weile, bis ich ihn verstand. Er hatte gedacht, wer die Gitarre hat, singt auch automatisch. Er konnte aber gar nicht singen! Er gab mir das Instrument enttäuscht zurück. Da die Zeit schon sehr fortgeschritten war, sang ich ihm noch ein Abschiedslied vor: «Tschüß Peter, Tschüß Peter, du hast heut schön Musik gemacht. Es hat viel Spaß gemacht.» Er akzeptierte das Ende der Stunde und half mir, die Instrumente wieder einzuräumen.

2. Stunde: Peter war nach seinem ersten Klinikaufenthalt nur kurz zu Hause. Schon nach wenigen Tagen musste er wegen Bauchschmerzen wieder aufgenommen werden. Der erste Block der Chemotherapie hatte seine Schleimhäute bereits stark angegriffen. Er hatte Durchfälle und fühlte sich gar nicht wohl. Trotzdem sollte ich ihm das «Peter-Lied» vorsingen. Er spielte dazu leise auf den Bongos und brach nach zehn Minuten ab.

3. Stunde: Peter hatte immer noch Bauchschmerzen. Er wirkte ziemlich einsam, wie er so in seinem Bett lag und jammerte. Trotzdem wollte er mit mir Musik machen. Er nahm sich wieder die Bongos. Ich versuchte diesmal, ihn zu einem Phantasiespiel zu bewegen. Er aber wollte, daß ich ihm wieder das schon vertraute «Peter-Lied» vorsang. Als die Mutter ins Zimmer kam, klagte er sofort wieder über Bauchschmerzen. Ich verstand diese Reaktion nicht. Durfte Peter im Beisein der Mutter nicht schmerzfrei sein? Oder wollte Peter unsere beginnende Beziehung «exklusiv» halten und die Mutter draußen lassen? Ich verabschiedete mich jedenfalls, da ich nicht wußte, wie ich weiter mit der Situation umgehen sollte. Die Mutter entschuldigte Peter; sie meinte, er habe heute keine Laune.

Nachgedanken: Peter schien zu Beginn seiner Erkrankung wie getrieben. Er zog sich nicht wie viele andere Kinder zurück, sondern suchte unruhig nach Aufmerksamkeit und Kontakt. Ich wußte damals noch nicht, daß Peters Eltern getrennt waren und er abwechselnd bei Vater und Mutter und deren jeweiligen neuen Partnern lebte. Die Mutter hatte von ihrem neuen Mann ein Baby und fühlte sich mit der gesamten Situation überfordert. Zu der schwierigen Familiensituation kam nun Peters Erkrankung als zusätzliche Belastung. Peter selbst spürte wohl, daß er auch zusätzliche Unterstützung brauchte, die ihm seine Mutter alleine nicht bieten konnte. Er suchte deshalb den Kontakt zu mir, und ich gab ihm mit dem «Peter-Lied» das, was er im Moment am meisten brauchte: Ich bemühte mich, sein Selbstwertgefühl zu stärken, das durch die Krankheit sehr erschüttert war. Auffallend war, daß er mit seinen fünf Jahren überhaupt nicht singen konnte, sondern diese Aufgabe immer mir übertrug. Die Singstimme als Ausdruck seines Selbstbewußtseins war so geschwächt, daß er sie noch nicht einsetzen konnte. Auch in dieser Beziehung übertrug er mir die Aufgabe eines Hilfs-Ichs. (Fortsetzung S. 68)

Den wenigsten Kindern wird es zu Beginn einer Krebserkrankung gelingen, sich widerspruchslos in die neue Situation einzufügen und sich der ungewohnten Umwelt Krankenhaus ohne Probleme anzupassen. Die meisten Kinder werden in irgendeiner Weise «auffällig» reagieren, d.h. sie werden ihren Protest gegen die Situation ausdrücken indem sie z.B. sehr viel schreien, sich wehren, oder aber sich ganz zurückziehen und sich unter die Bettdecke verkriechen. Zu dieser «auffälligen» Gruppe gehören auch die Kinder mit einer starken Symptomatik. Kinder, die starke Schmerzen, Infektionen, Blutungen oder Ausfälle auf Grund von Hirntumoren haben, sind meist so sehr betroffen, daß sie von sich aus nur schwer Kontakt zu anderen Menschen aufnehmen können. Diese Kinder suchen Halt in einer sehr starken Bindung an ihre Mütter; zudem ist das

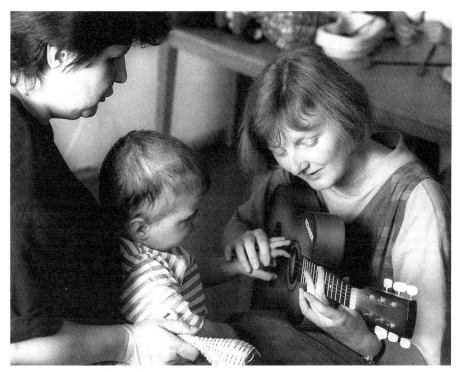

Abb.4: Erste Kontaktaufnahme

Vertrauen in ihre ganze bisherige Weltsicht zutiefst erschüttert. Unserer Erfahrung nach eignet sich gerade für diese Kinder Musiktherapie besonders. Musik hat fast immer einen hohen Motivationscharakter und baut durch den nonverbalen Charakter oft Brücken in den vorsprachlichen Bereich, in den viele Kinder regredieren. Ein solches Beispiel ist die achtjährige Daniela:

Daniela – Lieder ohne Worte (B.G.)

Daniela erkrankte mit acht Jahren an einem sehr bösartigen Tumor am linken Unterarm, der operativ entfernt worden war. Die notwendige Chemotherapie war äußerst aggressiv und bereitete Daniela große Qualen. Jeweils fünf Tage lang litt sie unter ständiger Übelkeit, erbrach sich häufig und fühlte sich sehr elend. Insgesamt 15 solcher Therapieblöcke waren nötig; sie zogen sich über ein ganzes Jahr hin. Danielas Beziehung zu ihrer Mutter war sehr instabil.

Wie mir die Mutter selbst erzählte, fühlte sie sich fremd in der Familie ihres Mannes, in der sie seit ihrer Heirat lebte. Sie fühlte sich sehr einsam und fand es so auch schwer, ihre Tochter während der Krankheit zu unterstützen. Daniela hatte aus dieser Situation heraus ein Verhalten entwickelt, das stark an Hospitalismus erinnerte: während der fünf Tage der Therapie lag sie nur im Bett, hatte den linken (kranken) Arm über den Kopf gelegt und schaukelte ständig mit dem Kopf dagegen, während sie unablässig vor sich hin summte. Sie war während dieser Zeit nicht ansprechbar, reagierte nicht auf Fragen, richtete sich nur auf, um nach einer Brechschale zu verlangen. Die Mutter akzeptierte dieses Verhalten achselzuckend; die Schwestern und die anderen Kinder dagegen waren sich einig, daß mit Daniela etwas nicht stimmte: «Die spinnt doch!». Niemand wollte gerne mit Daniela in einem Zimmer liegen, da das ständige Summen allen auf die Nerven ging. Danielas Mutter versuchte diese Isolation zu durchbrechen, indem sie jedem, der sich ihr näherte die ganze Krankheitsgeschichte in allen Einzelheiten erzählte. Die Reaktion darauf war aber meist nicht die ersehnte Nähe, sondern erneute Ablehnung.

Ich lernte Daniela kennen, als sie bereits im 12. Therapieblock war. Sie lag da wie immer, schlug mit dem Kopf heftig gegen den kranken Arm und summte dabei. Während die Mutter auf mich einsprach, versuchte ich zu erkennen, was Daniela denn da eigentlich summte. Es waren zum Teil Kinderlieder, zum Teil deutsche Schlager, wie «An der Nordseeküste». Ich setzte mich neben sie und fing an, die Melodien mitzusummen, sobald ich sie erkannt hatte. Daniela hielt inne, schaute mich erstaunt an und lächelte. Der Bann war gebrochen. Ich summte ihre Lieder mit, so gut ich sie kannte. Als ich selbst ein Lied anstimmte, stutzte sie erst, stimmte dann aber mit ein. Daraus entwickelte sich ein richtiges Neckspiel: Abwechselnd stimmten wir Lieder an. Die andere hatte sie erraten, sobald sie einstimmte. Dieses Spiel gelang nur an den Tagen, an denen es Daniela einigermaßen gut ging. Selbst dann kommunizierten wir nur auf diese Weise. Sie sprach kein einziges Wort. In besonderen Momenten sang sie manchmal Bruchstücke der Texte mit. An den Tagen, an denen es ihr ganz schlecht ging, erlaubte sie nicht, daß ich in ihre Welt eindrang. Sie schüttelte mich förmlich ab, wenn ich versuchte, mit ihr zu summen, indem sie sofort abbrach und noch wilder mit dem Kopf gegen ihren Arm schlug, und ich erlebte dann mit aller Macht die Hilflosigkeit, die wohl auch die Mutter kannte, wenn sie neben diesem Kind saß.

Einmal nahm ich zwei Kinderharfen mit, und zu meinem Erstaunen zupfte Daniela an den Saiten, als sie erbrechen musste und sich dazu aufsetzte. Sie benutzte dazu sogar die linke (kranke) Hand und ließ sich auf ein kleines Dialogspiel ein. Als die fünf Tage der Therapie vorüber waren, war Daniela wieder ganz «normal», geschwächt zwar, aber sie nahm Kontakt zu anderen Kindern auf etc. Sie sprach dann auch mit mir, aber nicht über die «Höllenzeit», wie sie die Chemotherapie selbst nannte.

Das Wesentliche an der Beziehung zu Daniela war, daß sie überhaupt zustande kam. Als Reaktion auf die Stresssituation, der sie durch die Erkrankung und Therapie ausgesetzt war, hatte sie sich ein Rückzugsverhalten entwickelt, das ihr vielleicht eine gewisse Sicherheit bot, sie aber sehr einsam machte. Verbalen

Kontakt lehnte sie vollkommen ab; über das Summen befand sie sich auf einer präverbalen Ebene, auf der sie eine Beziehung zulassen konnte. (Fortsetzung S. 135)

Bei anderen Kindern, die sich stark zurückziehen, kommt es oft zu ungeahnten aggressiven Ausbrüchen, die ihnen niemand zugetraut hätte, sobald sie sich den Instrumenten zuwenden. Daran zeigt sich deutlich, daß sich häufig hinter dem braven, ruhigen Verhalten der Kinder Wut und Zorn, aber auch Zweifel verbergen. Sie haben Angst, ihre natürlichen vital-aggressiven Impulse auszuleben, weil sie befürchten, die emotionale Zuwendung der Erwachsenen zu verlieren.

Manchmal genügen dem Kind nur wenige Stunden, um den Weg aus dieser Isolation zu finden, danach benötigt es die Musiktherapeutin nicht mehr, wie das Beispiel der fünfjährigen Yuko zeigt.

Yuko – «Dir muß der Bauch aufgeschlitzt werden» (B.G.)

Yuko war Japanerin. Sie erkrankte mit fünfeinhalb Jahren an einer komplizierten Form von Leukämie. Sie hatte viele klinische Symptome und mußte über Wochen im Einzelzimmer liegen. Dadurch hatte sie von Anfang an keine Kontakte zu anderen Kindern oder Müttern. Sie sprach nur mit ihrer Mutter, und das gesamte Personal war sich lange Zeit nicht einig, ob Yuko Deutsch verstand oder nicht.

Yuko war japanisch erzogen und nach unseren Vorstellungen ein Musterkind: überaus kooperativ, still und bescheiden, ließ sie sich von ihrer Mutter klaglos beschäftigen. Sie schien alles genau wahrzunehmen, was um sie geschah, äußerte sich aber nicht dazu. Yukos Mutter war Pianistin. Auch sie sprach nur wenig Deutsch, und ich fühlte mich in ihrer Nähe sehr unwohl. Wie sollte ich dieser Frau, die geprägt war von der sehr leistungsorientierten japanischen Musikausbildung klarmachen, was ich mit meiner Arbeit erreichen wollte?

Ca. acht Wochen nach der Diagnose gehe ich zum ersten Mal zu Yuko. Auf meine Frage, ob sie Musik machen will, reagiert sie gar nicht. Ich zeige ihr ein paar Instrumente, und sie wählt eine Agogo. Sie spielt damit sehr schwach und lustlos und trifft meistens das Instrument nicht. Ich nehme die Gitarre und beginne ein Kinderlied zu singen – da wird Yuko aktiv: Sie richtet sich auf und hält mir den Mund zu. Also will sie nicht, daß ich singe. Ich biete ihr selbst die Gitarre an. Sie setzt sich jetzt richtig auf und streicht ein paar Mal über die Saiten. Ich vermute, daß ihr dieser Klang gefällt und hole eine Kinderharfe. Sie zupft an den Saiten, legt sie wieder weg und greift nach dem Glockenspiel. Auch da spielt sie nur ein paar Töne und legt es wieder weg. Sie wirkt erschöpft und abwesend. Ich denke also, daß es wohl genug ist und fange an, alles einzupacken. Ich bin froh, daß Yuko überhaupt reagiert hat, daß sie Interesse an den Intstrumenten gezeigt hat. Während ich für mich über die Möglichkeit eines nonverbalen Dialogs nachdenke, fängt Yuko plötzlich in fehlerfreiem Deutsch an zu reden: «Dir muß der Bauch aufgeschlitzt werden. Du hast 99 Fieber. Du brauchst sofort einen Tropf. Du mußt bei mir schlafen, die anderen Kinder sollen nicht Musik machen. Wenn die Ärzte nach Hause gehen, will ich auch nach Hause.» Sie greift nochmal nach der Agogo, spielt jetzt aber sehr zielsicher und aggressiv. Sie schlägt mir auf den Arm, was ich als Aufforderung zum Kampf verstehe. Es entsteht ein Gefecht mit Sticks. Sie schlägt auch sanft ihre Mutter, «aus der kommt aber kein Ton heraus». Yuko will das Glockenspiel und die Gitarre im Zimmer behalten.

In der nächsten Stunde wartet Yuko schon auf mich. Sie ist sehr aufgeschlossen, will die Gitarre selbst auspacken und spielt damit. Ich darf wieder nicht singen. In dieser Stunde experimentiert Yuko, was sie alles anstellen kann. Sie verstimmt die Gitarre total und probiert, auf welche verschiedenen Arten man damit spielen kann. Anschließend stimmt sie selbst die Gitarre mit Hilfe des Glockenspiels wieder und spielt einen C-Dur-Dreiklang auf dem Glockenspiel. Zwischendurch nimmt sie immer wieder direkten Körperkontakt zu mir auf, indem sie mir den Mund und die Nase zuhält und mich kitzelt.

In der 3. Stunde probiert sie wieder alles Mögliche mit der Gitarre aus. Sie nimmt dann meine Hand und spielt mit dieser: laut, leise, langsam, schnell. Dannn erklärt sie: «Deine Hand muß abgeschnitten werden! Ich habe auch nur eine Hand (sie meint den Tropf!). Deine Nase muß auch ab, hat der Doktor gesagt. Du bekommst eine Schweinenase. Du sollst nicht weggehen, du sollst bei mir essen und schlafen.» Sie will mich nicht gehen lassen. Die Mutter, die die ganze Zeit dabeisitzt, wirkt ziemlich unwillig. Offensichtlich ist ihr unsere Art Musik zu machen sehr fremd.

Ich selbst erschrak darüber, wie sehr Yuko sich als amputiert erlebte, aber offensichtlich hatte sie über die Musik erstmals eine Möglichkeit gefunden, dieses Körperempfinden auszudrücken. Kurz nach dieser Stunde bekam sie eine schwere Lungenentzündung und mußte 40 Tage lang auf der Intensivstation beatmet werden. Ich frage mich, ob das ständige Nasezuhalten vielleicht eine Vorahnung davon war?

Ihre (japanische) Schule bastelte für sie 1000 Kraniche aus buntem Papier, die ihr nach dem Glauben ihrer Religion Glück bringen sollten. Die Kraniche waren auf Schnüre aufgezogen und hingen von da an immer an ihrem Tropfständer.

Wider Erwarten der Ärzte überlebte Yuko diese Infektion. Nach dem Aufenthalt auf der Intensivstation wollte sie aber nie wieder Musik machen. Ich weiß nicht, ob sie selbst zu erschrocken war über das, was da aus ihr herausgebrochen war, oder ob die klassische Musik ihrer Mutter wieder die Oberhand gewonnen hatte. Nach dem Aufenthalt auf der Intensivstation blieb ihr Gesundheitszustand über lange Zeit sehr stabil, so daß sie vielleicht auch selbst keine direkte Notwendigkeit mehr sah, etwas Unausgesprochenes auszudrükken. Jedenfalls blieb auch nach den 40 Tagen Bewußtlosigkeit die Brücke bestehen, die sie über die Musik heraus aus ihrer Isolation geführt hatte: sie nahm Kontakte zu anderen Kindern auf, und beteiligte sich voll an den Aktivitäten auf der Station.

Bei manchen Kindern kann sich der Rückzug in das Schweigen über längere Zeiträume erstrecken. Solche Kinder sprechen nur noch mit ihrer Mutter und verweigern jeglichen verbalen Kontakt zu anderen Personen. Im folgenden Beispiel ermöglichte der musikalische Dialog, das Eis des Schweigens zu durchbrechen und konnte so einen allmählichen Übergang von der Sprachlosigkeit zu einem immer intensiveren Austausch schaffen.

Udo – «Die Schlange ist aus dem Fenster gefallen und erfroren» (W. B.)

Udo war bei seiner stationären Erstaufnahme erst 5 1/2 Jahre alt. Er starb 9 1/2 Monate später an den Folgen seiner Erkrankung. Während dieses Zeitraumes führte ich mit Udo insgesamt 32 musiktherapeutische Sitzungen durch.

Vorgeschichte: Udo wurde in zweiter Ehe seiner Mutter zusammen mit seinem Zwillingsbruder geboren. Aus der ersten Ehe brachte die Mutter bereits zwei ältere Brüder mit. In der zweiten Ehe kam es erneut zur Scheidung zwischen Udos Mutter und seinem leiblichen Vater. Nach der Schilderung der Mutter war Udo von seinem Vater oft geschlagen und schlecht behandelt worden. Einige Zeit nach der Scheidung erkrankte Udo an einer akuten myeloischen Leukämie (AML) und wurde daraufhin in die Universitätskinderklinik aufgenommen.

Im Gegensatz zu der akuten lymphatischen Leukämie sind die Symptome bei einer AML von Anfang an schwerer und die Behandlung mit Chemotherapie wesentlich aggressiver. Die Kinder leiden häufiger unter massiven Nebenwirkungen, die immer wieder stationäre Aufenthalte erforderlich machen.

Udo war ungefähr 4 Wochen auf Station, als mich die beiden Stationsärzte und die Krankenschwestern baten, mit ihm musiktherapeutisch zu arbeiten, da er sehr schweigsam und zurückgezogen war. Nach der Schilderung des Behandlungsteams neigte er gleichzeitig manchmal zu unkontrollierten aggressiven Ausbrüchen und verweigerte zeitweise das Einnehmen von Medikamenten. Insgesamt zeigte Udo deutlich Anzeichen einer seelisch bedingten Verhaltensstörung.

Musiktherapeutische Kontaktaufnahme mit Udo: Als ich zu unserer ersten Musiktherapiestunde mit den Instrumenten in Udos Zimmer komme, sitzt er mit blassem Gesicht schüchtern und schweigsam auf seinem Stuhl neben dem Bett. Seine Mutter muß sich auf Udos Wunsch hin neben ihn setzen. Ich frage Udo, welches Instrument er spielen möchte, und nach kurzem Zögern sagt er dann leise zu seiner Mutter: «Trommel». Wir stellen die Pauke vor seinen Stuhl, und ich gebe Udo einen Schlegel in die Hand. Udo fängt zögernd an, die Pauke auszuprobieren, und ich begleite ihn unterstützend mit einem Handbecken. Anfänglich unterbricht Udo sein musikalisches Spiel immer wieder, wird dann aber zunehmend gelöster und steigert allmählich die Lautstärke. Es entsteht ein festes Metrum, das wir beide über längere Zeit beibehalten, ein erstes Zusammenfinden über einen gemeinsamen Rhythmus wird möglich. Im Laufe der Stunde probiert Udo noch weitere Instrumente aus. Er wechselt zum Glokkenspiel und danach zur Handtrommel, wobei er auch hier wieder seine Wünsche nur seiner Mutter gegenüber mitteilt. Auf das Glockenspiel und die Handtrommel schlägt Udo ziemlich heftig. Nach einer kurzen Erbrobungsphase der beiden Instrumente kehrt Udo schnell wieder zur Pauke zurück, die ihn offenbar besonders fasziniert. Udo beginnt nun die Lautstärke seines Paukenspieles weiter zu steigern. Zwischendurch unterbricht er sein festes, stereotypes Metrum und läßt einzelne, krachende Schläge auf das Paukenfell los, zu denen er ein zurückgehaltenes, aber lustvolles Lachen ertönen läßt; vorläufig die einzige stimmliche Kommunikation Udos in unserem gemeinsamen Dialog. Offenbar ist Udo überrascht, daß ich mit meinem Beckenspiel in der Lautstärke mitgehe und auf seine aggressiv getönten Paukenschläge spiegelnd mit ebenso lauten krachenden Beckenschlägen antworte, anstatt unser gemeinsames ‹böses› Spiel zu verbieten. Gegen Ende der Stunde entwickeln sich hieraus erstmals Ansätze zu einem dialogischen Spiel, das im Wesentlichen aus einem Wechsel von Udos aggressiven, lauten Paukensalven und meinen darauf antwortenden, scheppernden Beckenschlägen besteht: Während der gesamten Stunde war mit Udo weder Augenkontakt noch ein verbaler Kontakt möglich.

In der **zweiten Musiktherapiestunde** überrascht Udo mich mit einem ersten Schritt in Richtung Loslösung von seiner Anklammerungshaltung an die Mutter. Udo hat seit einigen Tagen einen Zimmergenossen, Alexis, ein neun Jahre alter griechischer Junge, mit dem sich Udo offenbar gut versteht. Alexis ist begeistert von unserem Musikangebot und will auch mitspielen. Diesmal ist es möglich, daß wir auf dem Balkon der Station in einem Rundhaus spielen können. Udo und Alexis helfen mir spontan die Instrumente dorthin zu transportieren und gehen dieser für sie offenbar sehr wichtigen Aufgabe mit grossem Ernst nach. Nachdem wir alle Instrumente ins Rundhaus transportiert haben, ist Udo sogar bereit, ohne seine Mutter dazubleiben. Er wählt gleich wieder seine Pauke und steigt diesmal etwa in der Lautstärke ein, mit der wir in der letzten Stunde aufgehört haben.

Die aggressiv-zerstörerischen Impulse treten heute in seinem Spiel in sehr viel deutlicherer Form hervor. Udo scheint auszutesten, wie weit ich am Becken mitzugehen bereit bin. Seine lauten und krachenden Paukenschläge sind mit einem lustvollen Grinsen und Lachen verbunden (ich erinnere mich daran, daß Udo nach der Schilderung seiner Mutter oft von seinem Vater geschlagen worden war, und gleichzeitig frage ich mich, ob Udo in seinem dröhnenden

Paukenspiel nicht auch sein eigenes Erleben der inneren, körperlichen Zerstörung durch den Krebs hörbar macht).

Zunächst unterstütze ich Udos ‹Gehämmer› auf dem Handbecken, komme aber nach einiger Zeit in einen inneren Konflikt, da Alexis bei dieser Art von Musik bald nicht mehr mitmachen will und sich langweilt. Meinen Versuch, vorsichtig eine Spielregel einzuführen, boykottiert Udo rigoros durch sein lautes Paukenspiel. In dieser Stunde wird für mich deutlich, wie groß das Ausmaß der sozialen Isolierung Udos ist. Er ist praktisch nicht in der Lage, sich auf ein gemeinsames Spiel zusammen mit Alexis und mir einzulassen. Andererseits verstehe ich nun, daß Udo mittlerweile die Musiktherapiestunde als *seine* Stunde betrachtet, so wie ich ihm dies zu Beginn der Arbeit vermittelt habe.

Inhaltlich verläuft diese Stunde dann wieder ähnlich wie die erste, wobei diesmal das Ausmaß von Udos aggressivem Paukenspiel sehr viel mehr gesteigert ist. Gegen Ende der Stunde helfen Udo und Alexis mir erneut, die Instrumente zu transportieren. Auch in dieser Sitzung war mit Udo weder Augen- noch verbaler Kontakt möglich. Udos sadistisch-lustvolles Lachen als Begleitkommentar seiner krachenden Paukenschläge war diesmal allerdings sehr viel kraftvoller zu hören.

Für Udo bedeutet es einen ersten großen Schritt in unserer Beziehung, daß er bereit ist, im Geleitschutz von Alexis, ohne seine Mutter an der Musiktherapie teilzunehmen. Seine Begeisterung beim Transportieren der Instrumente macht deutlich, wie groß sein Verlangen nach Selbstständigkeit ist. Im Zeitraum der folgenden 3.–8. Stunde möchte Udo wieder, daß seine Mutter im Zimmer dabei bleibt.

Die **dritte Stunde** erfordert erneut ein hohes Maß an Flexibilität. Alexis, der Junge aus Griechenland, ist entlassen worden, dafür ist diesmal Osnat, ein fünfjähriges, quicklebendiges, türkisches Mädchen Udos neue Zimmergenossin. Osnat will natürlich auch mitspielen, und Udo ist damit einverstanden. Dennoch muß ich sehr darauf achten, daß Udo neben der eher dominanten und fantasiesprühenden Osnat nicht zu kurz kommt. Diesmal ist Udo eher bereit, sich auf gemeinsame Aktionen einzulassen. Osnat scheint ihn mit ihrer Begeisterung geradezu anzustecken. Udo läßt sich auf meinen Spielvorschlag ‹Wetter› zu spielen ein (damit ist gemeint, daß sich jeder ein bestimmtes Wetter, z. B. Regen, Sonne, etc. wünschen darf und wir dann alle gemeinsam versuchen, dieses Wetter musikalisch zu realisieren). Osnat wünscht sich daraufhin gleich ‹Sonne› und wir versuchen gemeinsam, ‹Sonnenklänge› zu produzieren. Dabei wird Udos musikalische Fixierung deutlich. Er wählt sich wieder die Pauke und spielt zur ‹Sonne› seine gewohnten dröhnenden Paukenschläge. Als ich Udo nach dieser Improvisation frage, was er sich für ein Wetter wünscht, zögert er zunächst und antwortet dann das erste Mal direkt mir gegenüber: «Gewitter». In der folgenden ‹Gewitter-Improvisation›, in der wir alle es kräftig donnern und blitzen lassen, erlebe ich Udo das erste Mal etwas freier, weniger angespannt. Er spielt zwar weiterhin sehr aggressiv und dröhnend auf seiner Pauke, aber er scheint mehr in Beziehung zu Osnat und mir zu stehen. Sein Lachen wirkt weniger gepreßt und unterdrückt. Im weiteren Verlauf der Stunde hat Osnat die Idee, wir könnten ‹Tiere› musikalisch spielen, und da auch Udo von dieser Idee fasziniert ist, greife ich den Vorschlag auf. Osnat wünscht sich als Tier die ‹Katze› und wir probieren nun musikalisch und stimmlich (außer Udo) zu ‹miauen›. Auf meine Frage an Udo, was er sich für ein Tier wünsche, antwortet er nach längerem Zögern flüsternd: «Maulwurf». Wir spielen nun alle ‹Maulwürfe›, sowohl pantomimisch wie musikalisch, und ich greife dieses Spiel auf, um an Udos ‹Maulwurfsbau› anzuklopfen (Schlitztrommel) und «Hallo Maulwurf! Wie geht es dir?» zu rufen. Udo lacht dazu; er genießt es offensichtlich, in seinem Bau zu sitzen und sich besuchen zu lassen, ohne aber verbal zu reagieren. Dennoch wirkt Udo gegen Ende der Stunde viel zugänglicher. Ein beginnender Dialog auf einer musikalischen und symbolischen Ebene entwickelt sich. Erstmals teilt sich Udo in dieser Stunde auch verbal mit. Die zwei Worte, die er spricht: ‹Gewitter› und ‹Maulwurf› erscheinen mir als eindrucksvolle Symbolisierungen seiner eigenen Situation. Udo identifiziert sich mit dem Maulwurf, einem Tier, das sich in der Erde eingräbt, in seinem Bau verkriecht, um vor äußeren Gefahren geschützt zu sein. Vielleicht steht das ‹Gewitter› sowohl als Symbol für die äußeren Gefahren (angstmachende Welt des Krankenhauses, schmerzhafte, medizinische Eingriffe etc.), wie auch für die Belastung durch die lebensbedrohende Krankheit. Dadurch, daß Udo solche Bilder verbalisiert, tritt unser Dialog in eine tiefere Phase ein, in der Udo damit beginnt, seine angstmachenden Fantasien mitzuteilen. (Fortsetzung S. 71)

Bei Udo spielte die Musik während der gesamten musiktherapeutischen Begleitung eine tragende Rolle. Im Fall von Lisa bildete das gemeinsame Musizieren eher einen Einstieg in sehr expressive und phantasievolle Rollenspiele, in denen die Musik und der Gesang eine magische Bedeutung annahmen und Lisa halfen, durch diese «Zauberkräfte» die Krankheitsbedrohung in Schach zu halten.

Lisa – «Wenn ein krankes Kind wie ich in die Stadt kommt, dann erschrecken die Menschen» (W.B.)

Vorgeschichte: Lisa war zum Zeitpunkt der stationären Aufnahme 4 1/2 Jahre alt. Sie hatte bereits eine recht dramatische Lebensgeschichte hinter sich. Geboren wurde Lisa in Estland. Ihr Vater ist deutschstämmig und war in die Bundesrepublik emigriert, als Lisa 1 Jahr alt war. Von dort aus hatte er versucht, seine Frau und Lisa nachzuholen, doch die Behörden der Sowjetunion machten große Schwierigkeiten, da Lisas Mutter nicht deutschstämmig war.

Lisas Vater, der in Deutschland als Ingenieur arbeitete, konnte daraufhin nur noch gelegentlich nach Estland zu Besuch kommen. Zwischen den Eltern kam es in der Folgezeit aufgrund dieser belastenden Situation zu ernsthaften Spannungen und bald darauf zur Trennung. Kurz darauf erkrankte Lisa plötzlich an akuter lymphatischer Leukämie. Sie wurde zunächst vier Monate an einer Klinik in Estland erfolglos behandelt und durfte schließlich auf Drängen der Eltern nach Deutschland ausreisen, damit die Therapie an einem Tumorzentrum fortgesetzt werden konnte. Ihre Mutter setzte Lisa ins Flugzeug, durfte aber selbst nicht mitkommen (!).‚und Lisas Vater nahm sie bei der Ankunft in Frankfurt in Empfang. Nach wenigen Monaten der Behandlung kam Lisa in eine anhaltende Remission. Lisa lebte in der folgenden Zeit bei ihrem Vater. Sie war aufgrund der infektiösen Gefährdung während der Erhaltungstherapie sehr isoliert und durfte kaum mit anderen Kindern spielen. Zwei Jahre lebte Lisa schon in der Bundesrepublik, bis schließlich nach langwierigen Verhandlungen auch ihre Mutter einreisen durfte. Die wiedervereinte Familie zog nun in die Nähe von Ulm, wo Lisas Vater eine neue Stelle gefunden hatte und kurze Zeit darauf bekam Lisa einen Rückfall der Leukämie. Daraufhin wurde sie an der Universitätskinderklinik Ulm aufgenommen.

In einem ersten Gespräch mit Lisas Mutter wurde schnell deutlich, wie sehr die ganze Familie unter den vergangenen Belastungen gelitten halte. Lisas Mutter sprach offen darüber, daß sie einen regelrechten ‹Kulturschock› erlitten habe, und wie schwer es sei, hier in diesem neuen Land zurecht zukommen, zumal sie nur wenig deutsch sprach. Sie war sehr aufgeschlossen für unser musiktherapeutisches Angebot und machte deutlich, wie sehr ihr die Genesung ihrer Tochter am Herzen lag. Mit Tränen in den Augen sprach sie darüber, daß die Heilungschancen von Lisa durch den Rückfall von 70% auf 40% gesunken seien und sie sich nun sehr an der noch verbleibenden Hoffnung festklammere. Den Partnerkonflikt mit ihrem Mann sprach Lisas Mutter nicht an, und es schien mir nahezuliegen, daß er durch die erneute lebensbedrohliche Erkrankung von Lisa zunächst in den Hintergrund gedrängt wurde.

Therapeutische Begleitung von Lisa: Insgesamt begleitete ich Lisa zusammen mit wechselnden Kotherapeuten (Medizinstudenten) über einen Zeitraum von 15 Monaten. Es fanden über 40 Musiktherapiestunden und zahllose sonstige Begegnungen auf Station statt.

Erneuter plötzlicher Einbruch der Erkrankung und Eingewöhnung auf Station: Als ich Lisa das erste Mal begegne, sitzt sie auf ihrem Bett, hat um sich jede Menge Spieltiere und Spielsachen. Ihre anfängliche Schüchternheit überwindet sie schnell und spricht schon erstaunlich gut deutsch, obwohl sie bisher aufgrund der Erkrankung kaum Kontakte zu anderen Kindern haben durfte. Als wir beginnen zusammen zu musizieren, ist sie begeistert, probiert viele Instrumente aus und gibt sich sehr fröhlich und ausgelassen. Lisa wirkt mit ihren langen blonden Haaren, ihrem Lachen und ihrer Lebendigkeit sehr gewinnend und kontaktfähig.

Bereits nach dieser ersten Begegnung stelle ich mir allerdings die Frage, ob Lisa nicht gerade aufgrund ihrer zerissenen Lebensgeschichte und dem mehrfachen

Wechsel ihrer wichtigsten Bezugspersonen lernen mußte, sich eine solche gewinnende, fröhliche Art auf einer oberflächlichen Ebene zuzulegen, und ob nicht tief in ihrer Kinderseele sich Verletzung, Angst, Wut und Trauer verbergen, die sie zunächst nicht zeigt.

In den folgenden Musiktherapiestunden, nachdem Lisa langsam mehr Vertrauen in mich gefaßt hat, beginnt sie dann, ihr inneres Erleben immer deutlicher mitzuteilen. In der **3. Stunde** entwickelt sich aus einer musikalischen Improvisation mit Handtrommeln und Flöten, die von Lisa den Titel «Krach machen» bekam, folgendes Spiel: Lisa rennt hinter einen fahrbaren Spiegel, der an der Wand des Raumes steht und versteckt sich dort mit ihrer Flöte. Sie spielt schrille, kreischende Töne, auf die ich mit einer zweiten Flöte in gleicher Intensität antworte. Plötzlich schreit Lisa laut: «Uuah! Ich habe blaue Zähne ich bin ein Geist!» (Da Lisas Mundschleimhaut durch die Chemotherapie stark entzündet ist, muß ihr Mund täglich mit einem Antiseptikum eingepinselt werden, das Mund, Zunge und Zähne blau wie Tinte färbt.) Mit dem «Geist» hat Lisa nun ein Thema gefunden, das sich in den Musiktherapiestunden die nächsten 4 Monate lang durchzieht. Stunde für Stunde taucht nun immer wieder ein ‹böser Geist› auf, den Lisa entweder selbst spielt oder dafür der Kotherapeutin oder mir die Rolle zuweist.Lisa hat in diesem musikalischen Rollenszenario die Möglichkeit, in sehr unmittelbarer und dramatischer Form ihre Ängste, Trauer, aber auch ihre Wut und Verzweiflung durch die Musikinstrumente auszudrükken. Immer wenn der ‹böse Geist› kommt ruft sie laut um Hilfe oder schreit drohend: «Warte! Ich zeig's dir, du böser Geist!» Über viele Stunden beschäftigt sich Lisa vorwiegend mit folgender Spielhandlung: Der ‹böse Geist› (den ich oder die Kotherapeutin spielen) muß sich hinter dem fahrbahren Spiegel verbergen und dann langsam mit kreischenden Flötentönen oder drohenden Stimmlauten näherkommen. Sobald der ‹böse Geist› ihr zu nahe kommt, beginnt Lisa ihn mit ohrenbetäubenden Trommelschlägen auf der Handtrommel, mit schrillen Flötentönen oder furchterregenden Stimmlauten wieder zu vertreiben. Dabei drückt Lisa ihren ganzen Haß und die unbändige Aggressivität, die sie dem Geist gegenüber erlebt, nahezu unverhüllt aus. Sie beschimpft den ‹bösen Geist›, führt den Kampf schließlich auch körperlich, indem sie den ‹bösen Geist› mit seinem Spiegel wieder an die Wand schiebt und im Spiel geradezu zerquetscht. Sie tritt dem bösen Geist auf die Füße, kratzt und beißt ihn, wirft ihn im Spiel grausam ins «Feuer, damit er tot ist», oder drückt ihn so fest an die Wand, «daß er keine Luft mehr bekommt». Die Musik in diesen Stunden bekommt einen rituell-magischen Charakter. Mittels der Musik hat Lisa Zauberkräfte, mit deren Hilfe sie den Geist bezwingen kann. Sie erfindet sogar Spottlieder, die sie frei improvisierend singt (der Therapeut, der nicht den bösen Geist spielt, unterstützt sie jeweils darin). Bei all diesen musikalischen Symboldramen ist Lisa jedesmal äußerst erregt und beteiligt, und es scheint uns, daß diese Handlungen für sie einen sehr realen Charakter haben.

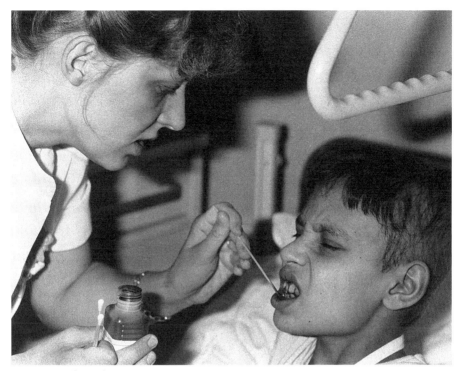

Abb.5: Mundpinseln

Für die Kotherapeutin und mich ist sehr deutlich, daß der Kampf mit dem
‹bösen Geist› eine klare Symbolisierung des inneren psychischen und physischen Überlebenskampfes Lisas gegen die unbarmherzige Krebserkrankung
darstellt. Tatsächlich befindet sich Lisa ja auch real während dieser Zeit in einer
Phase, die durch den psychischen Schock des erneuten Rückfalles eingeleitet
wurde. In Lisas eher zartem Kinderkörper, der sich mitten in der Entwicklungs-
phase befindet, spielt sich ein innerer Überlebenskampf unvorstellbarer Intensität ab, der den ganzen Organismus aufs äußerste belastet. Auf einer metaphorischen Ebene sucht Lisa verzweifelt, aber auch mit beeindruckender Kreativität
nach Lösungen, um die Krankheitsbedrohung in den Griff zu bekommen, den
bösen Geist irgendwie zu bezwingen.

Neben dem ständig wiederkehrenden Kampfritual mit dem bösen Geist führt
uns Lisa in den folgenden Stunden in vielen weiteren Symbolisisierungen ihr
inneres Drama vor Augen. So zeigt uns Lisa voller Stolz von ihr selbst gemalte
Bilder. Besonders häufig taucht dabei ein Vampir und sein Schloß auf, und Lisa
kommentiert dazu: «Ich bin ein Vampir, und das ist mein Schloß!» (Bemerkens-
wert ist hier die Analogie zwischen dem Vampir, als einem ‹blutsaugenden

Wesen› und der Erkrankung ‹Blutkrebs›). In einem weiteren Bild hat Lisa sich gemalt, wie sie am Strand steht, und im dazugehörenden zweiten Bild sieht man nur noch ihren Kopf aus dem Sand schauen. Dazu kommentiert Lisa: «Da habe ich mich bis zum Kopf in den Sand eingegraben!» Über dieses Bild erschrecke ich sehr, da in mir spontan die Assoziation zu Begräbnis aufsteigt, und ich wünsche Lisa, daß es sich hier nicht um eine unbewußte Vorahnung handelt.

In den Musiktherapiestunden erfindet Lisa nun unzählige weitere solcher Spiele. So gibt es verschiedene Tiere, wie Esel und Katze, die von Wolf, Fuchs und Bär verfolgt und gefressen, oder im letzten Moment von einem Wachhund gerettet werden. In einer Behandlungsphase, als Lisa an starkem Erbrechen leidet, taucht im Spiel eine Schlange auf, die ins Klo spucken muß, weil ihr so schlecht sei. Eine von Lisas Lieblingspuppen, ‹der Michel›, wird häufig krank, muß im Bett liegen oder zum Doktor.

Als Lisa infolge der Chemotherapie die Haare gleich büschelweise ausfallen, reißt sich Lisa in einer Stunde selbst ein Haarbüschel raus und ruft mit einer aus Lachen und Weinen gemischten Stimme: «Guckt mal! Mir fallen die Haare aus!» Doch selbst dieses Haarbüschel wird nun von Lisa kreativ umgedeutet in eine ‹Zauberlocke›, mit der sie böse Geister und Tiere bekämpfen kann.

Immer wieder habe ich den Eindruck, daß Lisa viele dieser Fantasiespiele inszeniert, um uns als Dialogpartnern in unzähligen Variationen ihr seelisches und körperliches Erleben vorzuführen. Dadurch, daß es sich um eine spielerische Ebene handelt, kann sie uns viele ihrer angstvollen Fantasien und die damit verbundenen Gefühle mitteilen, ohne ‹festgelegt› zu sein. Die Spielebene ermöglicht ihr immer wieder neu das richtige Maß innerer Distanzierung zu finden und die extrem bedrängenden Konflikte nur Schritt für Schritt und in der Sicherheit des ‹Gehaltenwerdens› durch den Dialog in ihr Bewußtsein eintreten zu lassen. Lisa bemüht sich in diesem gemeinsamen Dialog unermüdlich, nach Lösungen auf einer metaphorischen Ebene zu suchen, um ihr schwer bedrohtes seelisches Gleichgewicht immer wieder neu zu organisieren und zu stabilisieren. Parallel zu der sich verschärfenden Belastung durch die Nebenwirkungen der Chemotherapie und zur zunehmenden Intensivierung unseres Dialoges wird in den folgenden Stunden die Auseinandersetzung mit der Todesbedrohung von Lisa vorangetrieben. Lisa erfindet ein neues Spiel, in dem sie als Zauberin auftritt und die Kotherapeutin, mich und sich selbst abwechselnd ‹tot› und ‹lebendig› zaubert. Dabei entstehen spontan eindrucksvolle ‹Klagegesänge›, die wir gemeinsam anstimmen, als wir alle ‹totgezaubert› sind, denn Lisa schafft eine paradoxe Situation, indem sie uns und sich selbst totzaubert, und wir daraufhin jammern und uns fragen, wer uns denn nun wieder lebendig machen kann, da ja die Zauberin sich selbst totgezaubert hat. In dieser ‹Klagegesang›-Improvisation regrediert Lisa spontan auf das Niveau eines Säuglings und fängt an, in Babysprache zu lallen. Wir greifen dies auf und übernehmen in diesem Babysprache-Dialog eine haltende mütterliche und väterliche Funktion.

Ich vermute, daß Lisa sich in diesem Spiel der Todesbedrohung durch die Erkrankung so weit angenähert hat, daß sie sich vorübergehend Entlastung verschaffen muß. Wir unterstützen dies durch die Übernahme der Elternrolle (reparenting), und Lisa fühlt sich nach dieser langen Babyphase wieder recht wohl. Hier scheint mir wichtig, daß die Babyphase ja biografisch der Zeit vor der Krebserkrankung entspricht, also einer Zeit, in der noch keine andauernde Bedrohung existierte.

In einem weiteren Fantasiemotiv, einer freien Abwandlung des Märchens vom Schneewittchen, spielt Lisa mit der Kotherapeutin die ‹bösen Königinnen›. Sie sticht mich mit einem selbstgebastelten Papierigel: «Ins Herz, dann bist du tot!» so lautet bissig ihr Kommentar. Daraufhin muß ich mich in ihr Bett legen, ins ‹böse Gift›. Lisa befiehlt: «Du mußt dich ins böse Gift legen! Dann kannst du nicht mehr lebendig sein!» (Nicht vergessen werden sollte hier, daß sonst Lisa in dem Bett liegen muß und oft tagelang ‹Gift-Infusionen› mit Zytostatika bekommt, die tatsächlich so giftig sind, daß selbst der Kontakt mit dem Urin der Kinder noch gefährlich und gesundheitsschädlich ist.)

Während die Themen Kampf, Todesbedrohung, tot, lebendig, etc. in Lisas Spielen in den ersten Wochen und Monaten dominieren und ihr kaum eine innere Distanzierung erlauben, verändern sich ihr Erleben und die Fantasieinhalte der Musiktherapiestunden dann in der Folgezeit ganz allmählich. Lisa gewöhnt sich im Laufe der Zeit an die Kinderklinik, die wechselnden Schwestern, die Ärzte und das weitere Personal. Auch die Therapie mit all ihren Nebenwirkungen wird zur Gewöhnung und damit weniger bedrohlich. Es gelingt Lisa allmählich, ihr seelisches Gleichgewicht besser zu stabilisieren. Dies äußert sich zum Beispiel in den Musiktherapiestunden darin, daß Lisa nun anfängt, einen Garten mit einer großen Tür zu bauen, der vor dem bösen Geist geschützt wird. Als Hauptschutzmittel dienen dabei verschiedene Zaubergesänge und Zaubermusik, die Lisa selbst erfindet. Lisa identifiziert sich mit der Hexe ‹Bibi Blocksberg› und behauptet im Spiel, sie sei eine große Zauberin, die den bösen Geist bezwingen könne. Zum weiteren Schutz funktioniert Lisa in den folgenden Stunden einen Tisch zu ihrem Haus um und baut davor ihren Garten mit einem starken Zaun (aus Musikinstrumenten). Vorwiegend mit dem Glockenspiel und durch ihre rezitativen Fantasiezaubergesänge kann Lisa nun im Spiel den bösen Geist von ihrem Haus fernhalten und bannen. Ein Paukenschlegel wird von Lisa kurzerhand zum Zauberstab erklärt, mit dem sie den bösen Geist wirkungsvoll in den ‹Schlaf› zaubern kann.

Am Handlungsverlauf dieses Rollenszenarios zeigen sich zunehmend deutliche Veränderungen. Lisa ist nicht mehr in der Situation, dauernd von dem bösen Geist angegriffen zu werden, gegen den sie ständig und fast verzweifelt ankämpfen muß, sondern sie hat gelernt sich die Bedrohung durch Zaubergesänge, Zaubermusik und andere Mittel fernzuhalten. Außerdem hat sie sich im Spiel ein Haus gebaut, in dem sie wohnt und das durch einen Garten mit starkem Zaun geschützt ist. Vielleicht bedeutet dies ja auch, daß sie sich in der Klinik jetzt mehr geborgen und zu Hause fühlt. Lisa reagiert viel ruhiger und gelassener auf die Angriffe des bösen Geistes. Wo sie vor etlichen Wochen noch mit Panik, lautem Trommeln, Flötengekreische und Hilfeschreien im Spiel reagiert hat, singt sie jetzt ihre Zauberlieder und kann mit dem Spiel auf dem Glockenspiel und dem Zauberstab den bösen Geist kontrollieren. Dieses Verhalten zeigt mir deutlich, daß sie in der gegenwärtigen Behandlungsphase ein ausgewogeneres seelisches Gleichgewicht erreicht hat. Diese Entwicklung verläuft in etwa parallel dazu, daß auch aus medizinischer Sicht der Krankheitsprozeß mittlerweile gestoppt werden konnte und eine Remission erzielt worden ist.

Während der letzten Musiktherapiestunden ist Lisa die meiste Zeit zu Hause und muß bis zur stationären Fortsetzung der Chemotherapie nur noch ambulant kommen. (Fortsetzung S. 84)

Zusammenfassung

Wenn bei einem Kind eine bösartige Erkrankung diagnostiziert wird, steht der Beginn der medizinischen Behandlung im Vordergrund. Eltern und Kinder stehen unter dem Schock der Diagnose und können noch nicht einschätzen, welche Folgen Krankheit und Therapie für ihr Leben haben werden. Aufgabe der psychosozialen MitarbeiterInnen ist zunächst, das Vertrauen in die Klinik und die Therapie zu stärken, bei den auftretenden praktischen Schwierigkeiten zu vermitteln und das Kind bei der Verarbeitung des Schocks zu unterstützen.

Man kann davon ausgehen, daß im Grunde kein Kind mit der Krankheit und ihren Folgen ganz alleine fertig werden kann und somit jedes Kind gewisse Hilfen braucht.

Musiktherapie als Beziehungsangebot eignet sich in dieser ersten Phase besonders für die Kinder, die von sich aus nicht oder nur wenig über die Sprache mit ihrer Umwelt kommunizieren und so in Gefahr sind, mit ihren Ängsten und Befürchtungen alleine gelassen zu werden. Dies betrifft z.B. Kinder,
- die ihr bedrohtes seelisches Gleichgewicht nur durch sozialen Rückzug aufrechterhalten können;
- die sehr stark regredieren und ausschließlich ihre Mütter als Bezugspersonen akzeptieren;
- die aufgrund schwerer körperlicher Symptome, wie starker Schmerzen oder Behinderungen, kaum noch zu ihrer Umwelt in Beziehung treten können;
- die aufgrund von Sprachschwierigkeiten und kulturellen Unterschieden große Schwierigkeiten haben, die notwendigen Vorgänge und Behandlungsmaßnahmen ausreichend zu verstehen.

Aus diesen Indikationen ergibt sich, daß Kinder und Eltern in der ersten Zeit der Behandlung in den seltensten Fällen von sich aus nach einer musiktherapeutischen Begleitung fragen. Die vorangegangenen Beispiele haben aber gezeigt, wie wichtig Musiktherapie gerade in der Anfangsphase der Behandlung sein kann, um schweigenden und zurückgezogenen Kindern einen Weg zu Nähe und Begegnung zu ermöglichen. Aus diesem Grund ist es wichtig, daß wir als MusiktherapeutInnen von uns aus auf diese Kinder zugehen. Wir können meist nicht darauf warten, daß sie selbst nach uns fragen.

Nach Überwindung dieser ersten Krise kann die musiktherapeutische Begleitung eines Kindes zunächst beendet sein. Das Beziehungsangebot bleibt jedoch weiter bestehen und kann vom Kind zu einem späteren Zeitpunkt wieder aufgenommen werden.

2. Therapie und Rückfall – Leben zwischen Hoffnung und Hoffnungslosigkeit

2.1 Das Leben auf der Station für Kind und Eltern

Die medizinische Behandlung setzt sofort nach der Diagnosestellung ein; ihr Ziel ist die möglichst vollständige Vernichtung aller Krebszellen. Sie geht dabei drei Wege: operative Entfernung eines Tumors, Chemotherapie mit Medikamenten und Bestrahlungen. Gelingt es mit diesen drei Methoden nicht, die vorhandenen Krebszellen zu zerstören und das Wachstum weiterer zu verhindern, besteht keine Aussicht auf Heilung. Das gesamte Leben des Kindes und seiner Familie wird sich also im Folgenden an diesem Kampf gegen den Krebs ausrichten. Zum Glück erreichen die meisten Kinder innerhalb weniger Wochen eine Remission: ein Zustand, in dem mit diagnostischen Methoden keine Krebszellen mehr nachgewiesen werden können. Aus Erfahrung muß man trotzdem davon ausgehen, daß sich noch solche entarteten Zellen im Körper befinden und die Therapie muß weiter fortgesetzt werden. Die nun folgenden Kankenhausaufenthalte dienen also meist nicht der Behandlung von Krankheitssymptomen, sondern der Durchführung der Therapie.

Die gesamte Therapie erstreckt sich über bis zu 2 Jahre (bei Leukämie). Die ersten 6–9 Monate bestehen aus einer intensiven, häufig stationären Chemotherapie, der Rest, die sog. Dauertherapie, wird meist ambulant durchgeführt. Da eine kombinierte Chemo- und Radiotherapie zahlreiche akute Nebenwirkungen hat, muß die Krebstherapie zusätzliche sog. Supportivtherapien beinhalten, mit denen die Nebenwirkungen gemildert werden.

Während des stationären Aufenthalts werden den Kindern über 1–7 Tage hohe Dosen von Zytostatika über Infusionen gegeben. Die Kinder reagieren darauf oft mit starker Übelkeit und Erbrechen, das nur teilweise durch entsprechende Medikamente gemildert werden kann. Weitere akute Nebenwirkungen sind z. B. Haarausfall, Infektionserkrankungen, Durchfall und Appetitlosigkeit, Zerstörungen der Mund-, Magen- und Darmschleimhäute, Schmerzen und Fieber, Cushingsyndrom (dh. ein starkes Anschwellen des ganzen Körpers) nach Cortisongabe und Schädigungen der Nieren. Idealerweise sind die Nebenwirkungen so gering, daß die Pausen von ca. 14 Tagen zwischen den einzelnen Therapieblöcken zu Hause verbracht werden können. Leider sind sie allerdings oft so ausgeprägt, daß zusätzliche Krankenhausaufenthalte notwendig werden, etwa

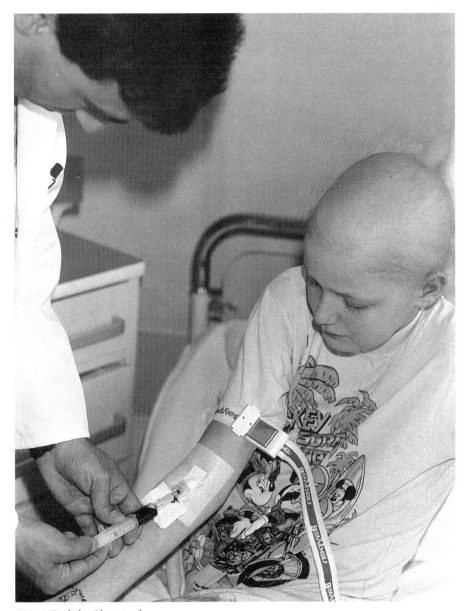

Abb.6: Tägliche Blutentnahme

bei Blutungen, bei Infektionen oder wenn die Schleimhäute so geschädigt sind, daß die Nahrungsaufnahme des Kindes durch künstliche Ernährung gewährleistet werden muß. An solch einen unplanmäßigen Klinikaufenthalt kann sich nahtlos der nächste Therapieblock anschließen. Neben den akuten treten auch chronische Nebenwirkungen auf, wie irreversible Hörschädigungen, Schwächung des Herzmuskels, Polyneuropathie, Leber- und Nierenschädigungen, Zweittumore und Persönlichkeitsveränderungen.

Durch die Erkrankung ändert sich zwangsläufig das gesamte Leben des Kindes und seiner Familie für mindestens 2 Jahre: Das erkrankte Kind selbst wird aus seinem gewohnten sozialen Umfeld herausgenommen, und für 6–9 Monate wird das Leben in der Klinik zur Normalität, oft nur durch kurze Aufenthalte zu Hause unterbrochen. Doch auch zu Hause ist nichts wie früher: Wegen der erhöhten Infektanfälligkeit muß der Kontakt zu anderen Menschen möglichst reduziert werden, denn z. B. eine Grippe oder Windpocken können sehr schwer verlaufen. Das bedeutet also: kein Kindergarten, keine Schule, keine Familienfeiern, kein spontaner Kontakt mit anderen Kindern. Auch zu Hause leiden die Kinder unter den Nachwirkungen der Therapie; sie fühlen sich insgesamt oft nicht wohl; sie sind müde, appetitlos oder leiden unter Übelkeit.

Die Klinikaufenthalte sind alles andere als Erholung. Zum Glück stehen in den meisten Kinderkliniken die Bedürfnisse der kleinen Patienten weitgehend im Vordergrund: es gibt kein Waschen um 5.00 morgens mehr, Besuche sind rund um die Uhr möglich, die Kinder können Kuscheltiere und sonstige persönliche Dinge mitbringen, und die meisten Ärzte haben ein unkompliziertes und herzliches Verhältnis zu «ihren» Kindern, die sie oft über Jahre hinweg kennen.

Die Atmosphäre auf den Stationen ist insgesamt sehr persönlich: man kennt sich, denn man lebt hautnah miteinander. Auf allen Stationen sind die Mütter tagsüber fast immer bei ihren Kinder, manchmal auch die Väter; teilweise schlafen sie auch nachts auf Klappliegen zwischen den Betten ihrer Kinder. In vielen Kliniken haben Elternvereine unterdessen Übernachtungsmöglichkeiten für Eltern außerhalb der Station in eigenen Elternwohnungen geschaffen, um den Müttern zumindest etwas Erholung und Abstand zu ermöglichen.

In den meisten Fällen bringt die Erkrankung des Kindes eine Desintegration der ganzen Familie mit sich: viele Mütter müssen ihre Arbeitsstelle aufgeben; es entsteht die Sorge um die meist vernachlässigten Geschwisterkinder, die oft selbst nicht auf die Stationen kommen dürfen. Für die Väter entsteht die Dreifachbelastung Beruf-Haushalt-Klinik. Familienleben findet über lange Strecken nur am Telefon statt. Beide Elternteile sehen sich selten über längere Zeit; auch am Wochenende wechseln sich Vater und Mutter mit der Betreuung der Kinder ab.

Viele Geschwisterkinder reagieren auf diese Situation mit Verhaltensauffälligkeiten oder Krankheiten. Trotzdem ist die Anwesenheit der Mütter für die kranken Kinder aber sehr wichtig: aus der Sicht der Kinder ist so ein Klinikaufenthalt eine ständige Bedrohung, für die sie Schutz und Hilfe brauchen.

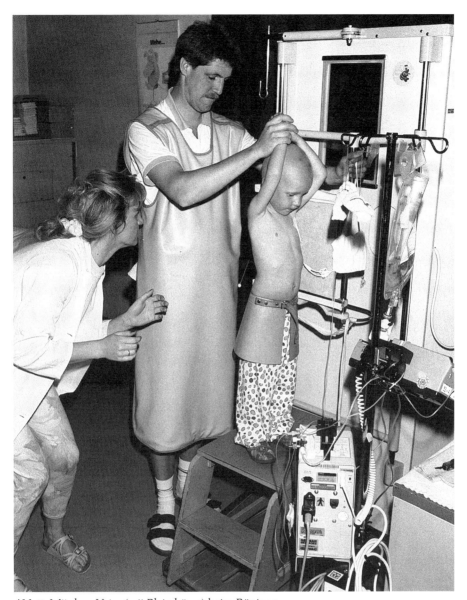

Abb.7: Mit dem Vater (mit Bleischürze) beim Röntgen

Wenn Kinder überhaupt etwas essen, dann meist nicht das Klinikessen, sondern das von der Mutter gekochte Lieblingsessen. Oft müssen die Kinder im Bett liegen, haben nur einen oder gar keinen Arm frei (wegen der Infusionen), können alltägliche Dinge wie Anziehen nicht mehr selbständig verrichten und sich nicht bewegen, wie sie wollen.

Alle diese Umstände sowie auch die eigentlich ungewohnte ständige Anwesenheit der Mutter bewirken bei vielen Kindern eine Regression in frühere Entwicklungsstadien. Sie nehmen ein «babyhaftes» Verhalten an, lassen sich versorgen, wehren alle fremden Menschen ab, entwickeln ein symbiotisches Verhältnis zur Mutter, was diese häufig auch unterstützt. Das Kind sucht Schutz in früheren, vertrauten Verhaltensweisen; denn seine momentane Identität ist durch die massiven Eingriffe in die körperliche Integrität in Gefahr. Das Sozialverhalten mancher Kinder ist stark reduziert. Sie bewegen sich fast nur noch in dem geschützten Rahmen der Klinik und müssen sich nicht mehr mit der gewohnten Realität auseinandersetzen. Die räumliche Enge auf der Station bedingt den Verlust von Intim- und Privatsphäre. Jeder kommt z. B. einfach ins Zimmer, auch wenn eine Jugendliche da gerade auf dem Topf sitzt. Der Umgang mit Gefühlen in dieser Situation wird schwierig: Die natürlichen Regeln für Nähe und Distanz sind aufgehoben, Eltern und Kinder sind leichter verletzlich und wollen sich auf keinen Fall bloßstellen.

Aufgrund der Abhängigkeit vom Behandlungsteam verhalten sich krebskranke Kinder häufig sehr angepaßt und unauffällig und nehmen die großen körperlichen und psychischen Strapazen auf sich. Das täuscht leicht darüber hinweg, daß es im intrapsychischen Geschehen um die Auseinandersetzung mit extremen Konflikten geht. «Das tumorkranke Kind spricht selten direkt von seinen Konflikten, Befürchtungen und Ängsten. Über Zeichnungen, Geschichten, Phantasiespiele und die Gestik/Mimik aber kann es sich mitteilen, ohne die Verdrängung ganz aufgeben zu müssen.» (Bürgin 1985, S. 159)

Viele Eltern und Kinder leben zusätzlich mit massiven Schuldgefühlen. Auch wenn es kein objektives Mitverschulden an der Krankheit gibt, machen sich viele Eltern Vorwürfe, irgendetwas an der Erziehung oder der Betreuung ihrer Kinder falsch gemacht zu haben. Kinder entwickeln Phantasien von Bestrafungen für reale oder phantasierte Übertretungen eines Verbotes. Trotzdem haben die allermeisten Kinder und Eltern ein großes Vertrauen, wieder gesund zu werden.

Bei einem auftretenden Rezidiv (Rückfall) verstärken sich die Ängste des Kindes und der Eltern. Die Hoffnung auf Heilung erfährt einen Bruch. Die Therapie beginnt von Neuem, mit all ihren Folgen. Das Kind steht mit seiner Familie noch mehr im Spannungsfeld zwischen Lebensbedrohung und Todesangst einerseits sowie Hoffnung auf Überleben andererseits.

Neben all dem Leid gibt es jedoch auch sehr viel Lebendigkeit auf den Stationen. Die Atmosphäre ist oft eher von Hoffnung als von Hoffnungslosigkeit geprägt. Nach der zum Teil schmerzhaften Anpassung an das Leben mit der Erkrankung und Reaktionen wie Wut, Trauer und Zurückgezogenheit gelingt es vielen Kindern, ihre Situation zu akzeptieren, neue gestalterische Lebensformen zu finden und sich auf der Station zurecht zu finden. Es gibt immer wieder Kinder, die gerne in die Klinik kommen, denn «da ist wenigstens was los». Zu Hause langweilen sie sich oft, da sie von ihrem gewohnten sozialen Leben ausgeschlossen sind.

Oft übernimmt die Klinik die Rolle eines neuen sozialen Lebensraumes für Kinder und Eltern. Die Eltern entwickeln untereinander Freundschaften und helfen sich gegenseitig, die schwere Zeit zu überstehen. An vielen Kliniken haben sich die betroffenen Eltern zu Vereinen zusammengeschlossen, die Anlaufstelle für Spendengelder sind und auf vielfältige Weise mit materieller und persönlicher Unterstützung helfen können. Für viele Eltern ist die Erfahrung sehr hilfreich, nicht die einzige Familie zu sein, die so schwer vom Schicksal getroffen wurde. Neben gemeinsamem Kaffeeklatsch, Einkaufen und anderen sozialen Aktivitäten bildet so der rege Austausch zwischen den betroffenen Familien eine gute Möglichkeit, mit der Situation leben zu lernen.

2.2 Integration der Musiktherapeuten in den Stationsalltag

Ebenso wie das kranke Kind lernen muß, mit der neuen Situation zu leben, mußten auch wir als Musiktherapeuten uns unseren Arbeitsalltag in einem bisher unbekannten Berufsfeld langsam aufbauen und erarbeiten. Wie aus dem vorangegangenen Abschnitt leicht ersichtlich wird, ist es fast unmöglich, erprobte Strukturen musiktherapeutischen Handelns aus anderen Arbeitsbereichen wie etwa der Psychiatrie zu übertragen. Die Schwierigkeit, innerhalb des Stationsalltags feste Arbeitsstrukturen zu bilden, liegt teils an der noch mangelnden Integration psychosozialer Dienste überhaupt, teils aber auch am Verlauf der Krankheit und der daraus resultierenden körperlichen und seelischen Befindlichkeit des Kindes, die oft sehr schnell wechseln kann. Beispielsweise kann sich ein eben noch hochaktives Kind beim Anhängen eines bestimmten Medikamentes plötzlich so übel fühlen, daß es nur noch die Bettdecke über den Kopf zieht und sonst gar nichts mehr will. Dies erschwert z.B. Terminabsprachen erheblich. Für alle TherapeutInnen ist deshalb immer wieder ein Höchstmaß an Flexibilität gefordert, was teilweise enorm belastend sein kann. Der Sinn der eigenen Tätigkeit wird oft in Frage gestellt, wenn wir z.B. immer wieder erleben, daß die Planung von Arbeitsabläufen nicht eingehalten werden kann. Das Selbstverständnis von MusiktherapeutInnen kann nicht theoretisch definiert werden; es entwickelt sich aus der praktischen Arbeit mit den Kindern und aus der wachsenden Zusammenarbeit mit Schwestern und Ärzten.

Alle psychosozialen Betreuungskonzepte haben bis heute Adjuvanscharakter, d.h. niemand geht davon aus, mit psychosozialen Methoden den Krebs heilen zu wollen. Ein realistisches Ziel psychosozialer Betreuung und damit auch der

Musiktherapie ist die seelische Bewältigung und Adaptation der lebensbedrohlichen Erkrankung, der Nebenwirkungen, der medizinischen Behandlung sowie des stressverursachenden Krankenhausaufenthaltes überhaupt (Köster 1989, S. 16; vergl. auch Verres, 1991, S. 220ff).

Keiner der MusiktherapeutInnen, die bisher in der Bundesrepublik mit krebskranken Kindern arbeiten, hat einen eigenen Musiktherapieraum zur Verfügung: entweder es gibt gar keine Ausweichmöglichkeit zu den Krankenzimmern, oder andere Räume wie Spiel- oder Konferenzzimmer können gastweise genutzt werden. Dies macht zum einen deutlich, wie wenig Musiktherapie bis heute einen festen Platz innerhalb des Behandlunskonzeptes hat; zum anderen wird dadurch auch die Arbeitsweise der MusiktherapeutInnen ganz wesentlich mitbestimmt. Kontinuierliche Arbeit mit einzelnen Kindern auch über die stationären Aufenthalte hinaus ist fast unmöglich; auch während der Zeit auf Station ist es oft schwer, einen geeigneten Platz für Musik zu finden. Am einfachsten läßt sich mit Kindern in Einzelzimmern arbeiten, ansonsten sind wir oft gezwungen, unser Konzept kurzfristig zu ändern und andere Kinder miteinzubeziehen, die gerade mit im Zimmer sind. Die Raumnot erfordert auch immer wieder einen hohen Einsatz an Mobilität: wir müssen unsere Instrumente ständig transportieren; es ist schwierig, geeignete Aufbewahrungsorte dafür zu finden. Größere Instrumente wie das vor allem von Jugendlichen heißgeliebte Drumset oder auch schon eine Pauke können aus verständlichen Gründen nur in Ausnahmefällen verwendet werden. Ideal wäre also ein Musiktherapieraum, der Schutz bietet für Kind und Therapeut, in den man sich nach Bedarf zurückziehen kann und der nicht von anderen mitbenutzt wird. Trotzdem würde aber ein großer Teil unserer Arbeit noch immer auf den Stationen selbst stattfinden. Viele Kinder müssen oder wollen im Bett liegen bleiben, und der direkte Kontakt der MusiktherapeutInnen zum Stationsleben ist sehr wichtig. Nur so können wir den medizinischen Ablauf einzelner Behandlungsabschnitte mitverfolgen und notfalls an bestimmten Punkten ansetzen, wie z. B. bei der Vorbereitung auf Operationen, bei schmerzhaften Untersuchungen wie der Lumbalpunktion oder bei plötzlich auftretender Übelkeit.

Nicht zu vergessen ist auch die wichtige Funktion der MusiktherapeutInnen bei der Fest- und Freizeitgestaltung: Die Musik kann Kinder und Eltern unterschiedlicher Kulturen und Altersstufen miteinander verbinden, sie schafft Kontakte und bringt ein Stück Normalität in den Klinikalltag.

Mit unserer fortschreitenden praktischen Erfahrung entwickelten wir in dieser Integrationsphase allmählich folgende Vorgehensweisen: Wir versuchen möglichst individuell auf das jeweilige Kind mit all seinen Vorlieben, seinen Bedürfnissen und seiner Befindlichkeit einzugehen. Dies kann geschehen mit Liedern, deren Texte auch verändert werden können, mit rhythmischen Übungen, kommunikativen, assoziativen oder freien Improvisationen, mit Instrumentalunterricht oder rezeptiver Musik aller Art. Medien wie Kassettenrekorder oder Video lassen sich gut einsetzen. Das zweckfreie kreative Gestalten zur eigenen

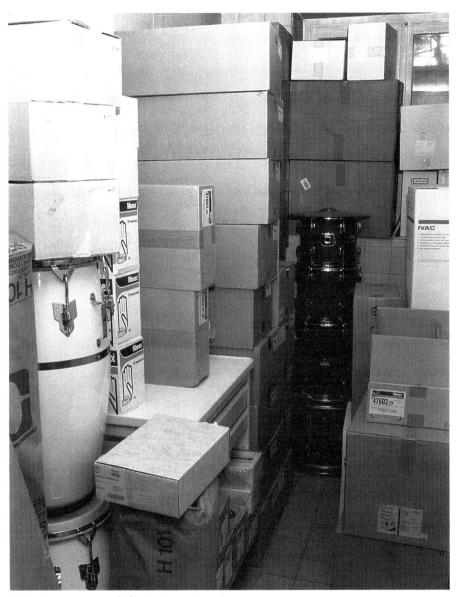

Abb.8: Lagerraum, auch für Instrumente

Freude ist ein Hilfsmittel, gesunde Kräfte im Patienten zu entbinden und zu fördern und so seine Persönlichkeit gegen die zerstörerischen Kräfte der Krankheit zu stärken.

Das offene Setting impliziert auch oft eine Reihe von nichtmusikalischen Aktivitäten für die MusiktherapeutInnen. Nachdem das wichtigste Ziel ja nicht ist, um jeden Preis Musik mit den Kindern zu machen, sondern eine vertrauensvolle Beziehung zu ihnen aufzubauen, ist es oft nötig, andere Dinge zu tun. Viele Kinder wollen manchmal auch spielen oder basteln oder malen. Manchmal kann es gut sein, einfach nur an einem Bett zu sitzen bzw. das Kind zu Untersuchungen oder zum Tropfstecken zu begleiten.

Wie schon im 1. Kapitel erwähnt, ist ein Musiktherapeut in mehrfacher Hinsicht zunächst ein Außenseiter in diesem komplexen System einer Krebsstation. Für das Gelingen unserer Arbeit wie auch für die eigene Psychohygiene ist eine gute Integration allerdings unerläßlich. Wir müssen also auf mehreren Ebenen darum bemüht sein, nicht zur Konkurrenz oder zu Gegenspielern anderer zu werden, sondern in der interdisziplinären Zusammenarbeit zu einer ganzheitlichen Behandlung der Kinder beizutragen. Am einfachsten gelingt dies im Kontakt mit den Kindern. Sie zeigen durch ihr Interesse und durch ihre Begeisterung am deutlichsten, wie wichtig ihnen die Musik ist. Um die aktuelle Lebenssituation der Kinder begreifen zu lernen, ist es wichtig, ihnen ein kompetenter Partner zu sein. Dies beinhaltet vor allem

– Kenntnisse der medizinischen Behandlungsprotokolle, ihrer Abläufe und Nebenwirkungen;
– Verständnis für die Auswirkungen verstümmelnder Operationen und deren psychischer Folgen, sowie für die situationsbedingte Isolation vom gewohnten sozialen Umfeld;
– Wissen um Schuldgefühle und Schweigen der Kinder und die entwicklungspsychologisch ungewohnte Nähe zur Mutter.

Die Eltern sind im allgemeinen dankbar für jede Beschäftigung ihrer Kinder, werden sie doch selbst dadurch entlastet. Teilweise kommt es aber zu Neid und Eifersucht, wenn das Kind z.B. in bestimmten Situationen die Therapeuten der Mutter vorzieht. Wiederholte und begleitende Elterngespräche sind deshalb unerläßlich, um nicht als Konkurrentin empfunden zu werden und um die Beziehung zwischen Mutter und Kind nicht unnötig zu belasten.

Für Schwestern und Ärzte und in der Zusammenarbeit im psychosozialen Team ist es wichtig, daß wir unsere Arbeit immer wieder darstellen, sie durchsichtig und nachvollziehbar machen. Neben der Teilnahme an Visiten und Übergaben spielen dabei auch informelle Kontakte etwa am Kaffeetisch eine wichtige Rolle, um als Teammitglied integriert zu werden und nicht als «Exot» daneben zu stehen. Neben der Darstellung der eigenen Arbeit ist es besonders wichtig, die eigenen Fähigkeiten und Grenzen deutlich zu machen, um ein sinnvolles gemeinsames Betreuungskonzept für das einzelne Kind und seine Familie zu entwickeln.

Um das berufliche Selbstverständnis der Musiktherapie innerhalb der pädiatrischen Onkologie aufbauen zu können, braucht es viel Zeit und Geduld und oft

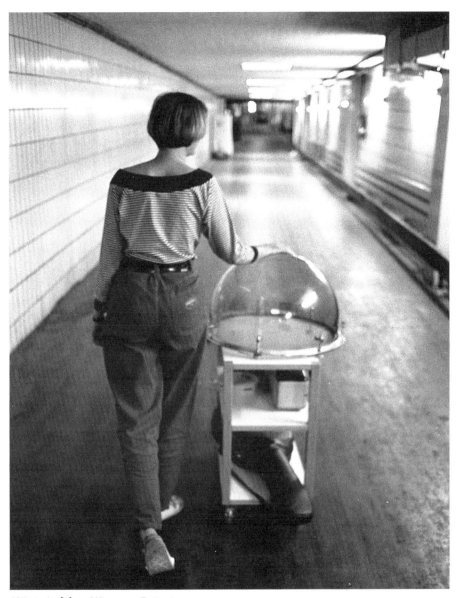

Abb.9: Auf dem Weg zum Patienten

den Verzicht auf Anerkennung. Wenn die Arbeit fruchtbar werden soll, ist es wichtig, nicht als Konkurrenz zur Medizin aufzutreten, sondern zum Verbündeten von Eltern, Kindern, Schwestern und Ärzten zu werden und gemeinsam nach neuen Wegen durch diese schlimme Krankheit zu suchen. Dies gilt sowohl innerhalb der eigenen Abteilung, als auch im größeren Rahmen: Es lohnt sich, z. B. in Fortbildungen und Workshops, die eigene Arbeit immer wieder darzustellen und zur Diskussion zu stellen. Kritik und Anregungen von KollegInnen und auch von Außenstehenden sind eine ganz wertvolle Unterstützung. Sie tragen dazu bei, nicht als exklusiver Einzelkämpfer im eigenen Saft zu kochen.

2.3 Begleitung krebskranker Kinder während der stationären Therapie

Die Schwierigkeiten und Probleme, die für die Kinder durch die Behandlung entstehen, lassen sich drei Bereichen zuordnen:

1. körperliche Beeinträchtigungen,
2. seelische Probleme,
3. soziale Schwierigkeiten.

In allen diesen Bereichen kann Musiktherapie wirksame Hilfestellungen bieten. Wo der Ansatzpunkt jeweils im einzelnen liegt, unterscheidet sich von Kind zu Kind. Bei vielen Kindern treten im Laufe der Behandlung Schwierigkeiten in verschiedenen Gebieten auf. Zur besseren Übersicht versuchen wir jedoch, Schwerpunkte aus einzelnen Therapien so herauszugreifen, daß die unterschiedlichen Einsatzmöglichkeiten deutlich werden.

2.3.1 Musiktherapie bei körperlichen Beschwerden (B. G.)

Körperliche und seelische Schmerzen lassen sich nicht unbedingt miteinander vergleichen. Zunächst leiden die Kinder am meisten unter den körperlichen Beeinträchtigungen der Krankheit und der Therapie. Die Tatsache, daß sie z. B. ihr normales soziales Umfeld verlassen müssen, ist schlimm genug. Der Aufenthalt im Krankenhaus wird für die Kinder aber erst dadurch traumatisch, daß dort hauptsächlich Dinge geschehen, die weh tun, Angst machen, körperliche Einschränkungen mit sich bringen oder Übelkeit verursachen. Die Kinder sind subjektiv massiven Körperverletzungen ausgesetzt und sollen gleichzeitig «verstehen», daß sie nur durch diese Maßnahmen gesund werden können. Vor allem kleinere Kinder erleben sich noch hauptsächlich über den Körper, und so kommt sowohl die Krankheit als auch die Therapie einem ständigen Angriff auf die körperliche und psychische Integrität gleich. Trotzdem können die Kinder nur gesund werden, wenn sie dieser Therapie ausgesetzt werden. Der Aggression von innen (dem Krebs) antwortet eine Aggression von außen. Von der Compliance der Kinder, also von ihrer Motivation, die Therapie mitzumachen, hängt zu einem großen Teil auch deren Erfolg ab. Wichtigste Aufgabe der Musiktherapie in diesem Bereich ist der Versuch, das Ich der Kinder soweit zu stärken, daß sie nicht im Kampf zwischen den beiden Aggressoren zerrissen werden, sondern durch ein positives Selbstbewußtsein ihre Selbstheilungskräfte aktivieren können und so bei der Gratwanderung zwischen heilender Therapie und zerstörerischen Nebenwirkungen ihr Gleichgewicht behalten.

Wie bereits beschrieben, steht an erster Stelle der körperlichen Behinderungen die Bewegungseinschränkung durch die Infusion. Liegt sie im Arm oder in der Hand, so sind normale kindgerechte Beschäftigungen, wie z.B. Basteln, ungemein erschwert bzw. nur mit Hilfestellung möglich. Gerade hier bietet das Spielen von Musikinstrumenten eine sehr gute Möglichkeit, mit geringem körperlichen Einsatz eine große Wirkung zu erzielen: Schlägel können z.B. an der Verbandsschiene festgeklebt werden, oder nur mit dem Daumen kann man über Saiten streichen. Der Phantasie sind keine Grenzen gesetzt. Für die Kinder liegt hier eine große Chance, sich trotz Behinderung durch den Tropf beschäftigen zu können und vor allem in der hörbaren Musik keine Unterschiede zu «gesunden» Kindern zu spüren.

«Tröpfe» verursachen nur vorübergehende Beeinträchtigungen, die sich auf die Zeit des Klinikaufenthalts beschränken. Anders ist es bei bleibenden Behinderungen, die durch die Krankheit selbst, vor allem durch Tumore hervorgerufen werden. Das folgende Beispiel zeigt, wie Musiktherapie hier unterstützen und fördern kann:

Beate: «Ich habe mich in einen Tanzbären verwandelt» (B.G.)

Als ich Beate kennenlernte, war sie gerade frisch operiert. Sie lag in ihrem Bett, mit kahlrasiertem Schädel, einer großen Narbe am Hinterkopf und von allen Seiten mit Kissen abgestützt. Sie wirkte wie gelähmt. Das einzig Bewegliche an ihr waren ihre wachen Augen. Beate war gerade 7 Jahre alt, als bei ihr ein Hirntumor entdeckt wurde, ein sog. Medulloblastom. Dieser Tumor wächst in der Nähe des Kleinhirns, d.h. bei Beate war nach der Operation die gesamte bewußte Motorik ausgefallen: Sie konnte sich überhaupt nicht bewegen, nicht sprechen, nicht einmal schlucken. Alle diese Funktionen mußte sie erst mühsam wieder erlernen, und auch heute, nach 2 Jahren, ist vor allem die Feinmotorik noch sehr eingeschränkt. Wegen dieser Probleme mußte Beate zunächst 3 Monate ununterbrochen in der Klinik bleiben. Sie bekam während der ganzen Zeit zusätzlich Chemotherapie, um evtl. noch vorhandene Tumorzellen zu zerstören. Die Therapie dauerte insgesamt 6 Monate, d.h. Beate wurde nach nur kurzem Aufenthalt zu Hause immer wieder stationär aufgenommen. Durch den Tumor war aus einem selbständigen, gesunden Mädchen innerhalb kürzester Zeit ein behindertes Kind geworden, das vollkommen auf die Hilfe anderer

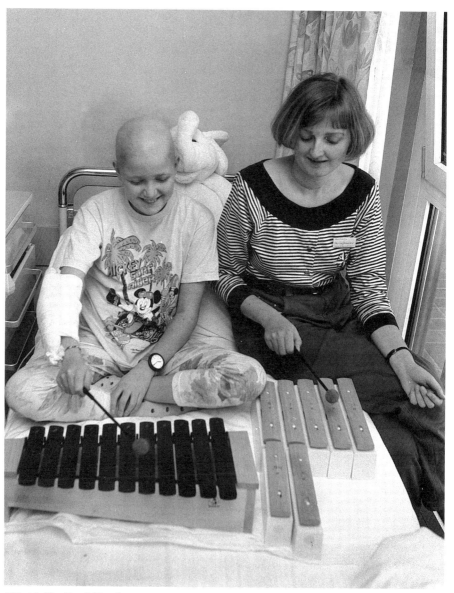

Abb.10: Duett mit Tropf

angewiesen war. Beate war sich dieser Verwandlung sehr bewußt und litt darunter. Sie wurde von ihrer ganzen Familie zwar sehr liebevoll umsorgt und gepflegt, akzeptierte aber diesen Zustand nur ungern. Sie mobilisierte all ihre

Kräfte, um sich gegen diese Reduzierung ihrer Person auf ein Kleinkind zu wehren.

Da ihre körperlichen Möglichkeiten zunächst noch sehr beschränkt waren, machte sie sich zuerst mit Worten stark. Sobald sie wieder einigermaßen sprechen konnte, dachte sie sich jeden Morgen bei der Visite neue Kraftausdrücke für die Ärzte aus, wie «Dickschwein» oder «Hornochse». Es bereitete ihr großes Vergnügen, die Ärzte damit sprachlos zu machen, denn sie wussten in solchen Momenten meist keine Antwort.

Die ersten 4 Wochen nach der Operation hatte ich nur losen Kontakt zu Beate. Die gemeinsamen Musikstunden begannen, als sie eines morgens bei der Visite verkündete, sie habe sich über Nacht in einen Tanzbären verwandelt, der auch singen könne. Zum Beweis sang sie ein paar Kinderlieder vor. Passend zum Tanzbären holte ich ein Tambourin, aber Beates Koordinationsfähigkeit war noch nicht soweit wieder hergestellt, daß sie das Fell treffen konnte, was sie sehr ärgerlich machte. Aus dieser ersten Stunde zog ich meinen Ansatzpunkt für die Musiktherapie: Im Vordergrund stand Beates Sehnsucht, innerlich und äußerlich stark zu sein, um gegen die Krankheit und ihre Folgen ankämpfen zu können.

Obwohl der Tumor ein ungeheurer Schlag gegen Beates Selbstbild war, war ihr Ich stark genug entwickelt, sich nicht in eine ja vielleicht verlockend naheliegende Regression zu flüchten. Ihr Blick ging nach vorne; sie wollte ihre Behinderung überwinden lernen. Sie wollte z.B. immer alles selbst machen und lehnte die Hilfe der Mutter ab, auch wenn es dabei oft Scherben gab. Weil sie selbst stark sein wollte, identifizierte sie sich ständig mit großen und starken Tieren, wie Bären und Elefanten. Mein Ziel war, ihr dabei zu helfen, ihre körperliche Bewegungsfähigkeit zu trainieren und ihre Selbstheilungskräfte weiterhin zu mobilisieren. Es dauerte allerdings noch einige Zeit, bis sie mit mir in den Konferenzraum kommen konnte. Diesen Raum kann ich benutzen, wenn er nicht anderweitig gebraucht wird. Der Raum ist von seiner Funktion her alles andere als kindgerecht, aber für mich die einzige Möglichkeit, mit einem Kind alleine zu sein. Sie hatte dort 8 Sitzungen, verteilt auf verschiedene stationäre Aufenthalte.

In der ersten Stunde beschließt Beate, daß die Acrylpauke am besten zu ihr passen würde und benutzt sie in allen Stunden fast ausschließlich. Die «Trefferquote» ist hier wegen des großen Felldurchmessers fast 100%, was sie sehr befriedigt.

1. Stunde

In dieser ersten Stunde will Beate Gitarre spielen. Da sie das selbst noch nicht kann, überträgt sie mir diese Aufgabe. «Die Gitarre kann aber nur ein Lied, das Lied vom Tropfständer», erklärt sie. Ich sage ihr, daß ich dieses Lied nicht kenne und bitte sie, es mir vorzusingen. «Ich sage dir die Wörter, und die Gitarre soll die Musik dazu machen», ist ihre Anweisung. So entsteht das folgende Lied:

1. Tropfständer, Tropfständer, Tropfständer, da
   am Tropfständer hängt eine Flasche.
2. Die Flasche , die drobst, die Flasche, die drobst.
   Den Tropfständer, den kann man fahren.
3. Auf dem Tropfständer steht, auf dem Tropfständer steht,
   auf dem Tropfständer steht ein Kind drauf.
4. Das Kind da drauf, das Kind da drauf,
   das Kind da drauf heißt Beate.

Da ich als Therapeutin die Gitarre an ihrer Stelle spielen soll, borgt sie sich quasi meine Fähigkeiten aus. In der gemeinsamen Aktion verschwimmen für Beate beide Anteile. Wichtig ist nur das Ergebnis: ein Lied, das einen ihrer großen Wünsche ausdrückt, von dessen Erfüllung sie noch weit entfernt ist: nämlich auf den Füssen ihres Tropfständers stehend wie andere Kinder auch von der Mutter geschoben zu werden.

2.–5. Stunde

Um Beates Koordinationsfähigkeit zu trainieren, mache ich einige Stunden lang hauptsächlich kleine Dialogspiele mit ihr. Sie spielt mit einem dicken Filzschlägel auf der Pauke, ich mit Trommelstöcken auf den Bongos. Sie findet den hohen, scharfen Klang der Bongos sehr witzig und versucht, mich auf ihrer Pauke zu imitieren. Wir spielen verschiedene rhythmische Modelle, wobei sie vor allem der Wechsel von Viertel- und Achtelnoten sehr fasziniert. Es fällt ihr noch sehr schwer, im Metrum zu bleiben, aber alles worüber sie lachen kann, ist ein Anreiz, es nachzumachen.

6. Stunde

In der 6. Stunde sind ihre Tante und ihr Opa als Zuhörer zu Besuch, und Beate zieht alle Register, ihr Können zu zeigen. Sie verbindet die Idee von rhythmischen Dialogen mit einer selbsterfundenen Geschichte: «Ein Elefant kommt.» Sie spielt auf der Pauke die Schritte des sich nähernden Elefanten, wobei sie sich sehr bemüht, auch die Dynamik durch ein Crescendo richtig darzustellen. Ich begrüsse sie auf den Bongos mit «Guten Tag, Elefant, gib mir die Hand!» Sie antwortet: «Guten Tag, Elefant, gib mir den Rüssel!» Auf diese Weise läßt sie eine ganze Elefantenfamilie aufmarschieren. Als alle versammelt sind, sollen sie tanzen. Ich bringe ihr das Lied «Wenn der Elefant in die Disco geht» bei (aus dem gleichnamigen Liederbuch von K. Hoffmann), das sie mit Begeisterung aufnimmt. Der Rhythmus der Gitarre reißt sie so mit, daß sie auf der Pauke fast genau im Metrum mitspielen kann. Auffallend ist hier wieder Beates große Erfindungsgabe. Als sie das Lied zweimal gesungen hat, wandelt sie die letzte

Zeile spontan um in «. . . und alle haben Schluß gemacht», womit die Stunde eindeutig beendet ist.

Für Beate und ihre Besucher ist diese Stunde ein voller Erfolg. Das Lied vom Elefanten, der in die Disco geht, war damals auch Thema des Stationssommerfestes, und ich hatte dafür gemeinsam mit allen Kindern noch viele weitere Strophen erfunden. Beate benutzt die letzten beiden Sitzungen, um die starken Tiere aus dem Lied auf ihrer Pauke darzustellen: das Nilpferd, den Bären, den Löwen, den Dinosaurier. Sie ist sehr phantasievoll und versucht, den einzelnen Tieren auch unterschiedliche Schlagtechniken zuzuordnen. Für die Tierkinder z.B. benutzt sie nicht mehr den Schlägel, sondern die Hand. Die Dynamik variiert sie mit einzelnen Fingern, womit sie ihre Feinmotorik weiter ausbaut. Sie testet ihre Fähigkeiten dann sogar in einem Dialog auf den Bongos. Obwohl das Fell nun wesentlich kleiner ist, gelingt es ihr, ihren Erfolg fortzusetzen. Diesmal soll ich sie nämlich imitieren, und sie spielt mir kurzerhand statt rhythmischer Modelle nur einzelne Schläge vor, die sich allerdings in der Lautstärke unterscheiden.

Beim Sommerfest ist Beate mit dabei. Auf einem Stuhl sitzend spielt sie einen Elefanten. Sie kann noch nicht wie alle anderen Kinder die Füße heben, aber ihren Kopf mit der Elefantenmaske im Takt mitschwingen.

Die Musiktherapiestunden fanden in den letzten beiden Monaten der stationären Therapie statt. Für Beate erfüllte die Musik eine dreifache Funktion: Sie förderte ihre Bewegungsfähigkeit, stärkte ihr Selbstbewußtsein durch Erfolgserlebnisse und verschaffte ihr durch das Sommerfest auch wieder soziale Kontakte zu anderen Kindern.

Zu den nicht schmerzhaften körperlichen Beeinträchtigungen gehört zweifellos auch der Verlust der Haare. Haarausfall ist eine Nebenwirkung der Chemotherapie, die bei fast allen Kindern zu irgendeinem Zeitpunkt auftritt. Manchmal fallen die Haare nur stellenweise aus, meist aber bis zur vollständigen Glatze. Oft sind auch Augenbrauen und Wimpern betroffen, so daß die Kinder ein greisenhaftes Aussehen haben. Die Haare wachsen später zwar wieder, aber meist erst Monate nach Beendigung der Therapie. Haare sind in unserer Kultur ein Ausdruck der Persönlichkeit, vor allem aber auch ein Schönheitssymbol. Kleinere Kinder werden manchmal richtiggehend panisch, wenn sie das erste Haarbüschel in der Hand haben. Sie erleben den Verlust auch als Teilverlust ihrer Person. Größere Kinder reagieren weniger mit Panik, sondern eher mit Trauer.

Auch hier ist es sehr wichtig, den Kindern zu einer Stärkung ihrer inneren Kräfte zu helfen. Die Glatze ist eine starke Stigmatisierung. Sie müssen mit Hänseleien rechnen und sich dagegen behaupten.

Eine sehr sensible Vorbereitung mit dem Ziel, daß die Kinder auch die Glatze (also eine Verstümmelung) als Teil ihres Körpers und ihrer Persönlichkeit ak-

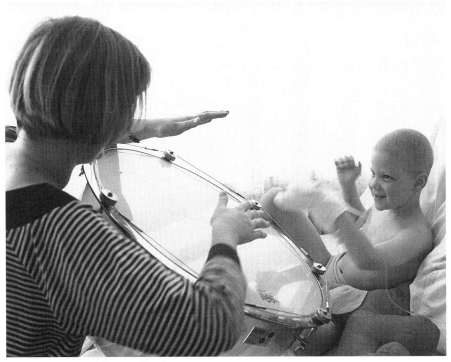

Abb.11: Dialog auf der Acrylpauke

zeptieren können, verändert oft das Erleben dieser «Verstümmelung», wie das nächste Beispiel zeigt.

Sabine – «Bin ich's oder bin ich's nicht?» (B.G.)

Sabine litt seit ihrem 4. Lebensjahr an einem bösartigen Tumor, der immer wieder nachwuchs. Als sie den 3. Rückfall hatte, war sie gerade 8 Jahre alt und schon ein «alter Hase» auf der Station. Ihre Prognose war mit diesem Rückfall noch schlechter geworden. Das einzige, was sie zu mir darüber sagte, war: «Weißt du schon, ich kriege wieder Therapie, und die Haare fallen mir wieder aus.» Sabine war früher sehr burschikos gewesen. «Unterdessen habe ich mich in ein schönes Mädchen verwandelt», war ihr Kommentar, als ich sie auf ihre Kleider ansprach. Im Gegensatz zu ihren Altersgenossinnen legte sie keinen Wert mehr auf pinkfarbene Jogginganzüge, sondern trug auch in der Klinik fast ausschließlich Kleider. Ihre Haare waren kinnlang geworden, und sie war sehr stolz darauf.

Ziemlich zu Beginn dieser erneuten Therapiephase hatte ich eine Kassette mit Liedern für krebskranke Kinder entdeckt: «Drachentrostlieder» von der Gruppe

Zaitenspiel. Ich war selbst etwas skeptisch, ob die Kinder die Lieder akzeptieren würden, und probierte sie deshalb zunächst mit drei Mädchen aus, die ich schon gut kannte. Ich hörte mir die Sachen gemeinsam mit Sabine und noch zwei anderen Kindern an und fragte sie nach ihrer Meinung. Alle drei fanden die Lieder gut.

Ich hatte schon früher viel Musik mit Sabine gemacht und wir setzten jetzt die gemeinsamen Stunden fort. Früher hatte sie hauptsächlich Kinderlieder «in Szene gesetzt», d. h. mit Bewegungen dargestellt. Ich war sehr gespannt, was sie jetzt nach einem Jahr Pause wohl machen würde. Sabine baute sich ein «Schlagzeug» aus mehreren Trommeln und Rasseln auf und wollte nach einer Anlaufphase die «Lieder vom Drachen» singen. Als ich sie fragte, welches ihr denn am besten gefiele, war die Antwort: «Das mit dem Spiegel.» Gemeinsam lernten wir das Lied und sangen es mehrere Male hintereinander:

1. Mein Haar war braun und kraus
   Die Krankheit ist gekommen
   Und hat es mir genommen
   Wie seh' ich jetzt nur aus?
   Mein Haar war braun und kraus
   Jetzt bin ich dünn und bläßlich
   Und find' mich selber häßlich
   Und weiß nicht ein noch aus.

   Refr.: Bin ich's oder bin ich's nicht?
   Schau mir selber ins Gesicht
   Bis zu den Augen hin
   Und dann? Aha!
   Da merk' ich, ja da merk' ich ja
   Daß ich es doch noch bin.

2. Mein Haar war braun und kraus
   Und schön, so will ich meinen
   Ich muß vorm Spiegel weinen
   Und trau' mich nicht mehr raus
   Mein Haar war braun und kraus
   Jetzt hab' ich eine Glatze
   Ich schneide mir 'ne Fratze
   Und streck' die Zunge raus.

3. Mein Haar war braun und kraus
   Jetzt sieht man keine Lücke
   Sagt, seh ich mit Perücke
   Noch so wie früher aus?
   Mein Haar war braun und kraus
   Du, mach' jetzt keine Faxen,

sag, wird es wieder wachsen
Wie vorher braun und kraus?

Sabine war so fasziniert von dem Lied, daß sie sich auch durch die Putzfrau nicht ablenken ließ, die zwischendurch in den Raum kam und um uns herum putzte. Ich machte Sabine dann den Vorschlag, daß wir beim nächsten Mal einen großen Spiegel holen könnten, in dem sie sich anschauen kann (an diesem Tag hatte sie noch all ihre Haare).

Vor der nächsten Stunde holte ich also einen großen Spiegel auf Rollen. Unterdessen waren die Haare bereits teilweise ausgefallen, und Sabine fiel es sichtlich schwer, sich im Spiegel anzuschauen. «Ich bin ja doppelt!» war zunächst der einzige Kommentar. In dieser Stunde machte sie viel Blödsinn, tanzte förmlich immer wieder um den Spiegel herum, ohne direkt reinzuschauen.

Drei Tage später begegnete ich ihr auf der Station, als sie gerade mit der Erzieherin zusammen einen Kuchen belegte. In der Sahne, die sie kunstvoll verteilte, waren – wie überall an ihr – lange braune Haare. Sabine machte mich darauf aufmerksam, und ich fragte sie: «Was können wir da machen?» Sie holte tief Luft, schaute mich an und sagte: «Also gut, abschneiden.» Sie sah unterdessen wirklich aus wie ein gerupftes Huhn. Ich ging mit ihr auf den Balkon und versuchte, ihr die restlichen Haare ganz abzuschneiden, was gar nicht so einfach ist. Sabine nahm das Büschel und warf es in den Wind. «Der Wind soll die zu meiner Mama bringen», meinte sie dazu. Wir gingen zurück ins Zimmer, und sie bat mich, sie hochzuheben, damit sie sich im Spiegel über dem Waschbekken ansehen könnte. Lange betrachtete sie sich ernst. «Und, bist du's noch?» fragte ich sie. Ein zögerndes «Hmm» war die Antwort. Dann fiel ihr etwas ein. Sie sah ja aus, wie die einzige Ärztin der Station, die ebenfalls einen ganz kurzen Igelschnitt hatte! Ein Leuchten ging über Sabines Gesicht. Sie rannte sofort weg, um der Ärztin die Verwandlung zu zeigen.

Das Lied hatte also die Funktion, Sabines Ängste und Befürchtungen auszudrücken und ihr im Refrain zugleich Halt zu geben für die Trauer über den Verlust der Haare. Am Ende stand die Identifikation mit einer anderen Frau, die sie sehr mochte. Damit hatte Sabine es auch leichter, sich selbst mit den verbliebenen Stoppeln zu akzeptieren. (Fortsetzung S. 64)

Wie Sabine gewöhnen sich die allermeisten Kinder sehr schnell an die Glatze und gehen ganz unbefangen damit um. Anders ist es mit den übrigen Folgen der Chemotherapie. Sie ist fast unweigerlich mit Übelkeit und Schmerzen verbunden; dazu kommt die Angst vor beidem, die wiederum verstärkend wirkt. Die Schmerzforschung speziell bei Kindern steckt auch heute noch sehr in den Kinderschuhen. Bekannt ist jedoch, daß das Schmerzempfinden sehr unterschiedlich sein kann und auch von psychischen Faktoren beeinflußt wird. Eine wichtige Aufgabe ist also, schmerz- und angstauslösende Faktoren mög-

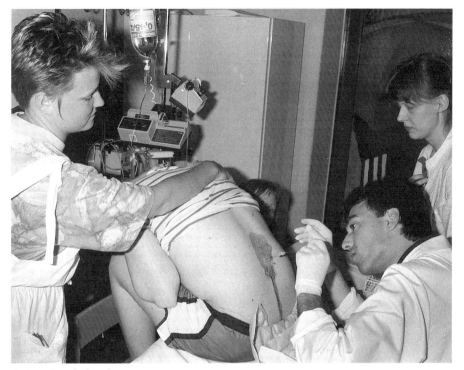

Abb.12: Lumbalpunktion

lichst zu reduzieren bzw. für das Kind geeignete Ablenkungstechniken zu finden. Musik kann eine wichtige Rolle dabei spielen, daß die Durchführung der Therapie besser erträglich wird, auch wenn sie natürlich die Unannehmlichkeiten nicht völlig beseitigen kann. Für die Kinder bestehen diese hauptsächlich in zwei Bereichen: jede Art von «Gestochen-Werden» und die Übelkeit. Besonders beängstigend sind Lumbal- und Knochenmarkspunktionen. Bei einer Lumbalpunktion (LP) wird mit einer Nadel zwischen zwei Lendenwirbel in den Liquorkanal gestochen (nicht ins Rückenmark!), dann wird zu diagnostischen Zwecken etwas Liquor (Gehirnflüssigkeit) abgezogen, danach werden meist noch Zytostatika eingespritzt. Bei Leukämie ist der Liquor oft auch von Krebszellen befallen. Wegen der Blut-Hirn-Schranke gelangen die über die Vene infundierten Medikamente nur in sehr geringer Konzentration dorthin, deswegen müssen sie nochmal direkt gespritzt werden.

Die Kinder liegen dabei auf der Seite oder sie sitzen mit gekrümmtem Rücken. Anschließend müssen sie 24 Stunden flach liegen, um Kopfschmerzen zu vermeiden. Die Behandlung einer Leukämie erfordert ca. 8 bis 15 solcher Lumbalpunktionen, unterschiedlich nach Art und Schwere der Leukämie. Je nach Alter des Kindes wird die LP mit oder ohne Sedierung gemacht. Der eigentliche Stich tut nicht sehr weh, da die Kinder aber nicht sehen, was in ihrem Rücken geschieht, haben sie meist große Angst davor. Außerdem sind die LPs zeitlich noch verbunden mit intravenösen Zytostatikagaben, die Übelkeit verursachen können. Die Kinder wissen dies oft ganz genau: Wenn z.B. die gelbe Flasche angehängt wird, dauert es noch 2 Stunden bis zur Punktion, bald danach hat das Medikament auch so eine Konzentration im Körper erreicht, daß den Kindern übel werden kann.

Durch die Arbeit mit vielen leukämiekranken Kindern habe ich gelernt, wie diese Erlebnisse durch spielerische Angebote auf ein erträgliches Maß reduziert werden können.

Anke, Monika und Friederike – «Die Schwestern sind in Panik» (B.G.)

Die Geschichte dieses Liedes müsste geschrieben werden von 3 Mädchen: Anke, Monika und Friederike. Alle 3 Mädchen waren sich ähnlich. Sie waren zwischen 8 und 10 Jahre alt, als sie an einer ALL erkrankten. Sie waren eher wohlerzogen und brav als übermütig, und wurden von ihren Familien sehr unterstützt.

Als erste lernte ich Anke kennen. Sie lag im Bett und war gerade dabei, aus der Narkose aufzuwachen, die sie wegen ihrer ersten LP bekommen hatte. Ich setzte mich zu ihr, und wir kamen rasch ins Gespräch. Sie fragte mich aus nach der Punktion und wollte in allen Einzelheiten wissen, wie das vor sich geht. Sie erzählte mir, sie spiele zu Hause Flöte und interessiere sich für andere Länder. Daraufhin sagte ich ihr, daß ich Trommeln aus Afrika hätte – ob sie die mal sehen wolle? Sie wollte, und ich brachte ihr 2 kleine Talking-Drums. Sie war sofort fasziniert davon, fragte ganz genau nach, wie die denn gemacht seien etc. Da sie liegen mußte, waren ihre Aktionsmöglichkeiten sehr eingeschränkt, aber die Trommel konnte sie spielen. Ich erklärte ihr, daß man sich mit den Trommeln unterhalten könnte, und es entwickelte sich ein Frage-Und-Antwort-Spiel. Anke war rhythmisch sehr kreativ; und sie hatte großen Spaß bei diesem Spiel. In den nächsten Tagen nahm ich sie mit in die Bibliothek, um ihr die großen Trommeln zu zeigen: Congas, Bongos, die Acrylpauke. Wieder wollte sie sich mit mir auf den Trommeln unterhalten, und es entwickelte sich eine Einladung zum Tanz. Mit Trommeln und der Stimme forderten wir uns abwechselnd zur Bewegung auf, wobei sie wiederum sehr phantasievoll war. Sie nannte die Musik «afrikanisch» und fragte mich, ob ich eine Kassette mit «richtiger» afrikanischer Musik hätte.

Unterdessen hatte sich Anke ganz gut auf der Station eingelebt. Sie war, was ihre Behandlung anging, sehr wißbegierig. Sie fragte immer genau nach und wollte alles ganz genau erklärt haben. Dies führte dazu, daß ihre Angst vor dem Tropflegen und auch der LP geringer wurde und sie auf eigenen Wunsch bald auf eine Sedierung oder Narkose verzichtete.

Trotz dieser «mutigen» Tat konnte Anke nicht verhindern, daß ihr von fast allen Medikamenten übel wurde. Sie schien besonders sensibel zu sein und litt unter häufigem Erbrechen. Ich hatte ihr unterdessen eine Kassette mit afrikanischer Musik mitgebracht, und außerdem hatte sie fast immer die Talking Drum im Bett, wenn sie in der Klinik war. Wir machten aus, daß wir zusammen Musik machen würden, während die Medikamente einlaufen. Meistens entwickelten sich daraus lange Gruppenstunden, denn es waren immer noch andere Kinder und deren Mütter im Zimmer. Zu Beginn stand immer «afrikanische Musik». Manchmal mit, manchmal ohne Kassette entstand ein ohrenbetäubender Lärm, der bei mir Assoziationen an eine Geistervertreibung auslöste. Danach folgten Lieder, immer mit Instrumentenbegleitung, wenn möglich unter Einbeziehung des Körpers. Ein Lieblingslied wurde z.B. «Ich reibe meine Nase», ein Lied, bei dem die Kinder mit verschiedenen Bewegungen zeigen, was sie können. Natürlich mußten die Bewegungen so ausgewählt werden, daß sich Anke trotz Tropf auch im Liegen beteiligen konnte.

Diese Musikstunden konnten die Übelkeit zwar nicht ganz beseitigen, doch erbrach Anke während der Musik trotz Chemotherapie nie, sondern meist erst gegen Abend. Die Musik wurde für Anke so wichtig, daß sie einmal sagte, sie wolle nicht nach Hause, weil man in der Klinik so doll Musik machen könne. Oder sie legte Wert darauf, daß ihr Tropf so gelegt wurde, daß sie noch Flöte spielen konnte.

Anke hatte trotz ihrer Erkrankung ein sehr enges Verhältnis zu ihrer Schulklasse. Da die Freunde sie nicht besuchen konnten, schickten sie sich gegenseitig besprochene Kassetten zu. Dies brachte mich auf die Idee, mit Anke zusammen einen Videofilm für ihre Klasse zu drehen, damit sie ihren Freunden auch zeigen konnte, wie es im Krankenhaus aussieht. Anke war begeistert von der Idee. Dieses Projekt wurde nicht nur ein Informationsfilm für ihre Freunde, sondern sie drückte darin auch ihre sadistischen Impulse aus: «Die sollen ruhig alles sehen, und es soll ihnen ordentlich schlecht werden dabei!» Ich überließ Anke das Filmen zum größten Teil selbst, und ich übernahm die Rolle der Kamerafrau nur, wenn sie selbst mit aufs Bild mußte. So entstand eine beeindruckende Folge von Szenen, die Anke selbst auswählte und zusammenstellte: die Ankunft in der Klinik, der Gang ins Labor zum Fingerpieks für das Blutbild, Tropflegen in Großaufnahme und – die Lumbalpunktion. Sie wünschte, ich solle die ganze Aktion von Anfang bis Ende filmen. Ich war vorher bei Ankes LP nie dabei gewesen, da diese für sie unproblematisch war, und verfolgte die Szene jetzt mit Erstaunen: Anke war zu Beginn ziemlich ängstlich, aber sie befahl dem Arzt, ihr alles genau zu erklären. Der tat das auch; er redete ununterbrochen, auch als er stach. Anke hatte den Pieks gar nicht gespürt, denn sie fragte: «Wann stichst du endlich?» als die Nadel schon saß. Von dem Mo-

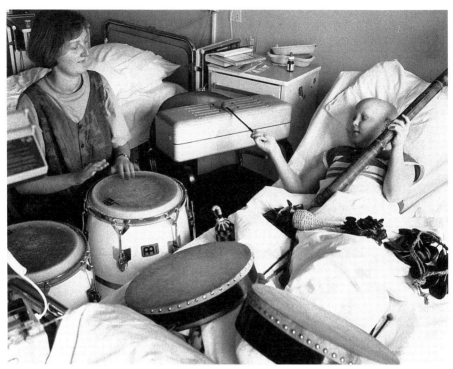

Abb.13: Afrikanische Musik im Bett

ment an entspannte sie sich und fing zu meinem großen Erstaunen zu singen an! «Moni, Moni, Makkaroni ... Moni ißt gern Nudeln mit 'nem Loch in der Mitte drin ... und überall sind hunderttausend Tomatenflecken drin ...» Dazwischen antwortete sie dem Arzt auf die Frage: «Tut's weh?» – «Nö, wieso?» Als ich sie hinterher fragte, warum sie denn gesungen hätte, war ihre Antwort eindeutig: «Mach' ich immer, da geht die Angst weg.» (Fortsetzung S. 159)

Wir fuhren Anke zurück in ihr Zimmer, und sie wollte sich das Video sofort anschauen. Bei Anke lag Monika im Zimmer. Sie hatte ebenfalls eine ALL, war erst ganz neu auf Station und noch sehr ängstlich. Sie sollte am selben Tag auch noch eine LP haben, war seit dem Morgen nüchtern, da sie sicherheitshalber sediert werden sollte. Ich war mir zunächst unsicher, ob es in dieser Situation gut war, Monika das Video zu zeigen. Ich fragte Monika, ob sie wohl mitgukken möchte. Ich erklärte ihr genau, was geschehen würde, und ihre Neugier überwand die Angst. So sahen wir uns Ankes Punktion gemeinsam an. Beide Mädchen zogen sich die Decke bis zur Nasenspitze, bereit, sie auch über die Augen zu ziehen, wenn es unerträglich werden würde. Aber beide hielten durch. Sie sahen alles von Anfang bis Ende. Anke war in erster Linie stolz, und Monika? Ihr Kommentar: «Na ja, wenn man dabei sogar singen kann, ich glaub', dann mach' ich das auch ohne Narkose.» Und dabei blieb es. Anke war es mit ihrem Beispiel gelungen, Monikas Angst soweit zu vermindern, daß sie der LP ins Auge sehen konnte und nicht dabei schlafen mußte.

Monika war wie Anke ein sehr «vernünftiges» Mädchen. Trotzdem blieb die LP sehr schwierig für sie. Obwohl sie bei der Aktion selbst meistens ruhig war, hatte sie vorher panische Angst. Ich hatte oft den Eindruck, daß sich ihre ganze Angst über ihre Erkrankung auf diesen Punkt konzentrierte und ihre «vernünftige» Haltung ihr keinen Schutz mehr bot. Ich traf also eine Abmachung mit ihr: Ich würde in den 2 Stunden der Wartezeit vor der Punktion mit ihr singen, bei der LP mitkommen und am Nachmittag, wenn sie liegen mußte, nochmal singen. Für Monika war die Übelkeit nie so ein Problem, es war eher die Langeweile im Bett, vor der sie sich fürchtete.

Monika wollte nie improvisieren, sondern immer nur singen. Vor der LP hatte sie 2 Lieblingslieder, beide von Rolf Zuckowski: den Bananenbrotsong und «Mama ist in Panik». In beiden werden Gefühle angesprochen, mit denen sie sich identifizierte:

> Theo, hilf mir in meiner Not
> Bitte mach mir ein Bananenbrot
> Ich komme halb vor Hunger um
> Bitte mach' mir ein Bananenbrot
> Mach ein bißchen dalli, Mann
> Denn mir knurrt der Magen
> Ich kann das Gefühl im Bauch
> Nicht mehr lang ertragen ...

Vor lauter Aufregung wollte Monika vor der Punktion nie etwas essen und hatte dann entsprechend Hunger. Das andere Lied ist ein Geburtstagslied:

> Refr.: Mama ist in Panik
> Papa braucht ein Bier
> Heut kommen meine Freunde
> Und da feiern wir
> Mama ist in Panik
> Papa macht schon schlapp
> Weil ich meine ganze Klasse
> Eingeladen hab'.
>
> 1. Hallo Nachbarn steckt euch
>   Schon mal Ohropax ins Ohr
>   Heut werd' ich 12 Jahre alt
>   Und das kommt selten vor!
>
> 2. Ich sitz' vorn im Auto
>   Und kann endlich alles sehn

> Außerdem werd' ich jetzt
> In die heißen Filme gehn.

3. Alle soll'n es sehn
   Daß ich nicht mehr die Kleine bin
   Darum feiern wir ein Fest
   Und das haut wirklich hin!

Wer da in Panik war, stand außer Zweifel. Ich sollte mitkommen zur Punktion, durfte aber dabei nicht weitersingen, wie ich für mich gedacht hatte. Stattdessen hatte ich die Aufgabe, Monika zu sagen, ob der Liquor «kommt», dh. ob der Arzt richtig getroffen hatte, denn leider hatte Monika feste Rückenmuskeln und mußte deshalb häufig mehrmals gestochen werden, bis die Nadel richtig saß. Hinterher war Monika manchmal so erleichtert, daß ihr die Tränen kamen. «Ich fühl mich wie neu geboren», sagte sie dann. Die Spannung war vorbei, aber jetzt kam die Langeweile. 24 Stunden ohne Kopfkissen flach liegen, das mag keiner.

Ich hatte Monika versprochen, auch nachmittags nochmal mit ihr zu singen. Mit ihr war noch ein anderes Mädchen im Zimmer. Monika wünschte sich nochmal «Mama ist in Panik» und hatte dann die Idee, selbst noch einen Vers dazuzudichten. «Man kann ja noch mehr Sachen machen, wenn man größer wird.» «Klar», sagte ich, «was denn?» «Z. B. kann man dann allein (ohne Mutter) zur Punktion gehen.» Schnell war ein neuer Vers entstanden: «Endlich kann ich ganz allein zu meiner Punktion gehn, und das mache ich so toll, da könn' die Ärzte mal sehn!» Als wir danach den Refrain sangen, war Monika nicht mehr damit einverstanden. «Meine Mama ist nicht in Panik, sondern die Schwestern.» Auf diese Art und Weise entstand dann innerhalb von einer halben Stunde das «Lumbalpunktionslied»:

1. Die Schwestern sind in Panik
   Der Arzt, der braucht ein Bier
   Heute werde ich punktiert
   Und danach feiern wir
   Die Schwestern sind in Panik
   Der Arzt, der macht schon schlapp
   Weil ich meine ganze Klasse
   Eingeladen hab.

   Endlich kann ich ganz allein zu meiner Punktion gehn,
   und das mache ich so toll, da könn' die Ärzte mal sehn!

2. Die Schwestern sind in Panik
   Der Arzt, der braucht ein Bier
   Heut schau'n wir alle Fernseh'n
   Ja, das machen wir
   Die Schwestern sind in Panik
   Der Arzt, der macht schon schlapp

Denn es gibt heut keinen hier
Der Lust zum Pieksen hat.

Die sitzen schon und warten mit der Nadel in der Hand,
da könn' se lange warten, denn wir wollen heut zum Strand.

3. Die Schwestern sind in Panik
   Der Arzt, der braucht ein Bier
   Heut werden wir entlassen
   Und da feiern wir
   Die Schwestern sind in Panik
   Der Arzt, der macht schon schlapp
   Weil er aus Versehn die ganzen Kinder kuriert hat
   Die Schwestern und die Ärzte sitzen ganz bedeppert da
   Die haben nix zu tun
   Ist das nicht wunderbar?

4. Mama ist in Panik
   Papa braucht ein Bier
   Heute kommen unsre Ärzte
   Und da feiern wir
   Mama ist in Panik
   Papa macht schon schlapp
   Weil ich auch die ganzen Schwestern eingeladen hab'.

Ich tippte das Lied gleich ab, damit es «echter» aussah. Bis ich wieder ins Zimmer kam, war die Visite da. Monika, die sonst eigentlich eher schüchtern war, bestand darauf, daß wir es sofort vorsingen müssten. Das Lied wurde der «Renner» auf der Station. Ich denke das ist so, weil Monika wichtige Gefühle darin ausgedrückt hat, die alle Kinder bewegen: die Panik vor der Punktion; der Stolz, es «allein» zu schaffen; der Wunsch, gesund zu sein; aber auch das gute Verhältnis zu Ärzten und Schwestern.

Mit Monika blieb ich bei diesem Rhythmus: Singen vor der LP, um die Spannung in der Wartezeit zu vermindern und hinterher, um der Erleichterung Ausdruck zu geben. Ich blieb auch dabei, wenn Monika nur ambulant punktiert wurde und nicht auf der Station war. Unerklärlich blieb für mich trotzdem diese große Anspannung, unter der Monika auch nach vielen Punktionen noch stand. Bei ihrer allerletzten war es am schlimmsten. Sie schluchzte richtig, als sie sich auf den Untersuchungstisch legte. Ihre Mutter und ich schauten uns nur hilflos an angesichts von soviel Verzweiflung. Wie immer war von Monika vorher ein Routineblutbild gemacht worden, und sie fragte zwischen zwei Schluchzern, ob die Werte in Ordnung seien. Natürlich, das waren sie. Aber Monika war deswegen nicht beruhigter. Wie immer sagte ich ihr Bescheid, als die Liquor aus der Nadel tropfte. «Und – ist er gut?» – «Wieso, Monika, was soll denn nicht gut damit sein?» «Ich hab' solche Angst, daß die Krankheit wieder kommt.» Hier war also das Problem! Monika wußte, daß auch der Liquor von

Leukämiezellen befallen sein kann und fürchtete jedesmal, daß wieder welche gefunden würden. Dies ist aber während der Therapie so unwahrscheinlich, daß nie jemand auf die Idee gekommen war, Monika den Befund mitzuteilen. Jetzt redeten alle auf einmal: Schwestern, Ärzte, die Mutter und ich, und wir versicherten Monika, daß dies bei ihr ganz bestimmt nicht der Fall sei. Monika ging erleichtert nach Hause, nachdem sie auch den Ambulanzschwestern das Lumbalpunktionslied vorgesungen hatte.

Ankes Film und Monikas Lied sind für mich heute wichtige Arbeitsmittel geworden. Bei Kindern ab ca. 8 Jahren ist es möglich, die Angst vor der LP damit so zu reduzieren, daß keine Sedierung nötig ist und die Spannung und Aufregung in erträglichen Grenzen bleibt. Das schlimme an dieser Untersuchung ist ja nicht der Schmerz, sondern die Angst: «Weil man im Rücken keine Augen hat!» Ich habe dies mit vielen Kindern ausprobiert, u. a. auch mit Friederike.

Friederike war zu Beginn der Therapie wie Monika und Anke auch sehr zurückgezogen. Sie klagte oft über Bauch- und Kopfschmerzen. Ich nahm gleich in der ersten Woche Kontakt zu ihr auf und erfuhr so, daß sie Musik mochte. Die nächsten 10 Wochen der Therapie wurden ambulant durchgeführt, so daß ich sie kaum sah. Als sie zum nächsten Therapieblock wieder auf Station kam, kannte sie mich schon. Dieses sog. ‹M-Protokoll› umfaßt 4 Lumbalpunktionen innerhalb von 8 Wochen. Ich wendete das nun schon vertraute Schema an: Ankes Film als Einführung, danach entschloß sich Friederike, die Punktion ohne Schlafmittel zu machen. Singen vorher, um die Wartezeit zu verkürzen. Friederike machte so intensiv mit, daß sie manchmal sogar vergaß, warum sie da war. Sie liebte alle Lieder, die möglichst schnell und «ausländisch» waren, wie etwa «Hava nagila». Dazwischen immer wieder «Die Schwestern sind in Panik». Ich erwähne Friederike deshalb hier, weil sie mir eines Tages von zu Hause ein Blatt Papier mitbrachte. «Ich habe auch ein Lied gedichtet», sagte sie stolz. Sie wußte ja, daß das andere von einem Kind stammte, auch wenn sie Monika persönlich nicht kannte. Friederike hatte ihr Lied ganz allein gemacht. Es reimt sich nicht, läßt sich aber singen:

1. Ich bin heut in Panik,
   mein Bruder braucht ein Bier,
   weil ich morgen in das Krankenhaus gehen muß.
   Ich bin heut in Panik,
   mein Bruder macht schon schlapp,
   weil ich meine Sachen heut einpacken muß.
   Die Schwestern sitzen schon mit der Flasche in der Hand.
   Da könn'se lange warten, denn ich komm' erst morgen früh.

2. Ich bin heut in Panik,
   mein Bruder braucht ein Bier,
   weil ich heute viel zuviel aufgeregt bin.

Ich bin heut in Panik,
mein Bruder macht schon schlapp,
weil ich heute einfach keine Lust zum Spielen hab.
Der Arzt nimmt sich schon Urlaub, weil er weiß, daß ich bald komm'.
Die Schwestern überlegen, ob Urlaub oder nicht.

3. Ich bin heut in Panik,
mein Bruder braucht ein Bier,
ich spiele heut Nachmittag mit meinem Bruder Jens.
Ich bin heut in Panik,
mein Bruder macht schon schlapp.
Die Schwestern sitzen noch mit der Flasche in der Hand.
Der Arzt will lieber gleich nach Hause fahren.

Friederike ging also sogar noch einen Schritt weiter als Monika: sie projizierte die Panik nicht mehr auf die Schwestern, sondern sprach jetzt über ihre eigene Angst.

Wie für Friederike sind «Die Schwestern sind in Panik» auch für andere Kinder immer wieder ein Anreiz, selbst weiterzudichten. Erst kürzlich nahm die 13jährige Viola den Faden wieder auf. Ihr Vers heißt:

Die Schwestern sind in Panik
Der Arzt, der braucht ein Bier
Heute ist so viel zu tun
Drum bleiben alle hier
Die Schwestern sind in Panik
Der Arzt, der macht schon schlapp
Weil ich ihm 'ne Spritze
In den Hintern verpasst hab.

Aus unserer Perspektive mag das provokativ und sadistisch klingen: dem Arzt eine Spritze in den Hintern zu verpassen. Aus der Sicht der Kinder ist das ganz normal. Die Spritze in den Hintern («i.m.») gehört zur Operationsvorbereitung. Bevor das Kind in den Operationssaal gefahren wird, bekommt es ein Beruhigungsmittel, damit die Atmosphäre dort nicht so erschreckend wahrgenommen wird. Viola war schon mehrmals operiert, für sie war das also Routine. Trotzdem läßt sich der sadistische Aspekt nicht leugnen, während aber auch der Wunsch nach Nähe spürbar wird. Viola war oft sehr allein in der Klinik, und sie wünschte sich, daß die Schwestern nicht nach Hause gehen, sondern in der Klinik schlafen sollten. Deshalb auch die Schlafspritze für den Arzt?

Schlafspritzen, Sedierungen und Narkosen sind weitere Eingriffe, vor denen viele Kinder, wie ja oft auch Erwachsene, große Angst haben. Die Angst vor Punktionen oder Operationen ist meist eng mit der Narkose verknüpft. Vor allem Kinder, die diese Erfahrung schon mehrmals gemacht haben, wehren sich massiv dagegen und scheinen dies oft als Gewaltanwendung zu empfinden. Mitten im Spiel oder auf jeden Fall im Wachzustand wird ihnen da etwas gespritzt, das sie zum Schlafen zwingt. Viele wehren sich heftig dagegen, schreien, weil ihnen schwindelig wird, versuchen sich aufzurichten usw. Der bewußt herbeigeführte Schlaf vermittelt den Kindern ein Gefühl von Ohnmacht und Hilflosigkeit der beängstigenden Situation gegenüber. Aus diesem Grund sind oft Dosierungen nötig, die normalerweise als gefährlich bezeichnet werden. Bei jüngeren Kindern (bis ca. 6 Jahren), die z.B. eine Lumbalpunktion nicht ohne Sedierung haben können, hat sich deshalb Musik als Ablenkung bewährt. Wenn ein Kind z.B. durch Singen so beschäftigt ist, daß es gar nicht sieht, wie der Arzt die Sedierung spritzt, erklärt es nach kurzer Zeit von selbst, daß es müde ist und ins Bett will. Auf diese Weise braucht man oft geringere Dosen, als wenn das Kind alles bewußt mitbekommt und mit ganzer Kraft gegen das Beruhigungsmittel ankämpft. Sedierungen sind oft unumgänglich, um den Kindern Schmerzen zu ersparen; und wenn das Einschlafen mit Musik angenehm gemacht werden kann, ist das ein großer Gewinn für viele Kinder.

Sabine – «Dornröschen war ein schönes Kind» (B.G.)

Die 8jährige Sabine musste wegen ihres Tumors oft operiert werden. Für die meisten Operationen gibt es keinen genauen Zeitplan. Die Kinder stehen «auf Abruf» auf dem Operationsplan. Dabei kann es schon vorkommen, daß Kinder bis 13 oder 14 Uhr warten und dann erfahren, daß ein Notfall dazwischen kam und sie erst am nächsten Tag operiert werden können.

Sabine wartete also darauf, vom OP abgerufen zu werden. Sie war bereits seit dem Abend vorher nüchtern und entsprechend aufgeregt. Sie hatte kurze Zeit vorher angefangen, Blockflöte zu lernen. Sie spielte nur nach Gehör, wollte keine Noten lernen und nur ihr bereits bekannte Lieder spielen. Da sie hochmotiviert war, gelang es mir auch in dieser Situation, sie mit Flötenspielen abzulenken. Sie wollte sogar ein neues Lied lernen (Dornröschen), und vergaß darüber ganz, daß sie ja auf die Operation wartete. Als die Schwester kam und ihr sagte, es sei so weit, fing sie zu weinen an. Sie wußte, was jetzt kam: nackt ausziehen, nur einen OP-Kittel anziehen und vor allem die Beruhigungsspritze in den Oberschenkel. Ich sah schon: mit freundlichem Zureden ging hier gar nichts mehr. Ich verhandelte also mit ihr: «Ich halte jetzt die Flöte, du ziehst dich aus und legst dich aufs Bett, dann spielen wir erst nochmal.» Sie ging darauf ein. Während die Schwester mit der Spritze wartete, spielten wir nochmal «Dornröschen», ein Lied, in dem es ja auch um Schlaf geht. Ich hielt Sabine fest, während die Schwester spritzte; sie weinte und schrie und wollte sofort wieder aufstehen. «Bleib im Bett, du kannst ja noch sitzen bleiben. Ich komme mit, und wir nehmen die Flöte mit.» Gemeinsam mit der Schwester schob ich das Bett zum Aufzug. Sabine saß, die Flöte in der Hand, und erklärte, sie hätte ganz alleine ein neues Lied gelernt: «Hänschen klein». Sie spielte vor, wurde aber schon unsicher, mit welchem Ton sie anfangen sollte. Ich sprach sanft auf sie ein, erklärte ihr die Töne und flocht dazwischen ein, sie könne doch sicher auch im Liegen spielen. Ich wußte, daß sie bereits eine enorme Energie aufwenden mußte, um sich gegen das Beruhigungsmittel zu wehren. Sie legte sich tatsächlich hin. Während wir sie durch einen langen unterirdischen Gang schoben, war das, was sie spielte, nur noch mit sehr viel Phantasie als «Hänschen klein» zu erkennen. «Komm, ich sing's dir mal richtig vor, damit du's richtig hörst», unterbrach ich sie. Sie nahm die Flöte von den Lippen, hielt sie aber fest in der Hand. Ich summte die Melodie immer leiser und langsamer dabei. Als wir im OP ankamen, schlief Sabine mit der Flöte in der Hand.

Ein solch vollständiger Übergang der Begleitung vom Wachzustand bis in den OP ist natürlich nicht immer möglich. Ein wesentliches Hindernis ist dabei auch das OP-Personal, das für die Nöte der Kinder meist kein Verständnis hat und z. B. Begleitpersonen im Vorbereitungsraum, in dem die Kinder oft noch lange warten müssen, nicht erlaubt.

Angela – «Die Angst hat sich aufgelöst» (B. G.)

Angela hatte als Kind eine Leukämie und mit 16 Jahren dann einen Rückfall. Die Behandlung eines Rezidivs ist noch viel aggressiver als bei einer Ersterkrankung. Hohe Dosen von Zytostatika müssen verabreicht werden. Da die dünnen Venen an Händen und Armen dadurch sehr gereizt werden, wird in solchen Fällen gleich zu Beginn ein Dauerkatheder (sog. Hickman-Katheder) in eine Hauptvene implantiert, der dort über die gesamte Dauer der Therapie verbleibt. Dies ist zwar nur ein kleiner Eingriff, wird aber unter Narkose im OP gemacht. Angela stand noch unter dem Schock des Rezidivs, als sie ihren Hickman-Katheder bekam. Sie hatte panische Angst vor der Narkose. Es wirkte fast so, als hinge ihr Leben an diesem Eingriff. (Auf einer unbewußten Ebene sind sich erzwungener Schlaf und Tod ja auch sehr ähnlich, wie auch in der griechischen Mythologie Hypnos, der Schlaf, und Thanatos, der Tod, Zwillingsbrüder sind.) Angela hatte ein sehr enges Verhältnis zu ihrer Mutter, die mindestens genausoviel Angst hatte. Die beiden verstärkten sich darin auch noch gegenseitig.

Ich lernte Angela am Tag vor dem Eingriff kennen, und sie erzählte mir sofort von ihrer Angst vor der Narkose. Obwohl ich sie ja überhaupt noch nicht kannte, schlug ich ihr vor, wir könnten vielleicht versuchen, ihre Angst zu malen. Sie war damit einverstanden.

Am nächsten Tag also nahm ich ein sehr großes Blatt Papier, Wachsmalstifte und eine Kassette mit klassischer Musik und ging damit zu Angela. Mutter und Tochter waren sehr aufgeregt und ängstlich. Es war eine sehr angespannte Atmosphäre im Raum. Ich erklärte der Mutter, was wir beabsichtigten und lud sie ein, mitzumachen; sie verließ aber das Zimmer.

Angela schien ganz froh über eine Ablenkung. Ich legte eine Kassette mit Ravels «Bolero» ein, da die Musik ebenso wie die Atmosphäre im Zimmer sehr spannungsgeladen war. Angela fing an, ihre Angst zu malen: ein ganz dickes schwarzes Knäuel in die Mitte des Blattes. Ich fragte sie, was sie denn mit ihrer

Angst am liebsten machen würde. «Sie soll sich auflösen», meinte sie. Sie kam auf die Idee, daß sie die Angst in schöne Gefühle, dargestellt durch Farben, einschließen könnte. Unterdessen war der «Bolero» auf der Kassette zu Ende, es folgte der «Kanon in d» von Pachelbel, also wesentlich ruhigere Musik. Angela begann, mit großen Armbewegungen Farben auf das Blatt zu verteilen. Sie forderte mich auf, ihr dabei zu helfen und ich versuchte, mich ganz ihrem Stil anzupassen. Langsam entspannte sich Angela, und die Atmosphäre wurde ruhiger. Es entstand eine intensive Nähe zwischen uns. Wir waren beide ganz damit beschäftigt, das große Blatt auszufüllen. Wir sprachen nur wenig, da die Musik einen guten Hintergrund bildete. Als das Bild schließlich fertig war, war Angela sehr erleichtert und auch stolz. Sie sagte selbst, daß die Angst nun weniger schlimm sei, da sie auf dem Bild festgehalten und eingeschlossen sei. Sie stellte das Bild ans Fußende des Bettes, um es im Blickfeld zu haben, und schlug vor, wir könnten jetzt «Montagsmaler» spielen. Im Hintergrund lief unterdessen barocke Flötenmusik, und Angela war so ruhig, daß sie konzentriert das Ratespiel mitmachen konnte. Auffällig war, daß sie, jedesmal wenn ihre Mutter kurz ins Zimmer kam, erklärte, ihr sei schlecht. Die Mutter wiederholte hingegen mehrmals, sie könne nicht im Zimmer bleiben, sie halte das nicht aus. Angela aber als die Hauptbetroffene war ruhig bis zur Operation.

Im späteren Verlauf der Therapie konnte ich für Mutter und Tochter auch erfolgreich Musik gegen die Angst vor Nebenwirkungen einsetzen. Angela war körperlich sehr sensibel, und die Mutter verwendete meist den Plural, wenn sie von Angela sprach: «Wir haben heute Fieber.» Dieses Phänomen der Identifikation mit dem kranken Kind ist bei sehr vielen Müttern zu beobachten, allerdings meist nicht mehr bei Jugendlichen. In schwierigen Situationen galt es damit immer, Mutter und Tochter zu betreuen. Angela hatte z. B. einmal auf ein bestimmtes Medikament mit Kreislaufproblemen und Hautausschlägen allergisch reagiert. Dies versetzte Mutter und Tochter in Panik. Dasselbe Medikament wurde noch öfter gegeben. Es lief jeweils über eine Infusion während einer Stunde. Angela bestand darauf, zur Überwachung an einen Herzmonitor angeschlossen zu werden und versetzte damit ihr ganzes Zimmer in Aufregung. Ich machte ihr deshalb den Vorschlag, daß wir mit dem ganzen Zimmer Musik machen könnten während dieser Stunde und sie so abgelenkt sei. Angela stimmte zu, und ich bezog alle anwesenden Kinder und Mütter mit ein in eine gemeinsame Musik. Ich achtete darauf, daß wir möglichst schnelle und «fetzige» Lieder sangen, dazwischen machten wir z. B. das Dirigentenspiel, bei dem einer die Instrumente der anderen dirigiert und das eine hohe Aufmerksamkeit erfordert. Aus der einen Stunde wurden regelmäßig zwei. Angela zeigte keinerlei Reaktion auf das Medikament und vor allem die ängstliche Anspannung, die sie und ihre Mutter gezeigt hatten, war vollständig gewichen. Später bat Angela selbst regelmäßig um diese musikalische Unterstützung. Sie war von der Musik so angetan, daß sie später selbst Gitarrespielen von mir lernte.

Zusammenfassung

Zusätzlich zu den durch die Erkrankung bedingten körperlichen Beschwerden und Symptomen bringt die Durchführung der notwendigen Therapie eine ganze Reihe unangenehmer, schmerzhafter und belastender Nebenwirkungen mit sich. Diese können bei den einzelnen Kindern unterschiedlich stark oder häufig auftreten. Vom subjektiven Erleben der Kinder her zählen sie zum Schlimmsten, was diese Krankheit mit sich bringt. Angst vor Schmerzen oder Übelkeit wirkt wiederum verstärkend, so daß oft ein Teufelskreis entsteht, den die Kinder von sich aus nicht durchbrechen können.

Aufgabe der psychosozialen Mitarbeiter ist es,
- den Kindern die notwendigen diagnostischen und therapeutischen Maßnahmen in einer kindgerechten Form zu erklären und verständlich zu machen.
- gemeinsam mit dem Kind und den medizinischen Mitarbeitern nach Möglichkeiten zu suchen, die die Durchführung für das Kind akzeptabel und erträglich machen
- bei der Verarbeitung von durch körperliche Verletzungen entstandenen seelischen Traumen zu helfen.

Ziel der Musiktherapie ist hier nicht nur, eine Beziehung anzubieten, sondern die Angst vor diagnostischen und therapeutischen Eingriffen und Maßnahmen zu vermindern, sowie körperliche Beschwerden, wie Schmerzen, Übelkeit und Erbrechen zu lindern

Musiktherapie kann z. B.
- durch Hirntumore beeinträchtigte motorische Fähigkeiten trainieren;
- das Selbstbild von Kindern stärken, deren äußere Erscheinung durch die Krankheit oder die Therapie stark verändert wurde
- positive Körpererfahrungen vermitteln;
- Übelkeit und Erbrechen zumindest vorübergehend lindern;
- häufig notwendige unangenehme Untersuchungen wie die Lumbalpunktion begleiten und bei der Verarbeitung helfen;
- Angst und Anspannung in der Wartezeit vor unangenehmen Eingriffen vermindern.

Als beste Methode eignet sich unserer Meinung nach hierfür vor allem strukturierte Musik, am besten in Form von Liedern. Lieder sind wiederholbar und können fast einen Ritualcharakter bekommen, der die Kinder durch schwere Zeiten trägt. Für wichtig halten wir auch die aktive Beteiligung der Kinder selbst, da dadurch das Engagement und damit die Ablenkung noch viel größer ist als etwa nur beim Zuhören. Außerdem trägt die körperliche Betätigung auch zur körperlichen Entspannung und damit zu Reduzierung der Angst bei.

Es ist sinnvoll, mit den Kindern über diese Möglichkeiten der Musik auch zu sprechen und sie so in die Planung mit einzubeziehen, wodurch sie die Verantwortung für ihre Befindlichkeit zumindest zum Teil selbst übernehmen können.

Diese musiktherapeutische Arbeit wird aber sicher nur dann möglich sein, wenn die MusiktherapeutInnen ständig auf Station sind und so den Alltag der Kinder miterleben. Dazu ist eine besonders enge Kooperation mit Schwestern und Ärzten notwendig, die nicht verordnet werden kann, sondern mit gegenseitigem Vertrauen wachsen muß.

2.3.2 Musiktherapie als Hilfe bei der seelischen Bewältigung der lebensbedrohenden Erkrankung

Die medizinische Behandlung einer Krebserkrankung im Kindesalter führt nicht nur zu einer Unzahl körperlicher Beeinträchtigungen, zu Nebenwirkungen und Schmerzen. Damit verbunden ist auch eine außerordentliche psychische Belastung für das Kind. Jedes Kind hat in der Regel eine andere individuelle Strategie, mit der langandauernden Streßsituation fertig zu werden. Dabei ist in vielen Fällen davon auszugehen, daß das Kind nicht unmittelbar über seine seelischen Nöte spricht und daß diese nicht einmal von der nächsten Bezugsperson wahrgenommen werden.

Als Musiktherapeuten sind wir bemüht, das Kind in seiner ganzen Person ernst zu nehmen und ihm durch den spielerischen Umgang mit der Musik einen Freiraum anzubieten, in dem es seinen Gefühlen und Empfindungen Ausdruck geben kann. Für viele Kinder ist diese Möglichkeit sehr wichtig, was sich vor allem darin äußert, daß sie von sich aus immer wieder nach dem Musikmachen fragen. Ein Beispiel hierfür ist Peter, der mit seiner Frage: «Machst du mit mir Musik?» von sich aus sehr deutlich die Beziehung zur Therapeutin suchte.

Peter – «Wir haben gesiegt!» (B.G.)

Peter war von sich aus auf mich zugekommen, weil er Musik machen wollte. Es war sehr schnell eine Beziehung zwischen uns entstanden, die Peter während der gesamten Therapie sehr intensiv nutzte. In den ersten Stunden hatte ich im Wesentlichen das «Peter-Lied» für ihn gesungen (s.Kap.1.3.). Als es ihm körperlich besser ging, wurde Peter sehr aktiv in den Stunden und gestaltete sie weitgehend selbst.

In der 4. Stunde will Peter nicht im Zimmer, sondern in der Spielecke Musik machen. «Du sollst jetzt ein Lied vom Himmel singen und vom Christkind», wünscht er sich von mir. Was meint er wohl? Ein Weihnachtslied? Er kennt aber doch keine Lieder? Ich bin sehr unsicher und versuche es mit «Vom Himmel hoch». Es ist nicht zu erkennen, ob ich damit richtig liege, denn sofort kommt ein neuer Vorschlag: «Du sollst ein Lied vom Nikolaus und vom Osterhas' singen. Ich bin nämlich der Nikolaus, und ich packe im Himmel Geschenke für die Kinder ein.» Ich gebe auf, nach bekannten Liedern zu suchen und improvisiere einfach mit den Wörtern, die er mir vorgibt. Dann will er die «Natarre». «Jetzt singe ich was für dich. Du kannst dir was aussuchen. Aber von Matthias und Björn und Papa.» Ich habe keine Ahnung, in welcher Beziehung sie zu Peter stehen. Das macht es mir schwer, etwas über sie zu singen. Peter spielt Gitarre, und ich muß für ihn singen, denn er kann ja nicht singen. Zum Schluß wünscht er sich das «Peter-Lied». Ich bin ziemlich durcheinander von dieser Stunde. Was hat es zu bedeuten, daß er Geschenke im Himmel verteilt und im Himmel ist? Todesahnung? Oder will er nur weit, weit weg von allem sein? Gleichzeitig hatte er sich aber absichtlich in das «Chaos» der Spielecke begeben – also mitten in lebendiges Kinderdurcheinander. Die verschiedensten Gedanken schießen mir durch den Kopf.

In der nächsten Stunde gehen wir in den Konferenzraum, denn ich habe deutlich das Gefühl, daß Peter mehr Raum braucht, um dieses Chaos auszubreiten. Sein Vater und dessen Freundin sind zu Besuch. Peter wünscht sich, daß beide mitkommen sollen. Im Keller müssen sie allerdings vor der Türe stehen bleiben. Er wünscht sich drinnen das «Peter-Lied» und holt die beiden «Wächter» nach einer Weile rein. Sie sollen sich auf Stühle setzen und bekommen Instrumente. Wir sollen zusammen das Lied vom Nikolaus singen. Für uns Erwachsene ist die Situation etwas seltsam. Wir kennen uns nicht, und ich weiß nicht, wie ich ihnen die Sache mit dem Nikolaus erklären soll. Es kommt mir wie ein ziemliches Gewirr von Beziehungen vor, das sicher Peters reale Situation widerspiegelt. Er selbst merkt auch, daß es so wohl nicht geht und macht Schluß.

In der 6. Stunde ist Peters Großmutter bei ihm, die sehr ablehnend reagiert, als ich mit Peter Musik machen will. Er setzt sich aber durch, und ich unterstütze ihn darin. Sie soll nach seinem Wunsch nicht zuhören. Diesmal nimmt sich Peter zuerst ein paar Instrumente und fängt ein Dialogspiel an. Darauf will er wieder das Lied vom Nikolaus, Osterhasen und Christkind, die ihn alle besuchen kommen. Ich singe, und er begleitet mich auf den Bongos. Das Lied geht diesmal noch weiter: Sein Vater und Brigitte, dessen Freundin, kommen ihn heute nicht besuchen, aber er selbst geht heute nach Hause. Zum erstenmal singt er am Ende dieser Stunde das «Tschüß-Lied» mit! Mir wird klar, wie sehr Peter unter der Trennung von seinem Vater leidet. Als Ersatz wünscht er sich Besuch vom Himmel, von den mächtigen Kindertröstern.

In der 7. Stunde ist Peters Mutter dabei. Es ist kurz vor einer Punktion und nicht mehr viel Zeit. Ich gehe deshalb nur mit den Bongos zu ihm ans Bett. Wir spielen abwechselnd jeder auf «seiner» Bongo. Als die Mutter kurz aus dem Zimmer geht, sagt Peter: «Der Schlägel ist jetzt tot. Der Krankenwagen muß kommen, mit dem schwarzen Anhänger, wo die toten Leute drin sind. Die

Hand ist jetzt auch tot», sagt er in dem Moment, als die Mutter wieder ins Zimmer kommt.

Ich bin von dieser ganzen bisherigen Thematik sehr beunruhigt. Diese verwirrenden Beziehungen in Peters Familie, dazu das Himmel- und Todthema. Ich spüre darin deutlich die Krise, in der Peter steckt.

In der nächsten Stunde ist Peter bereits in einer Therapiephase, in der alle zwei Wochen punktiert wird. Ich mache ab jetzt immer vor der Lumbalpunktion Musik mit ihm. Bisher war mir Peter sehr als Opfer erschienen, der alles ertragen muß, sowohl die Krankheit als auch die Veränderungen in seiner Familie, und sich Trost bei «Außerirdischen» gesucht hatte. Jetzt fängt er an, sich zu wehren: Nach einem kurzen Vorspiel vom Osterhasen, der wieder im Himmel Geschenke einpackt, entdeckt er den «Fisch» (Guiro) und fängt an, mit einem Trommelstock darauf rumzuschlagen. «Ich schlage dich auf den Kopf, und du mußt schreien!», sagte er dazu. Ich übernehme die Schreie für den Fisch, und es entsteht ein ohrenbetäubender Lärm. Peter spielt auf allen Instrumenten gleichzeitig, soweit seine Tropfschnur reicht. Am Ende der Stunde erklärt er, daß er nächstes Mal keine Lust habe, Musik zu machen, und fragt aber vorsichtig nach, ob ich auch einverstanden damit bin.

Trotzdem will er beim nächsten Therapieblock sofort wieder Musik machen. Diesmal wird seine Kraft, sich zu wehren, noch viel deutlicher. Nikolaus und Osterhase sind ganz verschwunden. Dafür soll ich ein Lied für ihn singen «Von der Frau mit der Brille, die mich in die Hand und in den Rücken sticht» (er meint damit die Ärztin). Dann entdeckt er auf dem Schrank einen Räuber und einen Teufel und fängt an, sie mit lautem Trommeln zu verjagen. Zwischendrin flüchtet er in meine Arme. Er entdeckt noch mehr Räuber und vertreibt sie, indem er Schlägel und Rasselbüchsen quer durch den Raum wirft, danach kommt er wieder in meine Arme und ruft: «Wir haben sie besiegt!».

Dasselbe Spiel wiederholte er in der nächsten Stunde. Er wirft mit einem lauten «Oh man, ej!» die Büchsen durch den Raum, um die Räuber zu verjagen. Ich muß dann alles einsammeln, denn er kann sich mit seinem Tropf ja nicht bewegen. Er kommandiert mich ziemlich dabei und umarmt mich am Ende wieder. Als ich am Schluß «Tschüß, Peter» singe, antwortet er mit «Tschüß, Barbara».

Auch in der nächsten Stunde verjagt er Räuber. Zwischendrin kommt sein Vater dazu. Peter merkt, daß er jetzt nicht mehr weitermachen kann und wird sehr unsicher. Als der Vater wieder geht, meint Peter, er soll nicht wiederkommen und setzt sich sofort auf meinen Schoß.

Alle diese Stunden standen in direktem Zusammenhang mit Lumbalpunktionen. Peter assoziierte «Gestochen-Werden» mit Räubern und Teufeln, die er mit meiner Hilfe verjagte. Wichtig war, daß ich ihm Raum für die Aggression gab, die er so bei seinen Eltern sicher nicht ausleben durfte. Ich unterstützte Peter bei seinem Kampf und half ihm so, aus seiner passiven Rolle herauszukommen und sich aktiv mit der Bedrohung durch die Erkrankung auseinanderzusetzen.

In begleitenden Gesprächen mit den Eltern versuchte ich, ihnen die Bedeutung der Musiktherapie für Peter zu vermitteln. Dies gelang nur teilweise, da beide Elternteile mir gegenüber sehr mißtrauisch waren und ihre Beziehungsprobleme außerdem den Blick für Peters Bedürfnisse trübten.

Die Stunden mit Peter waren immer ungeheuer dicht. Er packte soviel hinein, daß ich mich oft überhaupt nicht mehr auskannte. Ich hatte keine Idee, in welche Richtung sich diese Geschichte wohl entwickeln würde, und mir blieb nichts anderes übrig, als Peter die Führung zu überlassen und darauf zu vertrauen, daß er seinen Weg finden würde. Sein Vertrauen zu mir war so stabil, daß er ungehemmt alle seine Schwierigkeiten und Ängste thematisieren und musikalisch ausdrücken konnte. Mit meiner Unterstützung gelang es ihm, die Oberhand über all das Bedrohliche zu gewinnen: «Wir haben gesiegt!» (Fortsetzung S. 158)

In der Fortsetzung der Fallstudie «Udo» wird besonders deutlich, wie sich ein Kind in der Musiktherapie mit den massiven Nebenwirkungen der Behandlung auseinandersetzt und im Dialog mit dem Musiktherapeuten seine angstmachenden Phantasien und Gefühle mitteilt.

Udo – «Die Schlange ist aus dem Fenster gefallen und erfroren» (W.B.)

Udo ist mittlerweile schon fast 2 Monate auf der Station. Da die aggressive Chemotherapie immer auch eine ungeheure Belastung für den gesamten kindlichen Organismus bedeutet, leidet Udo mehr und mehr an Nebenwirkungen, wie Haarausfall, Übelkeit, Durchfall. Die Anzahl der Leukozyten im Blut ist soweit abgesunken, daß Udos Immunsystem kaum noch wirksam ist. Infolgedessen hat er seit wenigen Tagen «strenge Hygiene», das bedeutet, daß Udo sein Zimmer nicht mehr verlassen darf und seine Mutter, alle Besucher, das Personal und auch ich das Zimmer nur noch mit Schutzkittel, Mundschutz und Gummihandschuhen betreten dürfen. Selbst die Musikinstrumente muß ich vor jeder Stunde desinfizieren.

In der **4. Musiktherapiestunde** wird mir sehr schnell klar, daß die massiven Nebenwirkungen der Chemotherapie, das «Eingesperrtsein» im Zimmer und die hygienischen Schutzmaßnahmen nicht spurlos an Udo vorübergegangen sind. Udo wirkt wieder viel verängstigter und schüchterner. Der «Maulwurf» Udo, der in der 3. Sitzung zaghaft aus seinem Bau geguckt und erstmals mit mir gesprochen hat, scheint sich wieder tief in seinen Bau zurückgezogen zu haben und schweigt erneut. Ich frage mich, wie es wohl auf Udos Erleben wirkt, daß ihm jetzt alle Bezugspersonen nur noch in dieser seltsamen Vermummung begegnen – die ganze Atmosphäre hat etwas Gespenstisches und Unwirkliches bekommen. Wie verarbeitet Udo diese bedrückende Isolierung? Das ganze Ausmaß an seelischer Grausamkeit für ein schwerkrankes Kind, dessen Leben durch eine hochtechnisierte, perfektionistische Medizin zu einem solch hohen Preis erkauft wird, steht mir deutlich vor Augen.

Udo ist wieder sehr auf seine Mutter fixiert, die während der ganzen Stunde bei ihm bleiben muß. Auf meine Fragen reagiert er nicht, sondern teilt mir über seine Mutter mit, daß er wieder auf der Pauke spielen möchte. Fast die ganze Stunde verbringt Udo nun damit, ununterbrochen und sehr aggressiv auf der Pauke zu spielen. Dennoch entwickelt er diesmal in der dynamischen Gestaltung der Musik eine neue Form. Er beginnt jedesmal sein Paukenspiel mit mittlerer Lautstärke, steigert es dann langsam bis zu einem ohrenbetäubenden Lärm und bricht darauf abrupt ab, um erneut zu beginnen. Während der dynamischen Höhepunkte schlägt Udo mit seiner ganzen Kraft auf die Pauke. Ich begleite ihn wiederum auf dem Becken und bin bemüht, mitzugehen und Udo musikalisch zu unterstützen. Udos Musik hat diesmal allerdings stark destruktive Züge, seine Aggressivität und Zerstörungslust treten deutlich zutage. Ich habe den Eindruck, er würde am liebsten das Paukenfell kaputtschlagen. Die Möglichkeit, sich auf der Pauke auszutoben, bewirkt bei Udo immerhin, daß er etwas entkrampfter wird.

Gegen Ende der Stunde legt er seine Schüchternheit und Ängstlichkeit etwas ab und fängt an, die Schlegel durch die Luft zu werfen. Als ich mich mit der «gummihandschuhüberzogenen» Hand seinem Paukenfell nähere, fängt Udo an, nach meiner Hand zuschlagen. Daraus entwickelt sich ein kommunikatives Spiel, in dem ich immer wieder meine Hand annähere und wegziehe. Udo fängt an zu lachen, wenn er nach meiner Hand schlägt. Seine sadistische Bestrafungslust wird deutlich. Ich frage mich, ob ich hier nicht stellvertretend für die Klinik bzw. für die Bedrohung durch die Erkrankung zu einem «verfügbaren Objekt» für Udo werde, an dem er wenigstens symbolisch Rache für die erlittenen Qualen nehmen kann.

In den folgenden 3 Sitzungen kommt der kleine «Maulwurf» Udo langsam wieder etwas aus seinem Bau heraus. Udo scheint sich allmählich mit seiner hygienischen Isolierung und unserer «Vermummung» abzufinden. Erstmals entsteht zwischen uns auch kurzer Augenkontakt und Udo fängt wieder an, einige Worte zu sprechen. Langsam beginnt er sich von der Pauke zu lösen und andere Instrumente wie Handtrommel, Schlitztrommel und Glockenspiel zu benützen. Ein «Durchbruch» gelingt uns, als ich damit beginne, mit den Schlegeln auch auf Udos Nachtkästchen und Bett zu spielen. Er ist von dieser Idee begeistert, und wir entdecken nun gemeinsam die «Klangeigenschaften» des Zimmerinventars. Wir trommeln auf dem Infusionsständer, der Scheibe, dem Stuhl, am Boden, etc. Udo ist von unseren verrückten Aktionen sehr angetan. Wir halten die Pauke verkehrt herum und spielen sie von oben und unten.

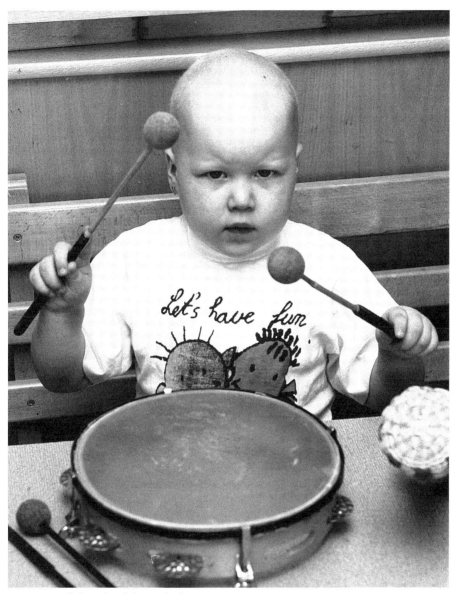

Abb.14: «Endlich mal auf die Pauke hau'n»

Neben der Intensivierung des musikalischen Dialogs läßt Udo auch gelegentlich zärtlichere Klänge (z.B. Glockenspiel) ertönen, die allerdings schnell wieder in langanhaltenden «Paukenlärm» übergehen.

Im Rahmen des medizinischen Therapieprotokolles war für Udo nun eine Serie von zehn Schädelbestrahlungen notwendig geworden, um restliche Leukämiezellen, die sich möglicherweise im Liquorraum aufhielten, zu vernichten. Unmittelbar vor der **8. Musiktherapiestunde** hat Udo seine erste Schädelbestrahlung bekommen.

Wie ich schon befürchtet hatte, ist diese Maßnahme nicht spurlos an Udo vorübergegangen. Als ich mit den Instrumenten zu ihm ins Zimmer komme, «schweigt er mich wieder an». Diesmal habe ich eine Plastikflöte mitgebracht, die Udo in seinem Zimmer behalten darf (aus hygienischen Gründen darf nur Udo selbst darauf spielen). Udo interessiert sich zunächst nicht für die Flöte. Er nimmt sich die Pauke und fängt an mit seiner ganzen Kraft in einer Lautstärke darauf zu schlagen, daß er auf der ganzen Station zu hören ist. Mit aller Deutlichkeit macht Udo seine Wut über die erneute «Quälerei» auf der Pauke hörbar. Udo trifft mit dem relativ stabilen Bambusschlegel mehrmals auch an den Rand der Pauke (Metallring), schließlich fängt der Bambusschlegel an, sich zu zerspalten. Dies scheint Udos Rache und Zerstörungsgelüsten nur entgegenzukommen. Udo freut sich darüber, daß der Schlegel kaputt geht und setzt sein «Trommelgewitter» noch geraume Zeit fort.

Erst nachdem Udo einen Großteil seines Ärgers entladen hat, fängt er an, sich für die Flöte, die ich mitgebracht habe, zu interessieren. Er spielt nun mit maximaler Lautstärke schrille, kreischende Flötentöne. Ich unterstütze ihn dabei auf meiner Flöte und wir stimmen gemeinsam ein «schauerliches Klagegeheul» an. Dieses gemeinsame «Wehklagen» ermöglicht in diesem Moment eine sehr intensive Beziehung zwischen Udo und mir, und ich habe den Eindruck, daß Udo sich von mir in seiner Wut und Trauer verstanden fühlt. Gerade für den so oft «schweigsamen» Udo, der so wenig von seinem Leiden verbalisieren kann, scheint mir dieses gemeinsame musikalische «Hinausschreien» seiner inneren Gefühlszustände sehr bedeutsam. Als ich schließlich von Udo Abschied nehme, sind seine «kreischenden» Flötentöne noch lange auf der Station zu hören . . .

In der **neunten Sitzung** zeigt sich allmählich deutlich, daß die Beziehung zwischen Udo und mir zunehmend an Tragfähigkeit gewinnt. Er scheint sich mittlerweile an die unheimlichen Schädelbestrahlungen gewöhnt zu haben und ist bereits zu Beginn der Stunde lockerer und weniger zurückgezogen. Er hat seit einigen Tagen einen neuen Zimmergenossen, den acht Jahre alten Peter, mit dem sich Udo gut versteht. In dieser Stunde ist es erstmals möglich, daß die Mütter von Udo und Peter das Zimmer verlassen können, um eine Kaffeepause zu machen.

Udo möchte zusammen mit Peter musizieren. Gemeinsam entdecken wir in dieser Stunde ein neues Spiel – den «Klangwurm». Dabei bauen wir zusammen den «Klangwurm» auf, indem wir alle Instrumente (Xylophon, Metallofon, Pauke, Glockenspiel etc.) der Reihe nach aufstellen. Udo und Peter sind begeistert von unserem Klangwurm und Udo gibt nun das Kommando, wer mit den Schlegeln spielend am Klangwurm rauf und runter rennen darf. Erstmals ist er dabei sprachlich viel lockerer, ja kann sich aus seiner schweigsamen Zurückgezogenheit mehr und mehr lösen. Deutlich ist der aggressiv-befehlende Ton in Udos Stimme, mit der er laute Kommandos gibt (es liegt nahe, daß Udo im Spiel endlich mal die Situation ins Gegenteil verkehren will – nicht mehr er ist hilfloses Opfer, sondern der omnipotente Befehlshaber).

Da Peter durch seinen Infusionsschlauch bei dem Klangwurm-Spiel ziemlich eingeschränkt ist, schlage ich nach einiger Zeit vor, einen «Instrumentenkreis» bei Peters Bett aufzubauen. Peter und Udo helfen engagiert mit, und als der Kreis fertig gestellt ist, fordert mich Udo gleich auf, ich solle mich in den Kreis setzen. In neugieriger Erwartung der Dinge, die da kommen, setze ich mich in den Kreis, und kaum bin ich drin, fangen Peter und Udo an, mit ihren Schlegeln um den Kreis herumzurennen und einen ohrenbetäubenden Lärm zu produzieren. Als ich mitspiele, mir die Ohren zuhalte und jammernd «aufhören» schreie, lachen beide laut und genießen mit grinsenden Gesichtern ihre soeben entdeckte «Foltermethode». Ich bekomme den zynischen Kommentar zu hören: «Da kommst du nicht mehr raus! Du mußt drin bleiben!» und werde weiter malträtiert. Schließlich fallen bei dem lauten Spiel von Peter und Udo einzelne Klangstäbe aus den Stabspielen. Dies scheint beide sehr zu faszinieren, und da ich nicht einschreite, beginnen Udo und Peter nun, mit den Schlegeln alle Stäbe aus den Stabspielen zu werfen, bis die ganzen Klangstäbe verstreut auf dem Boden liegen. Udo und Peter genießen sehr, die Instrumente symbolisch kaputt gemacht zu haben. Neugierig und mit einer gehörigen Portion Stolz betrachten sie das Ergebnis.

In der nun folgenden Phase sind dann beide mit grossem Eifer dabei, die Instrumente wieder zu reparieren. Schließlich ist es geschafft. Alle Klangstäbe sind wieder an der richtigen Stelle eingebaut und die Instrumente funktionieren wieder. Für mich ist in diesem Moment deutlich sichtbar, wie wichtig den beiden das Wiederherstellen der Instrumente ist. Zum Schluß der Stunde spielen wir noch ein Flötentrio, das Udo und Peter zu einem immer lauteren, kreischenden Klagegeheul anschwellen lassen.

Udo hat sich in dieser Stunde weit aus seiner Zurückgezogenheit heraus gewagt und beginnt sich zunehmend auch sprachlich mehr mitzuteilen.

In den Sitzungen 4–9 wurde deutlich, wie Udo sich schrittweise weiter aus dem regressiven Rückzug zu lösen beginnt und schließlich in der Lage ist, auf Anwesenheit seiner Mutter während der Stunden zu verzichten. Deutlich zeigt sich im Stundenverlauf, wie medizinische Maßnahmen (Bestrahlungen, hygienische Isolierung etc.) immer wieder Udos seelisches Gleichgewicht beeinträchtigen und er in solchen Phasen erneut mit Rückzugsverhalten reagiert. Dennoch gelingt es uns allmählich, eine tragfähige Beziehung aufzubauen – Udo schöpft Vertrauen.

Zunächst scheint Udo diese Beziehung über weite Strecken dazu zu nützen, um seine aggressiven Impulse und Spannungen abzureagieren, die zum Teil in direktem Zusammenhang mit Behandlungsmaßnahmen stehen. Es liegt nahe, wie etwa in Sitzung 8 (nach der Schädelbestrahlung) deutlich wird, daß es sich hier um symbolische Vergeltungsmaßnahmen handelt. Vielleicht liegt gerade in dieser Möglichkeit, wenigstens in der Musiktherapie auch mal «zurückschlagen zu dürfen», Rache ausüben zu dürfen ein entscheidender Faktor, um das sehr bedrohte Selbstwertgefühl solcher schwerkranken Kinder zu stützen. Udo erlebt sich nicht nur als «gedemütigtes» und hilfloses Opfer, das der Krankheit, dem Krankenhaus und den medizinischen Behandlungsmaßnahmen völlig ausgeliefert ist, sondern kann über die Musik in einem sozial akzeptierten Rahmen sich aktiv wehren und emotional darauf reagieren. Udo hat so die Möglichkeit, mir als seinem Dialogpartner hautnah vor Augen zu führen, was er am eigenen Leibe erfährt.

In der **10. Musiktherapiestunde** ergibt sich zwischen Udo und mir ein sehr intensiver Dialog, den ich hier ausführlicher darstellen möchte.

Udo ist gleich wieder einverstanden, daß seine Mutter zum Kaffeetrinken gehen darf. Er wirkt relativ aufgeweckt und sagt mir gleich zu Beginn, daß er heute wieder auf der Pauke spielen möchte. Zunächst ergibt sich wieder eine längere Improvisation, bei der Udo laut in einem festen Metrum auf der Pauke spielt und ich ihn am Becken begleite. Nach dieser langen Musikphase, bei der wir uns intensiv begegnet sind, schlage ich Udo vor, wir könnten wieder den «Klangwurm» bauen. Udo ist gleich fasziniert von der Idee, und wir bauen nun gemeinsam den Klangwurm auf. Udo gibt wieder genaue «Regieanweisungen», wo welches Instrument hinkommen soll und spricht dabei in einer Art Befehlston erstaunlich viele Worte. Udo will nun wieder das Spiel spielen, bei dem wir abwechselnd am Klangwurm rauf und runter rennen. Dabei bestimmt er einen Paukenschlag als Zeichen zum Losrennen. Udo gefällt es natürlich besonders, das Startzeichen zu geben, er ruft dabei laut: «Achtung, fertig, los!», schlägt auf die Pauke, und wir rennen spielend am Klangwurm entlang, bis das nächste Startzeichen kommt.

Nachdem wir dieses Spiel viele Male wiederholt haben, schlägt Udo überraschend vor: «Jetzt bauen wir eine Schnecke!» Mit «Schnecke» meint Udo einen Kreis aus Instrumenten, für dessen Erstellung er wieder genaue Anweisungen gibt. Daraufhin bestimmt Udo, daß ich mich in die Schnecke setzen soll. Da mich sehr interessiert, wie dieses Spiel weitergeht, setze ich mich neugierig hinein. Udo beginnt nun auf der Schnecke um mich herum zu musizieren, allerdings weniger laut als in der letzten Stunde. Dann schlägt Udo einmal laut auf die Pauke und ruft darauf: «Blumen sind zu verkaufen!» Udo erklärt mir nun, daß es sich bei der Schnecke um einen Kaufladen handelt, und ich soll nun wieder in den Instrumenkreis gehen, um Blumen zu kaufen. Udo spielt den Verkäufer.

Er beginnt wieder damit, auf die Pauke zu schlagen und ruft erneut: «Blumen sind zu verkaufen!» Ich betrete daraufhin den Kaufladen und sage: «Guten Tag. Ich hätte gerne 5 Blumen!» Udo gibt mir 5 Schlegel, die im Spiel Blumen sind, geht wieder zur Pauke und sagt nach einem kräftigen Paukenschlag: «16 Mark!». Als ich bezahlt habe und aus dem Kaufladen heraustrete, frage ich Udo: «Und wer geht jetzt in den Kreis?» Darauf antwortet Udo überraschend: «Der Andere! Der Andere soll in den Kreis gehen!» Als ich neugierig nachfrage, welchen «Anderen» Udo meint, antwortet Udo wieder auf merkwürdige Art: «Der Andere soll kommen! Der unter dem Bett!» Ich spiele Udos Spiel mit ,schaue unters Bett und rufe: «Hallo, Anderer! Oh, da ist ja gar niemand.» Darauf antwortet Udo: «Der Klaus soll kommen – der Klaus, wo tot ist!» Mir verschlägt es im ersten Moment die Sprache, wie urplötzlich dieses Spiel seinen Charakter verändert. Ich versuche genauer nachzufragen: «Ist der Klaus ein Freund von dir?» Udo nickt darauf kurz, weicht dann aber aus und schlägt vor, wir sollen gemeinsam einen Klangturm bauen. Ich respektiere Udos Abwehr in dieser Situation, da der «tote Klaus» offenbar ein Thema ist, über das er mir im Moment nicht mehr erzählen will.

Wir bauen nun gemeinsam mehrere «Klangtürme»nach Udos Regieanweisungen. Udo ist dabei wieder recht gesprächig und bestimmt, wie wir die Instrumente übereinander schichten sollen. Als wir damit fertig sind, ist er stolz über unsere Konstruktion und möchte, daß wir auf den Türmen Musik machen. Ich habe etwas Bedenken, daß die Klangtürme zusammenstürzen könnten, als wir darauf mit den Schlegeln spielen, aber tatsächlich halten sie unserer Musik stand. Da wir die Stunde zeitlich bereits weit überzogen haben, verabschiede ich mich nach dieser gemeinsamen Klangturmimprovisation.

In einem anschließenden Gespräch mit Udos Mutter ist diese sehr überrascht, weiß aber nichts mit dem «toten Klaus» anzufangen. Sie betont allerdings uns gegenüber, daß Udo sowas nie erfinden würde. Erst in einem weiteren Gespräch mit den Schwestern kommt etwas Licht in die Angelegenheit. Im Zimmer direkt neben Udo starb in der Zeit vor Beginn der Musiktherapie ein kleiner Junge, der einen ähnlich klingenden Namen wie Klaus hatte. Damals wurde Udo häufig gesagt, er solle leise sein, dem kleinen Jungen ginge es schlecht. Schließlich wurden die Vorhänge zugezogen, als der kleine Junge im Zimmer nebenan starb. Es liegt sehr nahe, daß Udo den Tod dieses Jungen mitbekommen hat und er sich in seiner Phantasie intensiv damit auseinandersetzte.

In meiner Arbeit erlebte ich häufig, daß schwerkranke Kinder hochsensibel registrieren, was um sie herum passiert, dies schließt auch das gesamte nonverbale Ausdrucksspektrum, z.B. Mimik, Gestik, Stimmklang und vieles mehr aller Bezugspersonen mit ein. Ahnen Kinder die Wahrheit und bekommen falsche Informationen von Eltern oder anderen Bezugspersonen, so zwingt sie das u. U. in unerträgliche Einsamkeit.

Für die Beziehung zwischen Udo und mir scheint zunächst bedeutsam, daß Udo erstmals das Thema Tod in spielerischer Form in den Dialog einbringt. So kann er austesten, wie ich damit umgehe, ob ein weitgehend uneingeschränkter Dialog möglich ist, und außerdem hat er die Möglichkeit, den Prozeß zu steuern, die Grenzen zu bestimmen, da er selbst die Rolle des «Spielregisseurs» übernimmt. Ob sich der «tote Klaus» tatsächlich auf den Jungen bezog, der neben Udos Zimmer starb, konnte ich in der Therapie mit Udo nie eindeutig klären, aber selbst wenn es sich nur um eine Symbolisierung innerer Todesängste Udos handelte, bedeutete dies doch einen wesentlichen Schritt in unserer Beziehung.

In der **11. Stunde** habe ich das erste Mal die Gelegenheit, mit Udo in einen Gymnastikraum, der uns von der Klinik für die Musiktherapie zur Verfügung gestellt wurde, zu gehen. Udo muß wegen der Infektionsgefahr einen Mundschutz und ich einen Schutzkittel tragen. Udo genießt es sehr, endlich aus seinem Zimmer rauszukommen.

Anfangs beginnt er wieder mit lautem Paukenspiel, bricht dann aber bald ab, um verschiedene Instrumente auszuprobieren. Schließlich schlägt Udo selbst vor, wir könnten den Klangwurm bauen. Udo ist voller Tatendrang und Begeisterung. Er spricht viel mit mir und erklärt mir genau, wo wir welches Instrument in den Klangwurm einbauen sollen. Darauf übernimmt Udo wieder das Kommando an der Pauke für das Spiel, bei dem wir mit den Schlegeln spielend am Klangwurm rauf und runterrennen. Udos enormer Bewegungsdrang wird in dieser Stunde sehr deutlich. Er hat ein großes Verlangen, nach dem langen «Eingesperrtsein» im Zimmer, sich mal so richtig auszutoben.

Nach unserem Klangwurm-Spiel kommt Udo auf die Idee, wir könnten «Hürden» bauen. Als Hürden bestimmt er die Schlitztrommeln und die Stabspiele. Als wir zusammen die Hürden der Reihe nach aufgestellt haben, gibt Udo wieder an der Pauke das Startzeichen, und ein abwechselnder Hürdenlauf beginnt. Udo lacht triumphierend, nachdem er alle Hürden ohne Schwierigkeiten überwunden hat. Ich denke mir, daß es für ihn wohl auch enorm bedeutsam sein wird, wieder eine positive Beziehung und Vertrauen zu seinem Körper zu bekommen.

Als Höhepunkt dieser Stunde erfindet Udo noch ein weiteres neues Spiel. Dazu soll ich mich mit einer Handtrommel in eine Ecke des Raumes stellen, in der ich «gefangen» bin. Immer wenn ich daraufhin versuche, mit lautem Trommeln auszubrechen und aus der Ecke renne, fängt mich Udo wieder ein und schiebt mich energisch in die Ecke zurück. Udo ereifert sich immer mehr in diesem Spiel und läßt es immer weiter eskalieren. Ich werde zum «Ungeheuer» und «Verbrecher» und werde von ihm mit bedrohlichen Grimassen und brüllenden und fauchenden Lauten eingeschüchtert und wieder in die Ecke gesperrt. «Zurück mit dir in die Ecke!» schreit er laut und schiebt mich mit gespielter Grausamkeit, aber auch einer gehörigen Portion echter Aggressivität wieder ins Gefängnis. In diesem Spiel, das einen ausgeprägten Angst/Lust-Charakter hat, ist es für Udo äußerst wichtig, Herr der Lage zu sein, die Oberhand zu behalten.

Neben dem intensiven Körperkontakt, der in dieser Stunde durch unsere Kämpfe entsteht und der einen weiteren wichtigen Schritt unserer Annäherung darstellt, scheint mir vor allem auch bedeutsam, daß Udo in Kontakt mit seiner körperlichen Kraft und Selbstbehauptung kommt, was ihm helfen kann, sein Selbstwertgefühl zu stabilisieren.

Die **12. Musiktherapiestunde** müssen wir aus Gründen «strenger Hygiene» wieder in Udos Zimmer durchführen. Da Udo aber allein im Zimmer ist, sind wir diesmal ungestört. In welch beeindruckender Weise Udos Verhalten sich mittlerweile geändert hat, zeigt sich in dieser Stunde in aller Deutlichkeit.

Ich greife wieder auf das «Tiere-Spiel» (dasselbe wie in der 3. Stunde) zurück, und Udo bestimmt gleich, daß er diesmal eine Kuh sein will. Mir teilt er die Rolle eines «Mainzelmännchens» zu. Gemeinsam stellen wir nun musikalisch und stimmlich die Kuh und das Mainzelmännchen dar, wobei Udo mit seiner Stimme ein laut und deutlich zu hörendes «Muhen» ertönen läßt. Beim Mainzelmännchen ergibt sich eine kurze, aber faszinierende Improvisation in einer von uns erfundenen «Mainzelmännchensprache». Udo übernimmt in dieser Stunde souverän die Regie für das weitere Spielgeschehen, er sprüht geradezu vor Phantasie und Kreativität.

Als nächstes inszeniert er ein Spiel, bei dem wir uns beide mit je einer Handtrommel hinter den zwei Nachtkästchen verstecken. Wir sind beide gefährliche, wilde Tiere und jedesmal, wenn einer von uns hinter seinem Nachtkästchen hervorschaut, trommelt er laut und stößt einschüchternde Brülllaute aus, um den anderen zu erschrecken.

Nach einiger Zeit wage ich mich aus meinem Versteck heraus und spiele kurz auf dem Xylofon, um danach wieder in meinem Versteck zu verschwinden. Unmittelbar darauf reagiert Udo und rennt ebenfalls zum Xylofon, um eine musikalische «Botschaft» zu spielen. Allmählich kommen wir beide immer weiter aus unseren Verstecken heraus, und es entsteht ein faszinierender Dialog am Xylofon und mit unseren Stimmen. Abwechselnd spielen wir kurze Phrasen am Xylofon, die wir mit furchterregenden Brüllauten kommentieren – das Ganze klingt etwa wie ein Gespräch zweier Ungeheuer. Im Laufe der Zeit verwandelt sich dieser musikalisch-stimmliche Dialog zunehmend in eine freundlichere, rege Unterhaltung in einer Art Phantasiesprache. Schließlich wünscht sich Udo sogar, daß wir Lieder singen. Er schlägt «Alle meine Entchen» vor. Natürlich sollen wir das Lied nach Udos Wunsch möglichst verkehrt spielen, nicht die «richtige» Melodie, sondern «andere Töne». (Ich denke mir dabei: «Auch er lebt ja durch seine Krankheit bedingt in einer sehr verkehrten Welt.») Wir singen und spielen das Lied und Udo bemüht sich in einer Art «Schimpf- und Kommandiergesang» möglichst schauderhaft zu klingen. Aus diesem

«Schimpflied» entwickelt sich spontan eine stimmliche Improvisation, bei der Udo das erste Mal auch singend in einen abwechselnden Dialog eintritt. Dabei läßt er nach einiger Zeit auch zartere, wirklich gesungene melodische Motive ertönen – ein faszinierender Gesangsdialog entsteht.

Als Udos Mutter kurz vor Ende der Stunde an die Tür kommt, ist sie ganz überwältigt davon, daß Udo soviel spricht und sogar singt. Udo übernimmt zunehmend die Regie und gestaltet die Stunden aktiv mit. Er hat mehr Vertrauen entwickelt, kommuniziert viel auf der verbalen Ebene und fängt schließlich sogar an, singend in Kontakt zu mir zu treten.

Sein «Wahl-Tier» der 12. Stunde, die «Kuh»,scheint mir ebenfalls Udos innere Wandlung zu symbolisieren. Der ängstliche, zurückgezogene «Maulwurf» der 3. Stunde hat sich in eine «Kuh», ein gruppenorientiertes Tier, das wohl eher mit Offenheit und Vertrauen in Verbindung steht, verwandelt. Insgesamt hat sich Udo zu dieser Zeit auch auf Station zumindest soweit verändert, daß er häufiger mit Schwestern und Ärzten spricht und bei verschiedenen Behandlungsmaßnahmen weniger aggressiv reagiert.

In faszinierender Weise erzählt Udo auch in der nächsten Stunde (**13. Sitzung**) wieder im musikalisch-spielerischen Symboldrama vom Erleben seiner Krankheit und seiner Situation im Krankenhaus.

Diesmal habe ich zwei Instrumente mitgebracht: eine Guiro und zwei Kazoos. Udo fragt mich gleich danach und will wissen, wie man darauf spielt. Wir probieren gemeinsam die neuen Instrumente aus, bis Udo schließlich wieder zur altvertrauten Pauke wechselt. Zu meiner großen Freude nimmt Udo sich heute das erste Mal zwei Schlegel – für jede Hand einen – und gibt dann auch mir zwei von ihm ausgewählte Schlegel. Diesmal spielt Udo weniger lautstark, eher differenzierter; er unterbricht unser gemeinsames Spiel mehrmals, um mit mir zu sprechen. Udo wirkt heute ruhiger, weniger aggressiv und angespannt. Nach einer längeren Phase musikalischen Gespräches, ruft Udo unvermittelt: «Jetzt bauen wir eine Schlange!» Der gerade Klangwurm aus der letzten Stunde verwandelt sich nun beim gemeinsamen Bauen unter Udos Regieanweisungen in eine Instrumentenschlange, die sich durch den ganzen Raum schlängelt. Als wir fertig sind, ruft Udo: «Die Schlange will mitspielen!» Gleich darauf kommentiert er aber, daß die Schlange doch nicht mitspielen wolle und fügt drohend hinzu: «Wenn sie nicht mitspielen will, dann kriegt sie den Hintern voll!» (Mir fällt dabei ein, daß Udo von seinem Vater oft geschlagen worden ist). Die Ereignisse überstürzen sich in dieser Stunde.

Gleich darauf ist Udo schon wieder beim nächsten Spiel. Er rennt zur Pauke und will, daß wir wieder «Kuh» spielen. Wir trommeln nun beide laut auf der Pauke und schreien so laut, es geht: «Muh! Muh!» Udo ist davon begeistert und schlägt vor, wir seien als nächstes Löwen. Nach einem furchterregenden Löwengebrüll mit lautem Trommeln frage ich Udo, was er von «Krokodil» hält. Darauf entsteht nun eine schauerliche Krokodilsmusik, die Udo aber abrupt

abbricht und mir geheimnisvoll zuflüstert: «Eine Biene hat das Krokodil totgestochen.» Udo läßt mir keine Zeit, genauer nachzufragen und ist schon wieder
beim folgenden Spiel. Er will ein großes Schneckenhaus mit allen Instrumenten
bauen. Nachdem die Schnecke fertiggestellt ist, sagt Udo: «Die Schlange kriecht
ins Schneckenhaus!» Dabei geht Udo selbst in das Schneckenhaus rein. Udo
fängt nun an, von innen auf einem Handbecken zu spielen und laut: «Schlange!
Schlange!» zu rufen, und ich begleite ihn mit Becken und Stimme. Plötzlich läßt
Udo sein Becken krachend auf den Boden fallen, und als ich ihn daraufhin frage,
was passiert sei, antwortet Udo: «Die Schlange ist aus dem Fenster gefallen und
erfroren!» Auf meine Frage, wie es ihr denn jetzt ginge, sagt Udo: «Jetzt ist sie
natürlich tot!» Darauf spielt Udo wieder weiter auf dem Becken und ruft laut
dazu: «Schlange! Schlange!».

Zum Ende der Stunde will Udo unbedingt zusammen mit mir einen ganz
hohen Instrumententurm bauen. Wir bauen den Turm auf der umgedrehten
Plastikwanne für die Instrumente auf. Er wird sehr hoch und wackelig, stürzt
aber nicht ein. Als Udos Mutter schließlich ins Zimmer kommt, zeigt Udo ihr
voller stolz unseren Turm und ist sorgfältig darauf bedacht, daß er beim Abbauen nicht zusammenfällt: «Ganz vorsichtig!» sagt er mehrmals beim Abbauen
mit beschwörender Stimme.

Die Symbolik von Udos Spielen in dieser Stunde zeigt in deutlicher Sprache,
wie intensiv sich Udo in seiner Phantasie mit der potentiell tödlichen Bedrohung durch seine Krankheit auseinandersetzt. Das «Krokodil» wird von der
Biene totgestochen, die «Schlange» fällt aus dem Fenster und erfriert, der wackelige Instrumententurm darf auf keinen Fall zusammenstürzen.

Besonders berührt mich in dieser Stunde die Schlange, die sich im Schneckenhaus verkrochen hat und die dann in der Kälte erfriert, als sie aus dem Fenster
fällt. Bringt Udo in diesem Bild vielleicht den zaghaften Ruf und die große
Sehnsucht eines krebskranken Kindes nach menschlicher Wärme und Anteilnahme zum Ausdruck? Ein Ruf, der nur allzu oft in einer hochtechnisierten
Klinikwelt überhört werden kann.

Die **14. musiktherapeutische Sitzung** ist aufgrund äußerer Bedingungen sehr
beeinträchtigt. Udo hat wieder «strenge Hygiene», und muß im Zimmer bleiben
und sein Zimmergenosse Peter bekommt gerade eine Zytostatikainfusion, die
permanent überwacht werden muß. Infolgedessen sind außer Peter, Udo und
mir auch noch eine Krankenschwester und beide Mütter in dem engen Zimmer.
Udo und ich haben also keinen Platz mit unseren Instrumenten und dürfen
aufgrund der starken Belastung von Peter durch die Infusion auch nicht allzuviel Lärm machen.

Udo rettet uns beide selbst durch sein Einfallsreichtum aus dieser schwierigen
Lage. Statt zu musizieren, schlägt Udo mir vor, wir könnten die Stabspiele
zerlegen und daraus ein Haus bauen. Gemeinsam nehmen wir nun die Klang-

stäbe aus den Xylophon- und Metallofonkästen heraus und der leere Xylofonkasten wird zur Baustelle für unser Haus. Udo fängt an, ein Dach zu bauen, in dem er gekonnt die Klangstäbe ausbalanciert. Dabei sind allerdings einige Stäbe haarscharf an der Kippe runterzufallen. Ich spreche Udo darauf an und frage ihn: «Was passiert denn, wenn die Stäbe runterfallen?» – «Dann brennt das Haus!» antwortet Udo ohne Zögern.

Das Thema Feuer beginnt Udo nun zu faszinieren, er fängt an, eine Öffnung in das Dach zu bauen und sagt dazu: «Damit der Rauch abziehen kann!» Im weiteren Spiel wird das Haus nun in Udos Phantasie zu einem Backofen, in dem wir Brötchen backen. Während der ganzen Zeit unterhalten sich die beiden Mütter und die Krankenschwester über Stricken, während Peter, der im Bett liegen muß, äußerst fasziniert unser Spiel beobachtet. In dieser Stunde mit Udo tritt für mich wieder deutlich zutage, daß es unter todkranken Kindern fast so etwas wie eine Geheimsprache durch Symbole und Andeutungen gibt. Während die Erwachsenen im Zimmer ganz mit ihrem Thema «Stricken» beschäftigt sind, baut Udo wieder seine wackeligen Konstruktionen und erläutert auch deutlich, daß das Haus brennt, wenn ein Stab herunterfällt. Peter folgt dieser Spielhandlung mit großer Aufmerksamkeit, er scheint gut zu verstehen, um was es hier geht. Als Udo das brennende Haus in einen Backofen verwandelt, entsteht bei mir die Phantasie, die «Brötchen», die in diesem Backofen gebacken werden, könnten Leukämiezellen sein.

15. Musiktherapeutische Sitzung: Udo wirkt in dieser Stunde wieder sehr viel angespannter und aggressiver. Die Nebenwirkungen der medizinischen Therapie greifen massiv seinen ohnehin schon strapazierten Körper an. Udo hat starken Durchfall, leidet an Übelkeit und Erbrechen und seine Haare fallen büschelweise aus. Udo ist wieder sehr schweigsam, offensichtlich bestraft er auch mich, als Vertreter der Klinik, für die Qualen, die er erleiden muß, durch sein Schweigen.

Udo verlangt unmißverständlich nach der Pauke und entlädt dann kompromißlos seine aufgestaute Wut in hämmernden Schlägen auf das Fell. Ich begleite ihn dabei mit ebenso lauten Beckenklängen. Plötzlich reißt das Paukenfell unter Udos krachenden Trommelsalven – das erste Mal, daß ein Instrument in meiner Arbeit beschädigt wird. Udo ist sehr überrascht und betroffen über seine Tat, zeigt aber durch sein sadistisches Grinsen durchaus auch Befriedigung über diesen gelungenen Racheakt. Ich erkläre Udo, daß wir dieses Instrument wieder reparieren können und seine Tat nicht schlimm sei, um zu verhindern, daß er übermäßige Schuldgefühle entwickelt.

Im weiteren Stundenverlauf rennen Udo und ich als wilde Tiere mit fauchendem Gebüll durch den Raum bis Udo sich ausgetobt hat. Zum Ende der Stunde beginnt Udo wieder mit seinen «Bauarbeiten». Diesmal baut er allerdings zu meiner tiefen Beunruhigung wackelige Kreuze aus Klangstäben, die mehrmals zusammenstürzen.

Musiktherapeutische Sitzungen 16 und 17: Während dieser Zeit ist bei Udo endlich eine Remission erreicht worden und das stationäre Behandlungsprotokoll steht vor dem Abschluß. Udo freut sich sehr, denn er darf in wenigen Tagen nach Hause gehen, wenn alles klar geht. Danach braucht Udo dann nur noch wöchentlich ambulant zur Erhaltungstherapie zu kommen.

In den Musiktherapiestunden ist Udo sehr aufgedreht, – fast schon außer Rand und Band. Er spielt ausgelassen auf allen Instrumenten, erfindet ein Flugzeugspiel, bei dem wir durch die verschiedensten Länder fliegen, und holt sich sehr viel Zuwendung und Körperkontakt in diesen Spielen von mir.

In der 17. Stunde, wenige Tage bevor Udo nach Hause gehen darf, tauchen aber erneut düstere Themen auf. Udo will alle Instrumente «kaputtmachen» (durch Zerlegen), und baut sich dann aus den zerlegten Teilen wieder ein Haus: «Da darf niemand reinschauen!» sagt er dazu, und als ich frage, was denn darin wäre, sagt er sofort: «Feuer!». Auch die Instrumente, die wir zerlegt haben, dürfen wir nach Udos Anweisungen nicht mehr zusammenbauen: «Die müssen krank bleiben!» befiehlt Udo in dieser letzten Stunde.

Udo zögert den Abschied von mir sehr hinaus, hilft mir beim Transportieren aller Instrumente, initiiert auf dem Stationsgang ein Fangspiel mit mir und will dann, daß ich mit ihm seine Mutter suchen soll. Schließlich hält er meine Hand zum Abschied, läßt sie nicht mehr los und schüttelt sie wild. In dieser Phase überlagert sich offenbar die große Freude Udos, endlich nach Hause zu dürfen mit Befürchtungen oder gar Vorahnungen über einen möglichen Rückfall.

In der folgenden Zeit ist Udo über 1 1/2 Monate zu Hause. Er darf während dieser Zeit wegen der infektiösen Gefährdung weder in den Kindergarten, noch sonstige Kontakte mit anderen Kindern haben. In dieser Zeit kommt Udo einmal wöchentlich zur Blutbildkontrolle und Erhaltungstherapie in die Klinik. Udo ist dabei jedesmal äußerst ängstlich, zeigt fast panikartige Reaktionen, wenn jemand vom Behandlungsteam zu ihm Kontakt aufnehmen will, und klammert sich an seiner Mutter fest. Offenbar will er so schnell wie möglich diesen Ort des Schreckens wieder verlassen und nichts mehr hören und sehen davon. Außer kurzen Blickkontakten spricht er auch mit mir während seiner Besuche kein Wort, sondern hüllt sich wieder in sein Schweigen. 1 1/2 Monate später muß Udo erneut aufgenommen werden. (Fortsetzung S. 122)

In der Fallstudie von Lisa geht es uns darum, zu illustrieren, wie sich in den symbolischen Phantasiespielen in der Musiktherapie die Krankheitsbedrohung immer wieder abbildet. Bei Lisa kommt es zu einer deutlichen Zunahme bedrohlicher Phantasien, als sich ihr körperlicher Zustand verschlechtert. Mit fortschreitender Heilung treten diese angstvollen Phantasien wieder mehr in den Hintergrund.

Lisa spielt «krank» (W. B.)

In den ersten Musiktherapiestunden während der **2. Therapiephase** beschäftigt Lisa vor allem das erneute Einleben auf Station für die notwendige Fortsetzung des Therapieprotokolles. Lisa wirkt wieder viel angespannter als in der ambulanten Phase. Vermutlich ängstigen sie die bevorstehenden medizinischen Maßnahmen, mit all ihren Nebenwirkungen und Schmerzen.

In einer dieser ersten Stunden malt Lisa spontan ein Bild mit rotem Filzstift: Ein großes Feuerwehrauto mit mehreren Feuerwehrleuten drin und dazu ein brennendes Haus. Dazu sagt sie: «Die Feuerwehrleute löschen die Flammen!»

In einer anderen Stunde ist Lisa sehr mit ihrer Barbiepuppe beschäftigt, die im Spiel von einem «Räuber ans Bett gefesselt» wird. (Auch Lisa ist jetzt ja wieder ans Bett gefesselt). Der Räuber wird in den folgenden Stunden zum Nachfolger des bösen Geistes, der immer seltener auftaucht. Der Räuber, «der jemand totschießen will», wird in Lisas Spielen in verschiedenen Handlungen von der Polzei verfolgt und eingesperrt. Nachdem Lisa sich jedoch bald auf Station eingewöhnt hat, verliert der Räuber schnell an Bedeutung. In den Mittelpunkt der Stunden schiebt sich nun ein neues von Lisa erfundenes Spielritual, das Lisa über viele Monate in den Stunden intensiv beschäftigt:

Es beginnt damit, daß ich Lisa einmal zufällig beim Elternzimmer begegne. Lisa hat einen Spielfrosch in einem Puppenwagen liegen und erzählt mir mit ernster Stimme, der Frosch bekäme jetzt gleich eine Lumbalpunktion. In der Musiktherapiestunde am selben Tag ist Lisa dann ganz fasziniert von einem fahrbaren Kinderbett, das in dem Raum abgestellt wurde. Sie sagt, dies sei ein Babybett. Da lägen sonst Babies drin. Daraufhin fängt Lisa spontan an «Baby» zu spielen. Sie will sich in das Bett setzen, und verschiedene kleinere Instrumente (Triangel, Rassel, Klangstäbe) sind ihre Spielsachen. Lisa bestimmt nun, daß das Baby in den Operationssaal müsse, und ich solle der Doktor sein. Lisa spielt wie ein Baby mit den Instrument und lallt und quiekt dazu in Babysprache, während ich als Doktor sie langsam in ihrem Bett in den Operationssaal (zum Tisch) schiebe.

Als Lisa aus dem Bett steigt, um sich auf den «Operationstisch» zu legen, der vor dem Fenster steht, ruft sie auf einmal: «Schlechtes Wetter heute!». Ich bin verwundert, da die strahlende Sonne am blauen Himmel steht und sage: «Schlechtes Wetter? Das ist doch schönes Wetter.» Darauf antwortet mir Lisa als Baby mit trauriger Stimme: «Die Sonne scheint, aber das Baby will keine Sonne!» Wir schauen nun beide gemeinsam schweigend aus dem Fenster, und ich spüre, daß Lisa innerlich sehr bekümmert ist. Auf einmal sagt Lisa etwas, das mich zutiefst berührt: «Wenn ein krankes Kind wie ich in die Stadt kommt, dann erschrecken die Menschen!» «Dann erschrecken sie, meinst du?» frage ich nach. Darauf sagt Lisa mit höhnischem Unterton: «Ja, ‹Guck mal! Das dumme Kind hier›, sagen sie!» – dann zu mir gewandt: «Jetzt mußt du mich operieren!»

In diesem kurzen Dialog wird deutlich, wie sensibel Lisa die veränderten Reaktionen in ihrem sozialen Umfeld spürt: den Schrecken, den ihre Erkrankung auf die Menschen ausübt. Ich habe den Eindruck, daß ihr Selbstwertgefühl durch diese Stigmatisierung erheblich belastet ist. Es macht mich in diesem Moment sehr traurig, daß auch ich nicht mehr tun kann, als das Leid, das Lisa erlebt, ernst zu nehmen und im Dialog mit ihr zu teilen. Der Ausspruch: «Das dumme Kind», klingt sehr nach introjezierten Schuldgefühlen Lisas über ihr eigenes «Kranksein», so als fühle sie sich deswegen dumm, schuldig und weniger wert. Solche Reaktionen sind bei kranken Kindern häufig zu finden. Der Wunsch Lisas, schnell von mir operiert werden zu wollen, scheint für mich ein weiterer Hinweis über das Ausmaß der inneren Verletzung dieses krebskranken Kindes. Sie will nicht mehr weiter darüber sprechen, sondern schnell gesund gemacht werden. Ich unterstütze Lisas Wunsch, und wir setzen das Operationsspiel fort, da Lisa wenigstens in diesem Spiel das Gefühl hat, aktiv zu ihrem Gesundungsprozeß beizutragen und sich so vielleicht nicht ganz so minderwertig fühlen muß.

Mit dieser ersten Operation eines Babys, das laut Lisa eine Entzündung im Bauch hat, leitet sich eine Phase von unzähligen Operationen und Behandlungen kranker Babies und Kinder in unseren Spielen ein. Lisa ist vollkommen eingenommen von diesen Spielen. Sie erfindet immer neue Formen und Varianten. Lisa spielt Kinder mit den unterschiedlichsten Erkrankungen, die narkotisiert, verbunden, gespritzt und operiert werden. Wichtig in diesen Spielen ist für Lisa, daß die Kinder am Schluß gesund sind und bald nach Hause dürfen. Immer wieder wünscht sie sich von mir, in der Rolle des Arztes nach der Operation zu bestätigen: «So jetzt bist du wieder gesund!» Lisa baut in diese Operationsspiele viele Erfahrungen ein, die sie selbst hier im Krankenhaus gemacht hat. So gibt es etwa Kinder, denen es schlecht ist, die Bauchschmerzen haben, oder einen entzündeten Mund, und vieles mehr. Teilweise inszeniert sie auch sehr riskante Operationen. Bei einem Kind hört während der Operation das Herz zu schlagen auf und muß von mir nach ihren Anweisungen schnell wieder in Gang gebracht werden. Ein anderes Kind wurde von einem bösen Mann vergiftet und muß vom Doktor gerettet werden.

Deutlich wird für mich in dieser Phase, wie sich der Brennpunkt des Krankheitserlebens für Lisa von der Bedrohung durch eine unheimliche destruktive Macht (böser Geist, Räuber) verschiebt, hin zu einer intensiven intrapsychischen Auseinandersetzung mit dem Behandlungs- und Heilungsprozeß. Im Spiel kommt dies durch die endlose Variierung des Themas «Krankes Kind Operation/Behandlung durch Arzt, Heilung und Rückkehr nach Hause» zum Ausdruck. Es scheint fast, als wolle Lisa sich selbst immer wieder den Sinn der Behandlung klar machen und ihren Glauben an eine mögliche Heilung durch die Ärzte stärken. Wesentlich scheint mir, daß Lisa in diesen Spielhandlungen sich aktiv mit ihrer Krankheit auseinandersetzen kann und nicht in der typischen, passiven Patientenrolle verharren muß. Darüberhinaus scheint dieses magische und autosuggestive Selbstheilungsritual Lisa zumindest in dieser Zeit zu ermöglichen, ihre Selbstintegrität zu bewahren, um der fortgesetzten chronischen Streßsituation durch die stationäre Behandlung weiter standhalten zu können, ohne daß es zu einem Zusammenbruch ihrer gesamten Abwehrorganisation kommt. Auch wenn die «Musik» in Phase 2 durch die andauernden Heilungsrituale Lisas zeitenweise in den Hintergrund gerät, scheint mir die Orientierung an den für Lisa zu diesem Zeitpunkt wichtigen Themen: Heilung, Operation, Gesundmachen, ein solches Vorgehen zu rechtfertigen. Während dieser Zeit erfüllen die Musikinstrumente und unsere Improvisationen vorwiegend die Aufgabe, Ventil für aufgestaute Gefühle Lisas nach schmerzhaften medizinischen Eingriffen oder durch belastende Nebenwirkungen der Therapie zu sein.

Phase 3 – Schwere Krise: Lisa war mittlerweile für einige Wochen zu Hause gewesen und nur ambulant in die Klinik zu medizinischen Untersuchungen und zur Musiktherapie gekommen.

Kurz vor Beginn des dritten und letzten stationären Therapieprotokolles erkrankt sie an einer schweren Infektion und muß deswegen wieder stationär aufgenommen werden. Die Therapie verzögert sich, da zunächst die Infektion behandelt werden muß. Lisas Gesundheitszustand ist nach Einschätzung des Stationsarztes sehr bedroht und zusätzlich leidet sie unter Schmerzen, Übelkeit und Durchfall. Während dieser Zeit ist Lisa insgesamt sehr aggressiv und hat größte Schwierigkeiten, diesen unerwarteten Einbruch seelisch zu bewältigen. Erneut kommt es zu einer deutlichen Intensivierung lebensbedrohender Phantasien und Spielrituale im musiktherapeutischen Dialog.

Bei unserer ersten Begegnung kündigt Lisa sofort und unmißverständlich an, was sich in ihr abspielt. Wir begegnen uns auf dem Stationsgang, und Lisa umarmt mich kurz und will dann sofort ein Bild auf die Tafel im Gang malen. Mit dickem Filzstift malt sie ein Haus mit Fenstern und Blumenkästen dran. An einem Fenster hängt außen im ersten Stock eine Gestalt, die sich mit einer Hand gerade noch am Fensterrahmen festhält und laut um Hilfe schreit, was Lisa stimmlich deutlich kundtut: «Hilfe! Hilfe! Ich falle runter!» Dann sagt Lisa mir in höhnischem Tonfall: «Der Mann, der da um Hilfe schreit, bist du!» Darauf malt sie mir mit grinsendem Gesicht und in einer recht aggressiven Art mit dem dicken Filzstift zwei große Kreuze auf den rechten und linken Handrücken. Ich bin durch diese Begegnung mit Lisa tief erschrocken, besonders über die beiden großen Kreuze auf meinen Händen. Es kommt mir fast vor als sage Lisa damit: «Ihr braucht mir nichts vorzumachen, ich weiß genau, wie es um mich steht.» Sowohl durch die gemalten Kreuze, wie auch durch die Projektion der hilfeschreienden Gestalt, die beinahe aus dem Fenster stürzt, verlagert Lisa die tödliche Bedrohung auf mich, vielleicht um etwas vorübergehende Entlastung zu erfahren, vor allem aber, um mich am eigenen Leibe spüren zu lassen, was sie fühlt.

In der folgenden ersten Musiktherapiestunde spricht Lisa ebenfalls deutliche Worte. Sie erfindet spontan ein Phantasiespiel, bei dem wir auf einer Wolke im Himmel sitzen und die Erde von oben betrachten. Lisa fällt dabei im Spiel von der Wolke herunter und schreit um Hilfe, doch dann kann sie wieder zaubern. Sie ist wieder die Hexe Bibi Blocksberg und hat nun einen Besen, mit dem sie herumfliegen kann. Dann sagt sie plötzlich zu mir: «Jetzt kommt ein krankes Kind, das auf deine Wolke gefallen ist. – Ohnmächtig!» Lisa ordnet an, daß das Kind von mir als Arzt schnell wieder gesund gemacht werden muß. Doch in dieser wie auch den weiteren Musiktherapiestunden gestalten sich die nun folgenden Operationen viel schwieriger als in Phase 2. Zum Beispiel hat ein Kind Masern und jedesmal, wenn ich es operiert habe, schimpft Lisa, ich hätte etwas (als Arzt) vergessen und die Operation muß unzählige Male wiederholt werden. Alle Behandlungsversuche bleiben im Spiel erfolglos und Lisa drückt ihren Ärger unmittelbar aus.

«Ihr seid dumm! Ihr habt etwas vergessen! Ihr dummen Ärzte!» (lacht höhnisch). – Teilweise spielt Lisa kranke Kinder, die nur schwer oder überhaupt nicht mehr aus der Narkose erwachen und beobachtet dabei sehr sorgfältig unsere Reaktionen. Die Kotherapeutin und ich bemühen uns, in der Rolle der Ärzte möglichst authentisch zu reagieren, also unsere Besorgnis, Angst und Anteilnahme auszudrücken.

Die Musikinstrumente behandelt Lisa während dieser Phase sehr brutal. Sie spielt vorwiegend auf Pauke und Becken in einer sehr aggressiven Art und Weise und mit ohrenbetäubendem Lärm, was mich teilweise an die Anfangszeit der Musiktherapie mit ihr erinnert (die Vertreibung des bösen Geistes durch Lärm).

Im Vordergrund der musikalischen Improvisationen in dieser Zeit steht nicht der Dialog, sondern der Wunsch Lisas, mich mit diesem Höllenlärm zu quälen und zu bestrafen, was sie auch verbal mitteilt. Erst nach mehreren Stunden schimmern wieder zartere Seiten Lisas durch. Sie möchte nun öfters das Lied «Hänschen klein» singen und spielen, das inhaltlich gut zu ihrer Situation paßt (sie darf ja wegen der sehr gefährlichen Infektion nicht nach Hause).

Während dieser Zeit erzählt mir Lisas Mutter in einem sehr offenen Gespräch, daß Lisa auch ihr gegenüber gehäuft über das Thema Tod sprechen würde. So habe ihr Lisa etwa erzählt, sie habe in der Nacht einen (tatsächlich) verstorbenen Onkel im Geisterreich besucht, dem es dort gutgehen würde, wie er ihr erzählt habe. Frau S., Lisas Mutter, ist sehr besorgt über Lisas Zustand und hofft, daß die letzte stationäre Therapiephase ohne weitere Komplikationen durchgeführt werden kann.

Wiederum zeigt sich in dieser 3. Phase deutlich, wie genau Lisa über ihren tatsächlichen Krankheitszustand Bescheid weiß und daß sie in dieser Zeit größte Schwierigkeiten hat, die auf ihr Bewußtsein einströmenden, beängstigenden Ahnungen und Emotionen unter Kontrolle zu bringen. Sie benimmt sich auch den Schwestern und Ärzten gegenüber sehr aggressiv und bringt in der bei uns ausgesprochenen Anklage: «Ihr dummen Ärzte! Ihr habt etwas vergessen!» ihre Wut und Enttäuschung gegenüber dem Behandlungsteam und die erneute Bedrohung des Heilungsprozesses zum Ausdruck. (Fortsetzung S. 163)

Bei einer kleinen Gruppe von leukämiekranken Kindern oder Kindern mit Erkrankungen des Knochenmarks kann eine Knochenmarkstransplantation erforderlich werden. Damit verbunden ist ein wochenlanger Aufenthalt in einem Isolierzelt, um das Kind vor Infektionen zu schützen. In der folgenden Fallgeschichte von Max möchten wir zeigen, wie in einer solchen Extremsituation Musik durch ihre soziale und gemeinschaftsbildende Funktion helfen kann, das Ausmaß der Isolation zu lindern.

Max – Musiktherapie im Life Island (W. B.)

Vorgeschichte: Max ist ein 6jähriger Junge, der nahezu die Hälfte seines Lebens im Krankenhaus verbracht hat. Er leidet an Panmyelopathie, einer angeborenen Erkrankung des Knochenmarks. Bei dieser Erkrankung reifen keine gesunden und funktionsfähigen Blutzellen aus den Stammzellen des Knochenmarks mehr heran. Aus diesem Grund hat Max seit frühester Kindheit zahllose Krankenhausaufenthalte und unzählige Bluttransfusionen hinter sich. Max und seine Mutter sind von ihrem mehr als 600 km entfernten Wohnort an die Universitätskinderklinik Ulm gekommen, weil hier eine Knochenmarkstransplantation durchgeführt werden soll (die Uniklinik gilt als spezialisiert auf diesem Gebiet). Bei der geplanten Knochenmarkstransplantation soll Jürgen, dem Bruder von Max, gesundes Knochenmark entnommen werden und dann Max in den Blutkreislauf infundiert werden. Bei diesem riskanten medizinischen Eingriff muß durch Zytostatika und Strahlentherapie das gesamte kranke Knochenmark von Max vorher zerstört werden. Da durch diese Intervention das Immunsystem von Max keinerlei Abwehrkräfte mehr besitzen wird, steht Max ein wochenlanger Aufenthalt im «life-island» (Isolierzelt) bevor. Die Familie von Max leidet schwer unter der ganzen Situation. Der Vater von Max ist berufstätig und muß zusätzlich den Bruder von Max versorgen und den Haushalt führen. Die Mutter von Max ist täglich fast rund um die Uhr in der Klinik, um Max bei den bevorstehenden Untersuchungen und Therapien beizustehen. Beide Eltern telefonieren zwar häufig, können sich aber aufgrund der großen Entfernung nur selten sehen. Frau S. (die Mutter von Max) ist zur Zeit der Aufnahme von Max auch noch im 4. Monat schwanger und leidet zeitweise an verschiedenen Schwangerschaftsbeschwerden.

Als ich Max und seine Mutter auf der Kinderstation kennenlerne, warten beide gerade darauf, daß einer der Plätze in den Isolierzelten frei wird. Max wirkt erstaunlich reif für sein Alter. Er hat eine laute, eher tiefe Stimme, redet sehr altklug und ist körperlich kräftig gebaut. Max erzählt mir, daß er vor diesem Klinikaufenthalt schon in einer Jugendkapelle der Feuerwehr bei den Trommlern habe mitspielen dürfen. Voller Begeisterung teilt er mir mit, daß er nach diesem Klinikaufenthalt ein eigenes Schlagzeug bekommen würde, wenn er wieder zu Hause sei. In den ersten Musiktherapiestunden ist Max demzufolge auch besonders an den Schlaginstrumenten, wie Handtrommeln, Becken und Rasseln interessiert. Auf dem Xylofon, das ihm ebenfalls sehr gut gefällt, probiert Max immer wieder, eine bestimmte Melodie zu spielen. Später erzählt mir Max, dieses Lied habe den Titel «Scheißegal, ob Henne oder Hahn» und er findet dabei den «frechen» Text besonders lustig.

In diesen ersten Stunden wirkt Max unheimlich aufgedreht und hektisch. Er redet am laufenden Band, probiert viele Instrumente in raschem Wechsel aus und unterbricht unsere gemeinsame Musik häufig abrupt durch Reden oder Instrumentenwechsel. Ein Zusammenspiel mit ihm fällt mir nicht leicht. Max wirkt musikalisch so ähnlich wie ein Hase auf der Flucht, der ständig neue unerwartete Haken schlägt. Unsere musikalischen Improvisationen sind demzufolge sehr zerrissen, voller Kanten und Abbrüche. Musikalisch bin ich darum bemüht, Max nicht zu sehr auf den Leib zu rücken (offenbar scheint Max zuviel Nähe vermeiden zu wollen), also seine Abwehr zu respektieren. Dennoch versuche ich die ständigen Unterbrechungen der Musik durch «haltende» Klänge an Metallofon oder Triangel zu überbrücken, um mehr Kontinuität und Fluß in unser Spiel zu bringen.

Wärend dieser Improvisationsphasen frage ich mich mehrfach, ob Max in seiner «zerrissenen» Musik seine bisherige Lebensgeschichte hörbar macht, die ja auch von dauernden Abbrüchen durch Klinikaufenthalte seit seiner Geburt durchzogen ist. Weiterhin vermute ich, daß die offensichtliche Unruhe von Max und sein hektisches «Aufgedrehtsein» damit in Zusammenhang steht, daß Max sich innerlich bereits mit dem bevorstehenden Zeltaufenthalt und dem sehr schwerwiegenden Eingriff durch die Knochenmarkstransplantation auseinandersetzt.

In den folgenden drei Wochen wird Max nun medizinisch auf die anstehende Knochenmarkstransplantation vorbereitet. Er bekommt hohe Dosierungen an Zytostatika mit der Absicht, die Zellen des kranken Knochenmarks restlos zu zerstören, damit sich dann später die gesunden Zellen des Spenders dort ansiedeln können. Demzufolge kommt es bei Max zu einer hochgradigen Immunsuppression – seine Anfälligkeit für jede Art von Infektionen ist enorm gesteigert. Max leidet in dieser Zeit sehr an Nebenwirkungen, wie Übelkeit und Durchfall. Er steht unter «strenger Hygiene», d.h. Max darf nicht mehr aus dem Krankenzimmer und alle Personen, die sein Zimmer betreten (einschließlich seiner Mutter), müssen Schutzkittel, Mundschutz und Gummihandschuhe anlegen. Trotz all dieser Einschränkungen und Belastungen, denen Max ausgesetzt ist, bin ich zunächst erstaunt, wie gut er damit klarkommt. Es kann sein, daß für Max Kliniken zu einem Teil seines Lebens geworden sind.

Max erzählt mir, daß er bald seinen Platz im Zelt bekäme und sein Bruder dann das Knochenmark für ihn spenden werde. In unseren musikalischen Improvisationsphasen wird für mich dann deutlich spürbar, daß sich hinter Max' altklugem kontrollierten verbalen Verhalten zunehmend das verletzte, gedemütigte und wütende Kind zeigt.

Musikalisch läßt Max nun in gesteigerte Form Dampf ab. Er bevorzugt die Pauke und die Handbecken und läßt regelrechte Trommelgewitter ertönen. Unsere gemeinsamen «Krachimprovisationen» begleitet Max mimisch und gestisch durch lustvolles Lachen und Grinsen. Für mich wird spürbar, daß sich in seiner Musik lang zurückgehaltene aggressive Impulse ihren Weg bahnen.Im Mittelpunkt unserer Stunden während dieser drei Wochen vor seinem Zeltaufenthalt steht die bemerkenswerte Idee von Max, wir könnten uns doch aus Pauken, Becken und Handtrommeln ein Schlagzeug bauen. Daraufhin entwickeln wir gemeinsam mit viel Phantasie Pläne für das Schlagzeug. Der Infusionsapparat für die Zytostatikainfusion wird von uns kurzerhand zum Beckenständer umfunktioniert und um Max' Bett herum und auf seinem Bett verteilen wir die einzelnen Handtrommeln und Standpauken, Rasseln und Schellenkranz. Max und ich haben auf diese Art seinen großen Wunsch nach einem Schlagzeug, hier im Spiel realisiert, wie auch eine Situation gestaltet, die Max erlaubt, seine starke aggressive Spannung zu kanalisieren.

In der weiteren Behandlungsphase wird Max nun in das «life-island» auf die Transplantationsstation verlegt. In wenigen Tagen soll die Knochenmarkstransplantation stattfinden. Die Nebenwirkungen der hochaggressiven Chemotherapie schlagen nun in aller Schärfe zu. Max sind mittlerweile alle Haare ausgefallen; er leidet an starker Übelkeit, Erbrechen, Durchfall und seine Schleimhäute sind angegriffen. Der Mund von Max muß deswegen täglich mit einem Antiseptikum eingepinselt werden, und Max hat Schmerzen beim Essen und Trinken.

Als ich Max das erste Mal in seinem Isolierzelt begegne, sitzt er auf seinem Bett. Er wirkt müde, blaß und traurig und alles andere als gesprächig. Außer seinem Bett hat Max noch ein Nachtkästchen, einen Stuhl, seine Toilette, ein paar Spielsachen und persönliche Dinge im Zelt. Wegen der starken Infektionsgefährdung soll das Zelt nur in dringenden Fällen betreten werden. Ich bleibe also draußen vor dem Zelt. Max und ich müssen uns nun also in der nächsten Zeit durch die Plastikzeltwand verständigen. Es ist nicht alles leicht zu verstehen, was Max mir sagt.

Trotz seiner körperlichen Schwäche will Max gleich wieder «Schlagzeugspielen». Zunächst sind wir beide damit beschäftigt, eine kreative Lösung für dieses «Spezialproblem» zu finden. Max hat in seinem Zelt zwei schlauchartige Vorrichtungen, die in zwei Gummihandschuhen enden. Da kann er seine Arme durchstecken und so irgendwelche Gegenstände außerhalb des Zeltes anfassen. Gemeinsam überlegen wir nun, wie wir am bestens ein Schlagzeug vor dem

Zelt aufbauen können. Da sich am Zelt verschiedene Plastiklaschen befinden, benutzen wir diese als Beckenaufhängung. Unseren Instrumentenwagen stelle ich so vor das Zelt, daß Max darauf die Handtrommeln verteilen kann, wie er möchte, und die Standpauken stellen wir ebenfalls in Reichweite seiner Arme. Kaum ist das «Schlagzeug» aufgebaut, macht Max durch sein energievolles Schlagzeugspielen deutlich, wie die Isolation des Zeltes durch Musik überwunden werden kann.

In unserer gemeinsamen Improvisation läßt nun Max ziemlich kompromißlos seine ganze Verletzung und Wut über seine Isolation und die ganzen Qualen durch die Nebenwirkungen der Medikamente ab. Max erfindet in diesen Stunden eine Art «Zerstörungsritual», indem er so laut auf das Xylofon schlägt, daß alle Klangstäbe der Reihe nach herausfallen. Dazu schreit Max mit lauter Stimme: «Kaputt! Kaputt! Ich mach alles kaputt!» Max verbietet mir, das Xylofon wieder zu reparieren. Es soll «kaputt bleiben». Neben der Entladung seiner aggressiven Spannung im Spielen liegt die entscheidende Bedeutung dieser Improvisationen wohl darin, daß Max mir als seinem Dialogpartner in der gemeinsamen Musik sein eigenes Empfinden und Erleben viel deutlicher als durch Sprache mitteilen kann.

Bei meinem nächsten Besuch hat Max bereits sein neues Knochenmark bekommen. Jürgen, sein jüngerer Bruder, der Spender des gesunden Knochenmarks, ist von der Entnahme noch sehr geschwächt und muß für einige Tage hier bleiben. Auch der Vater von Max ist für einige Tage da, so daß die ganze Familie endlich wieder kurzzeitig vereint ist. Max freut sich sehr, daß die Transplantation vorbei ist und will nun voller Stolz seinem Vater und Jürgen seine Schlagzeugkünste vorführen. Max überredet seinen Bruder, ebenfalls mitzuspielen. Zunächst bauen wir wieder Becken und Trommeln am Zelt auf. Dann bestimmt Max, daß Jürgen eine Triangel und ein Becken bekommen soll und schließlich motiviert er auch noch seinen Vater zum Mitspielen auf einer Handtrommel. Ich selbst spiele dabei sehr zurückhaltend, um genügend Platz für diese eindrucksvolle Familienimprovisation zu lassen. Max freut sich sehr, endlich mal wieder mit seinem Vater zusammensein zu können. Das gemeinsame Trommeln und Schlagzeugspielen schafft eine wunderbare Verbindung durch die Musik, die die Isolation durch das Zelt verblassen läßt. Nach dieser Improvisation bin ich sehr berührt von der tiefen menschlichen Begegnung und Nähe, die durch das Zusammenspielen in uns allen entstanden ist und die Max sicherlich hilft, noch weiter durchhalten zu können. (Fortsetzung S. 120)

Zusammenfassung

Die vorangegangenen Beispiele zeigen sehr gut, wie genau die Kinder über die Gefährlichkeit ihrer Krankheit Bescheid wissen, auch wenn sie weder die biologischen Zusammenhänge verstehen noch die Erfahrungen der Erwachsenen mit dem Thema Krebs haben. Sie spüren die massive Bedrohung, die von der Krankheit ausgeht, auch wenn die Erwachsenen oft versuchen, den Kindern gegenüber diese Tatsache zu verheimlichen in der Absicht, sie zu schonen.

Gerade Kinder, die nach außen hin sehr brav und ruhig wirken, sind oft innerlich verzweifelt und bedrückt von ihren Befürchtungen und Ängsten. Oft werden diese dann auf die Therapie verlagert, die als «Feind» leichter zu bekämpfen ist als der Krebs selbst.

Aufgabe der psychosozialen Betreuer ist es, solche Mechanismen der Projektion oder Verschiebung von Ängsten und Gefühlen zu erkennen und den Kindern Möglichkeiten zu geben, ihre Befürchtungen und Phantasien auszudrücken und mitzuteilen, um sie so erträglicher zu machen.

Häufig ist es auch notwendig, als Vermittler z.B. zwischen Kind und Eltern zu fungieren.

Diese Arbeit mit der emotionalen Ebene ist nicht einfach. Anders als z.B. in normalen therapeutischen Situationen befindet sich der Betreuer ja sozusagen «mitten im Leben» der Patienten und ihrer Familien und erlebt somit ihren Umgang miteinander hautnah mit. So ist es nur verständlich, daß bei der großen Nähe Gefühle von Kinder und Eltern oft zurückgehalten werden und nur schwer in Worte zu fassen sind.

Musiktherapie bietet hier eine Möglichkeit, das Erleben der Kinder in vielen Nuancen und Schattierungen in Klängen und Tönen hörbar zu machen, die nicht so festgelegt sind wie Worte, aber trotzdem verstanden werden können.

Unterdrückte Gefühle und bedrohliche Phantasien werden anfangs oft zaghaft, dann immer offener über Symbole oder die Musik mitgeteilt. Besonders wichtig ist, daß gerade auch starke aggressive Spannungen über die Musikinstrumente abreagiert werden können und die Kinder so wenigstens kurzzeitig Entlastung erleben und aus der Opferrolle ausbrechen können.

Häufig zeigt sich, daß das seelische Erleben der Krankheit eng verschränkt mit dem körperlichen Zustand und dem Krankheitsverlauf ist. Nehmen Nebenwirkungen und Symptome zu oder kommt es gar zu einem Rückfall, wird meist auch die Musik bedrohlicher und aggressiver, oder es tauchen böse Phantasiegestalten o.ä. auf. Umgekehrt wird bei jedem Schritt zur Besserung oft auch die Musik heller, melodischer und weniger aggressiv, und die inneren Bilder verlieren an Bedrohlichkeit.

Die Musik dient hier also als Ausdrucksmittel, mit dessen Hilfe das Kind seine innere Welt in freien Improvisationen hörbar machen und mitteilen kann, ohne an Worte gebunden zu sein.

Durch den hohen Aufforderungscharakter eignet sich diese Art der Begleitung für Kinder, die die Auseinandersetzung mit ihrer Erkrankung nicht nach außen hin austragen (z.B. in Spielen, Kämpfen, Aggressionen), sondern eher dazu neigen, «alles in sich hineinzufressen».

Ebenso sinnvoll ist das Angebot von Musik als Ausdrucksmittel auch bei Kindern, die von sich aus dieses Medium verlangen oder bereits eine vertrauensvolle Beziehung zum Musiktherapeuten haben. Denn für viele Kinder ist die Person des Betreuers mindestens ebenso wichtig wie das Instrument, das er verwendet.

2.3.3 Musiktherapie bei sozialen Schwierigkeiten (B.G.)

Die Chemotherapie bringt für die meisten Kinder nicht nur körperliche und seelische Schwierigkeiten (vgl. Kap.2.1.), sondern auch soziale Probleme mit sich. Je jünger die Kinder sind, umso stärker machen sich diese bemerkbar. Die Entwicklung eines «normalen» oder gesunden Sozialverhaltens kommt praktisch zum Stillstand. Die Kinder werden aus ihrem normalen sozialen Umfeld ganz herausgerissen. Sie dürfen weder in die Schule, noch in den Kindergarten, in Gruppen oder Vereine gehen. Überhaupt sollen sie möglichst wenig Kontakt zu anderen Kindern haben, um nicht das Risiko einer Ansteckung einzugehen, z.B. durch Windpocken. Dies bedeutet also, daß die Kinder mehr oder weniger ausschließlich ihre engsten Familienangehörigen als Bezugspersonen haben und dort natürlich eine Sonderstellung einnehmen. Das kranke Kind wird in allen Familien automatisch zum Mittelpunkt; es wird bevorzugt, besonders geschont usw. Dazu kommt eine Bindung an die Mutter, die der normalen Altersentwicklung nicht entspricht.

Das Krankenhaus, in dem die Kinder einen Großteil ihrer Zeit verbringen, kann ein kindgerechtes, normales Umfeld nicht ersetzen. Trotzdem ist es auch eine Aufgabe psychosozialer Betreuung, Defizite in diesem Bereich soweit wie möglich auszugleichen und eine normale soziale Entwicklung der Kinder zu fördern.

Musik eignet sich dazu in ganz besonderem Maße. Die allermeisten Kinder reagieren spontan auf Musik und lassen sich so leicht motivieren, z.B. mit anderen Kindern gemeinsam zu musizieren und so aus ihrer Isolierung herauszutreten.

Die Erfahrung zeigt, daß gemeinsames Singen und Musizieren für sehr viele Kinder und auch Eltern eine zwanglose Möglichkeit bildet, Kontakte untereinander zu knüpfen. Durch verschiedene Musikspiele ist es möglich, einzelne Kinder in den Vordergrund zu stellen (z.B. durch Dirigenten- und Solospiele) und ihnen so die Beachtung der ganzen Gruppe zuzusichern. Die Einrichtung fester Zeiten für solche Musikstunden hat sich bewährt. Ich biete zweimal in der Woche am Nachmittag «Musik für alle» an, also gerade auch für die Kinder, mit denen ich sonst nicht intensiver arbeite. Ich habe unterdessen gelernt, wie wichtig es ist, auch die Mütter und Väter dazu einzuladen; auch sie leiden meist sehr unter der sozialen Isolierung, in die sie durch die Krankheit der Kinder

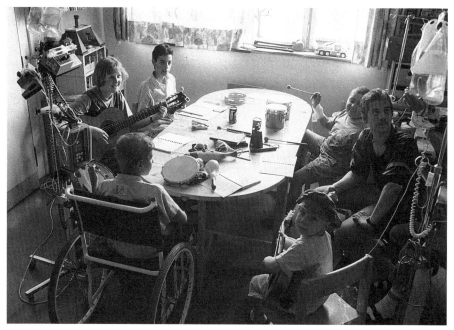

Abb.15: Familienmusik

automatisch geraten. Gerade für «neue» Eltern und Kinder entsteht so eine Möglichkeit, etwas Gemeinsames zu tun, ohne daß man dabei reden und erklären muß. Und vor allem jüngere Kinder würden oft ohne die Mutter oder den Vater an diesen Nachmittagen nicht teilnehmen.

Der Inhalt dieser Stunden ist ganz offen. Es wird viel gesungen, jeder (auch die Eltern!) darf sich ein Lied wünschen, das mit Instrumenten begleitet wird. Dazwischen gibt es Musikspiele, die unterschiedliche Fähigkeiten und Fertigkeiten ansprechen und fördern. Diese Stunden sind bei allen, auch beim Personal, sehr beliebt. Jeder kann teilnehmen, Alter, Nationalität und Funktion spielen keine Rolle. Die Musik verbindet alle und schafft so ein Stück Gemeinsamkeit, die gerade auch die Trennung von gesund und krank aufhebt oder zumindest unwichtig macht. Viele Kinder, die sich anfangs sehr zurückziehen, fassen so langsam Vertrauen zum Krankenhaus, weil sie erleben, daß es dort nicht nur Schreckliches gibt. Eine möglichst kindgerechte Atmosphäre zu schaffen, ist besonders wichtig. Dazu gehört auch das Feiern von kleinen und großen Festen wie Geburtstag, Advent und Weihnachten. Die Musik hat dabei einen festen Platz. Sie schafft einen Rahmen, der für alle offen ist und trotzdem zusammenhält. Sie hat Ritualcharakter, indem sie gleiche Melodien und Lieder für gleiche Anlässe wiederholt.

Jeder Geburtstag kann der letzte für ein Kind sein. Umso wichtiger ist es, das Leben zu feiern. «Wie schön, daß du geboren bist, wir hätten dich sonst sehr vermisst. Wie schön, daß wir beisammen sind, wir gratulieren dem Geburtstagskind», ist nicht umsonst das Lieblings-Geburtstagslied geworden.

Auch die Einführung eines Therapieabschlußfestes hat sich sehr bewährt. Für die Kinder geht damit die schwerste Zeit ihres bisherigen Lebens zu Ende, und sie haben allen Grund zu feiern. Sehr wichtig ist hier, auch die Schwestern, Ärzte und andere MitarbeiterInnen miteinzubeziehen, denn alle gemeinsam haben dazu beigetragen, daß das Kind soweit überlebt hat.

Auch hier ist eine feste Struktur hilfreich: ein Rückblick auf die vergangene Zeit; besondere Ereignisse können nochmal herausgehoben werden, und bestimmte Lieder umrahmen das Ganze. Auch wenn die Kinder später einen Rückfall haben, sind die Feste, bei denen die ganze Station gemeinsam mit ihnen gefeiert hat, eine wichtige bleibende Erinnerung.

Die Förderung sozialer Kontakte für ausländische Kinder, die kein Deutsch verstehen und oft auch noch aus völlig anderen Kulturkreisen kommen, ist besonders wichtig. Zusätzlich zur Krankheit kommt hier noch der Schock über eine fremde Umgebung dazu, in der sie wenig oder gar nichts verstehen.

Ina – Vertraute Klänge aus Vietnam (B.G.)

Ina war knapp 12 Jahre alt, als sie an einer akuten myeloischen Leukämie erkrankte. Sie war 2 Jahre vorher mit ihren 4 Geschwistern aus Vietnam zu ihrem Vater nach Deutschland gekommen. Ihre Mutter galt als vermißt. Ihre älteste Schwester (21) übernahm daher die Mutterrolle in der Familie. Obwohl Ina schon zwei Jahre in die deutsche Schule ging, war ihr Deutsch, vor allem ihre Aussprache, sehr schlecht. Aus diesem Grund hatte sie kaum Kontakt zu anderen Kindern. Auch in der Klinik zog sie sich sehr stark zurück. Sie hatte viele körperliche Symptome, und es ging ihr wochenlang sehr schlecht. Sie vermisste ihre Mutter schmerzlich. Ihre Schwester war mit der Aufgabe, ihr die Mutter zu ersetzen, vollkommen überfordert.

Es war sehr schwierig zu Ina Kontakt zu finden. Es gelang mir schließlich ihr Interesse mit Fimo, einer Knetmasse, zu wecken. Sie machte daraus Namensschilder für sich und ihre Schwester, und erzählte mir dabei von Vietnam und darüber, daß sie viel lieber dort geblieben wäre. Sie erzählte, daß eine ihrer Freundinnen dort ein Klavier hatte und daß sie selbst immer gerne spielen wollte. Ich brachte ihr deshalb das Keyboard, und zum erstenmal überhaupt sah ich sie lächeln. Sie wollte gleich mit allen zehn Fingern auf einmal spielen und bat mich, sie «richtige» Musik zu lehren. Ich war etwas ratlos. Was verstand sie unter «richtiger» Musik? Und vor allem, was war einfach genug, daß sie es möglichst schnell lernen konnte? Ich überlegte. Ich hatte kurz vorher mit einem anderen Kind «Bruder Jakob» gesungen und dachte, daß Ina das Lied vielleicht aus der Schule kannte. Ich spielte es ihr vor, und sie war sofort interessiert daran. Anscheinend entsprach das ihrer Vorstellung von «richtiger» Musik. Sie lernte die Melodie sehr schnell. Ich sang dazu und war ziemlich erstaunt über ihre rasche Auffassungsgabe. Sie versuchte die ganze Zeit, mir etwas zu erklären, das ich erst nach einer Weile verstand: Sie kannte das Lied, aber nicht aus der Schule, sondern aus Vietnam! Sie sang mir das Lied auf Vietnamesisch vor und amüsierte sich köstlich über meine Versuche, den Text zu lernen. Ich hatte Ina noch nie vorher so gelöst gesehen. Sie lachte laut und wollte unbedingt ihre neuerlernte Kunst ihrem Vater vorspielen. Wir sangen abwechselnd deutsch und vietnamesisch und machten auch eine Videoaufnahme davon.

Von diesem Zeitpunkt an wurde Ina aufgeschlossener. Vorher hatte sie gesagt, sie würde ihr Zimmer erst verlassen, wenn sie wieder ganz gesund sei. Jetzt zeigte sie langsam doch Interesse an anderen Kindern. Sie hatte einmal beobachtet, wie ich mit anderen Kindern ein italienisches Lied mit Bewegungen («Come si pianta la bella polenta») gesungen hatte. Sie bat mich eines Tages, ihr dieses Lied vorzusingen. Sie sang mir dann Lieder aus Vietnam vor und erzählte mir viel von ihrem Land: daß dort Kommunisten sind, weswegen ihr Vater fliehen mußte; daß die Kinder nicht soviele Sachen zum Anziehen haben und in der Schule geschlagen werden. Aber auch viel von ihrem Großvater, zu dem sie eine sehr innige Beziehung gehabt hatte. Sie schien langsam zu akzeptieren, daß sie nie mehr in dieses Land zurück konnte und setzte sich mit dieser Tatsache auseinander. Sie gewann mehr und mehr Vertrauen zu den Menschen in der Klinik. Über die Musik fand sie Kontakt zu anderen Kindern.

Eine dieser Stunden sah so aus: Neben Ina und ihrer Schwester war Maria, ein 12jähriges jugoslawisches Mädchen mit ihrem Vater, sowie Leila, ebenfalls 12 Jahre, aus Tunesien im Zimmer. Maria war in Deutschland aufgewachsen, aber sehr schüchtern und zurückgezogen. Leila war extra zur Behandlung ihres Tumors nach Deutschland gekommen. Sie hatte am Anfang kein Wort Deutsch verstanden, und ich hatte Kontakt zu ihr gefunden, indem wir gemeinsam ihre Lieblingskassetten angehört hatten. Unterdessen konnte sie sich einigermaßen verständigen, hatte aber ebenfalls nicht viel Kontakt zu anderen Kindern. Ina nun wünschte sich wieder «Come si pianta». Obwohl sie ja kein Wort verstand, hatte es ihr das Lied angetan, wahrscheinlich wegen der Bewegungen, die die verschiedenen Stadien des Maisanbaus darstellen. Drei Mädchen aus Tunesien, Vietnam und Jugoslawien sangen also ein italienisches Lied, das durch die Bewegungen für alle verständlich war. Ina wollte dazu auf ihrem geliebten Keyboard spielen. Ich zeigte ihr eine ganz leichte Begleitung. Leila spielte dasselbe auf dem Xylophon, wobei sie zunächst mit dem 3/4-Takt erhebliche Schwierigkeiten hatte. Maria übernahm den Baß auf Klangstäben. Der Vater und die Schwester bekamen Rhythmusinstrumente zugeteilt. Ein Musiktherapiestudent, der mit dabei war, spielte Gitarre, und ich versuchte das Ganze zu koordinieren. Die Musik wurde zum vollen Erfolg! Vor allem Ina konnte gar nicht genug kriegen. Sie war so begeistert über das Ergebnis: darüber, daß wir alle gemeinsam diese Musik spielten. Sie lachte und redete ganz ungezwungen mit den anderen, wenn sie auch nicht immer gleich verstanden wurde.

In dem geschützten Raum ihres Zimmers war es für Ina möglich geworden, ihre Scheu ganz abzulegen und vor allem zu zeigen, was sie auf dem Keyboard gelernt hatte. Sie war genauso wichtig wie die beiden anderen Mädchen, und dies tat ihr sehr gut.

Bei ihrem Therapieabschlußfest, das bald darauf stattfand, hielt sie sich wieder sehr im Hintergrund. Es war ihr sichtlich unangenehm, so im Mittelpunkt zu stehen. Dies änderte sich aber, als wir «ihr» Lied sangen. Da war sie wieder gleich unter den anderen. Keiner verstand den Text, aber alle die Bewegungen. Ina strahlte.

Natürlich konnten durch diese Musikstunden ihre grundsätzlichen Kontaktschwierigkeiten nicht völlig beseitigt werden. Auch heute noch fällt es ihr schwer, mit deutschen Kindern, z.B. in der Schule zu spielen. Hier war es wenigstens für eine gewisse Zeit möglich gewesen, ihr die Angst zu nehmen und sie an einer gemeinsamen Aktion teilhaben zu lassen, in der sie genauso wichtig war wie die anderen Kinder auch.

In Inas Fall war die Entdeckung des vietnamesischen «Bruder Jakob» Zufall gewesen. Bei anderen Kulturen ist es leichter, über entsprechende Lieder einen ersten Kontakt zu den Kindern zu finden, den die meisten dankbar erwidern. So ist es möglich, Kinder aus anderen Kulturkreisen miteinzubeziehen und ihnen durch die Musik auch im fremden Land das Gefühl zu geben, daß sie nicht ausgeschlossen sind. Gleichzeitig erleichtert Musik den deutschen Kindern, erste Kontakte zu ausländischen Mitpatienten zu knüpfen. Irgendeine Gemeinsamkeit läßt sich immer finden, und gar nicht selten ist es der international bekannte Schlager:

«Life is life
And we all give the power
We all give the best
Every minute of an hour
Don't think about the rest
Life is life.» (OPUS)

Zusammenfassung

Die Durchführung der Chemotherapie ist in zweierlei Hinsicht ein gravierender Eingriff in das soziale Leben der Kinder: Zum einen ist ein Krankenhaus niemals ein normaler kindgerechter Aufenthaltsort; zum anderen wird durch die

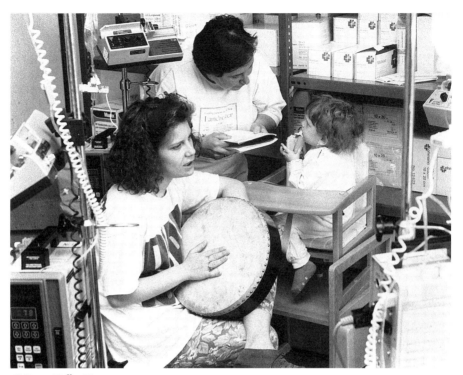

Abb.16: «Bella Ciao»

Chemotherapie das Immunsystem der Kinder so geschädigt, daß sie den Kontakt mit allen Kindern wegen der Ansteckungsgefahr meiden sollen. Die Defizite im sozialen Bereich, die durch diese Isolation entstehen, können im Krankenhaus nur teilweise ausgeglichen werden.

Offene musikalische Aktivitäten eignen sich besonders dazu, in einem ungezwungenen Rahmen Kontakte untereinander zu knüpfen und über die international verständliche Sprache der Musik Gemeinsamkeit zu erleben. Das Kennenlernen anderer Kinder wird so erleichtert; durch Musikspiele können soziale Fähigkeiten trainiert werden, und Erfolgserlebnisse können das Selbstbewußtsein kleinerer oder schüchterner Kinder stärken.

Die Teilnahme an solchen offenen Angeboten, zu denen auch das Feiern von Festen gehört, bildet oft die Grundlage für eine spätere vertrauensvolle Beziehung zur Musiktherapeutin, die für die Begleitung einzelner Kinder in Krisenzeiten notwendig ist.

2.3.4 Musiktherapie mit Jugendlichen

Das Jugendalter kann von vornherein als eine existentielle Umbruchsituation verstanden werden. Kiepenheuer (1988) sieht in der Pubertät eine Revolution, in der der junge Mensch sozusagen aus seiner vertrauten Haut herausgeworfen wird.

Versuchen wir daher zunächst einen Blick in diese entwicklungsbedingte Krisenzeit zu werfen, damit uns das Erleben Jugendlicher durch das plötzliche Auftreten einer lebensbedrohlichen Erkrankung verständlicher und einfühlsamer wird.

Eine neue, schwierige Aufgabe in der Entwicklung, die der Selbst-, der Identitätsfindung («Wer bin ich, und bin ich so, wie ich bin, o.k.?»), stellt sich dem Heranwachsenden. Es kommt zur genitalen Ausreifung, u.a. durch die erste Menstruation/Pollution, die das eigene Körper- und Selbstbild in Frage stellt. «Die damit veränderten Körpergefühle und die Erkenntnis, daß der Körper alles Schöne, alles Ebenmäßige ... verloren hat, stellen eine extrem narzißtische Kränkung dar, ebenso wie die schlacksigen Bewegungen und der Gestaltzerfall der motorischen Schablonen zu schweren Verzweiflungszuständen führen. Damit muß sich aber der junge Mensch abfinden, und es bedarf großer seelischer Abwehrleistungen, dabei nicht aufzugeben» (Spiel, 1974).

Das einst mit Sicherheit und Geborgenheit verbundene Familienleben wird dem Jugendlichen häufig aus zunächst unerklärlichen Gründen «zu eng», er fühlt sich nicht mehr verstanden, und es kommt zu heftigen Auseinandersetzungen u.a. mit den Eltern bei Verweigerung seiner Ansprüche nach einem mehr selbstbestimmten Leben. Er sucht sich verunsichert seine Freiheit, seine Einheit, indem er seine Abgrenzung vom vertrauten Du, seinen Eltern, provoziert, und gleichzeitig ängstigt es ihn, «entwurzelt» zu werden.

Aber auch die Eltern fühlen sich in dieser Zeit häufig unsicher, überfordert und verlassen. Sie wissen nicht immer, ob das, was für sie selbst von Nutzen und richtig ist, auch für ihre Kinder gilt. Andererseits erleben sie jetzt durch die häufigen Auseinandersetzungen «hautnah», daß sich ihr Kind auf seinen Weg in die größere Welt macht. Im Gegensatz zu anderen Kulturen mangelt es uns ja auch in der jetzigen Zeit an sozial festgelegten Zeichen oder Initiationsriten, die den Eltern und Jugendlichen bei der Aufgabe «Lösen aus den familiären Bindungen und Finden individueller Beziehungen» hilfreich zur Seite stehen. «Galt es im sogenannten Trotzalter, das erlebte Ich zu konstituieren und dem Du gegenüberzustehen, so kommt es nun zu einer höheren Form der Selbstfindung: zur Konstruierung des Selbst als eines einmaligen, unverwechselbaren, individuellen Phänomens, zur Gewinnung einer persönlichen Kontur. Die Selbstfindung setzt voraus, daß sich das Bewußtsein erweitert hat und zwar nach innen. Erst in der Pubertät entwickelt sich die Reflexion zum Nachdenken über sich selbst» (Schenk-Danziger, 1977).

Jugendliche stehen immer häufiger im Zwiespalt zwischen dem, was sie wollen und dem, was sie sollen, was die Wahrnehmung der Umwelt fordert. Und so fällt es ihnen schwer, zu entscheiden, was zu tun und zu lassen ist. Das macht Angst, vor allem Gewissensangst. Sie befinden sich in einer ständigen Zerreiß-probe und sind stark wechselnden Stimmungsschwankungen mit häufigem «aus der Haut fahren» unterworfen. Dabei wissen sie häufig nichts mit sich anzufangen, finden vieles «totlangweilig» und empfinden eine bedrückende Leere. Manchmal geraten sie in die Gefahr, sich über Rauschgifte einerseits und waghalsige, bis an die Todesgrenze führende Mutproben andererseits, diesem schallarmen Raum entziehen zu wollen.

Auf ihrer Reise durch das Niemandsland zwischen Kindsein und Erwachsen-werden-wollen entwickeln sie vor allem zur Gruppe der Gleichaltrigen von der Familie unabhängige Beziehungen. Unter «Ihresgleichen» fühlen sie sich siche-rer und versuchen, über eine recht konforme Cliquenbildung mit gleichen Anschauungen, festen Regeln, wie ähnlicher Kleidung etc. und einem Wir-Gefühl ihr inneres Wirrwarr zu ordnen. Gleichzeitig begehren sie häufig gegen die Eltern- und Erwachsenenwelt insgesamt auf.

Es ist die Zeit, in der der Versuch erster sexueller Beziehungen gewagt wird, häufig zunächst zum gleichen Geschlecht, was nicht als beginnende Homose-xualität gesehen werden darf. Die dann in der Regel etwas später beginnende Sehnsucht und der reale Beginn erster gegengeschlechtlicher Begegnungen, das erste «schwärmen für» und «bis über den Kopf verliebt sein» in einen Jungen, ein Mädchen, kann dann zwar kaum abgewartet werden, verunsichert jedoch auch und macht Angst, vor allem davor, im eigenen Geschlecht nicht angenom-men zu werden.

Können wir das Jugendalter als die Phase der Trennung, des Aufbruchs, des schwierigen Übergangs, aber auch als die des beängstigenden Innehaltens und der Selbstzweifel («Wer bin ich; sind meine Gefühle, Wünsche, Gedanken und Handlungen o.k.; darf ich mich von zuhause aufmachen auf meinen Weg?») verstehen, so können wir davon ausgehen, daß eine lebensbedrohende Erkran-kung in dieser Krisenzeit a priori nahezu einen Zusammenbruch der Selbstor-ganisation, körperlich wie seelisch auslöst.

Jugendliche sind durch die Erkrankung und Therapie in der Regel gezwungen, ihre vielleicht gerade mühsam und unter großem Einsatz erworbene Selbststän-digkeit und Ablösung aus der Familie aufzugeben. Da die Erkrankung meist als persönliches Versagen oder als Bestrafung für «unerlaubte» Wünsche, Phanta-sien und Handlungen erlebt wird, gehen mit ihr lebensbedrohliche Ängste, eine innere Beschämung, Schuldgefühle und ein (erneut) tiefes Gefühl narzißtischer Verletzung einher.

In einer frühen Untersuchung von Beverly (1936) antworteten 90% eines Kol-lektivs von hospitalisierten, herzkranken und diabetischen Kindern in Chicago auf die Frage, warum Kinder krank werden: «Weil sie böse sind.» Diese Vorstellung, schreibt Bürgin (1978), scheint regelmäßig und unabhängig von der Schwere der Krankheit ebenso bei Erwachsenen zu finden zu sein. Aber auch die Eltern und Geschwister beschäftigen sich intensiv mit Fragen wie: «Haben wir etwas falsch gemacht, unterlassen oder übertrieben etc; haben wir zu sehr an uns selbst gedacht; hätten wir die Erkrankung verhindern können?»

Eine lebensbedrohende Erkrankung verändert schlagartig das emotionale Klima und die Kommunikationsweisen einer Familie. Auch für die Eltern und Geschwister bedeutet die Erkrankung ein Leben in einem Alarmzustand. Gedanken und Vorstellungen an ein mögliches Sterben werden allseits fast immer im Dienste der Aufrechterhaltung vital-psychischer Ressourcen und dem Entgegenwirken einer Destabilisierung verleugnet. Im Vordergrund steht für alle die schwere emotionale und soziale Anpassung an den «Ausnahmezustand» und die Mobilisierung verfügbarer Potenzen.

Der erkrankte Jugendliche benötigt einen vertrauensvollen Behandlungs- und Betreuungsraum, in den er seine persönlichen Vorstellungen und Modelle zur Krankheitsentstehung, zum möglichen Verlauf und sein momentanes Befinden einbringen kann. Selbstverständlich muß er deshalb von Beginn an in alle Gespräche über die Erkrankung (Aufklärung) miteinbezogen werden. Wir haben gelernt, daß jeder Versuch der Eltern oder der Mitarbeiter, dem Jugendlichen irgendwelche Informationen im Sinne einer Schonung vorzuenthalten, von diesem als Vertrauensbruch wahrgenommen wird, sein Ich weiterhin schwächt und eine noch größere Abhängigkeit oder sein Rückzugsverhalten fördert. Dann erhält die Erkrankung einen noch bedrohlicheren Charakter, weil «sich keiner mehr zu sprechen traut». Oder der Jugendliche spürt intuitiv sehr genau, daß die Eltern mit der Situation überfordert sind und daher den offenen Dialog nicht mehr aufrechterhalten können. Wichtig erscheint uns insgesamt, daß die häufig zunächst reaktiv «erstarrte» Familienkommunikation durch die Behandelnden und psychosozial Betreuenden «in Fluß gehalten bzw. verflüssigt» wird. Je flüssiger und ehrlicher der Dialog insgesamt ist, umso eher können es sich auch alle Betroffenen gestatten, z.B. aktuelle Gefühle von Wut und Enttäuschung über die seelische wie körperliche Verletzung, die Sorgen und Ängste um die weitere Lebensgestaltung und Hoffung auf Heilung zu äußern.

Jugendliche mit durch die Erkrankung und Therapie stark veränderter Lebensqualität freuen sich über ein Beziehungsangebot, in dem ihre entwicklungsbedingten Krisen einerseits, und die momentane Situation schwerer Erkrankung andererseits, integriert und berücksichtigt werden. Werden sie «dort abgeholt, wo sie (in der Entwicklung) stehen», so fühlen sie sich in ihrem Ich angenommen und können anstehende, beunruhigende Fragen besser bearbeiten, wie z.B. die nach dem Verbleib der körperlichen Integrität (mögliche Unfruchtbarkeit durch die Therapie, körperverändernde Operationen), Sorgen um das weitere Eingebundensein in die Clique (viele Gleichaltrige meiden erkrankte Jugendliche wegen der zu intensiven Konfrontation und der Identifikation mit Krankheit, Leid und möglichem Tod) und unzähliges mehr. Eine kreative Bewältigung der Erkrankung und eine weitere Entwicklung in Richtung mehr Autonomie, mehr Mensch, ist so möglich.

Musik kann eine Brücke bauen bei dem Versuch, vom Jugendlichen als Vertrauenspartner akzeptiert zu werden. Die Angst, sich auf eine emotionale Ebene einzulassen, wird häufig durch die auch von Erwachsenen bekannten Reaktionen, wie «Kinderkram» oder «Bin nicht musikalisch!», ausgedrückt. Gelingt es jedoch, einen musikalischen Kontakt aufzubauen, kann sich dieser zu einer wichtigen und unterstützenden Hilfestellung entwickeln.

Conni – «Ich habe Musik schon immer gemocht» (B.G.)

Conni war 17 Jahre alt, als sie ins Ausland ging, um dort ein Jahr lang als Austauschschülerin die Schule zu besuchen. Dies war gewiß ein sehr mutiger Schritt in Richtung Selbständigkeit. Doch schon nach 2 Wochen war dem ein Ende gesetzt: Conni hatte plötzlich Koordinationsschwierigkeiten beim Laufen. Sie ging zum Arzt, und dieser diagnostizierte einen Hirntumor.

Conni kam zurück nach Deutschland, wurde in unserer Klinik operiert und bekam anschließend eine Chemotherapie. Als ich Conni kennenlernte, litt sie sehr sichtbar unter den Folgen der Operation. Die rechte Körperhälfte war leicht gelähmt, dazu hatte sie massive Konzentrationsschwierigkeiten. Diese bereiteten ihr am meisten Sorgen: Sie versuchte, auch im Krankenhaus den Anschluß an ihre Schulklasse zu behalten. Das Lernen war ihr aber zunächst unmöglich. Diese Tatsache beunruhigte Conni sehr.

Ich versuchte, mich in sie hineinzudenken: Pläne auf unbestimmte Zeit über den Haufen geworfen; das Leben bedroht; eine Operation, die sie sehr verändert hatte, dazu eine Therapie, die ihr schwer zu schaffen machte. In vielen Gesprächen erfuhr ich, daß sie schon immer sehr leistungsbewußt gewesen war und hohe Anforderungen an sich selbst stellte. Es fiel ihr enorm schwer, zu akzeptieren, daß sie jetzt diesen Ansprüchen nicht mehr gerecht werden konnte.

Conni hatte zu Hause Klavier gespielt. Trotzdem hielt sie ihre musikalischen Fähigkeiten für nicht sehr ausgeprägt. In ihrem Freundeskreis waren einige «richtige» Musiker, die ihre (immer unerreichten) Vorbilder gewesen waren und jetzt in noch weitere Ferne rückten. Connis vielfältige Probleme schienen sich auch für mich wie ein Berg aufzutürmen, und ich fragte mich sehr, inwieweit ich ihr bei der Bewältigung eine Stütze sein könnte.

Conni hat sich bereit erklärt, ihre Erfahrungen, die sie mit der Musiktherapie gemacht hat, selbst aufzuschreiben:

«Ich habe Musik schon immer gemocht; Musik in jeder Form, ob jetzt Vokal- oder Instrumentalmusik, moderne, Pop- oder klassische Musik; einfach nur zum Zuhören oder zum Selbst-Musizieren. Für jede Stimmung oder Laune hatte und habe ich eine bestimmte Kassette, die mich je nachdem beruhigt, mir beim Nachdenken hilft, bei der ich mich abreagieren kann usw. Früher hatte ich Klavierunterricht und habe im Chor gesungen. Als ich krank wurde, habe ich beides mehr oder weniger gezwungenermaßen aufgegeben, und das Klavierspielen litt arg darunter, daß ich die meiste Zeit im Krankenhaus war und deshalb nur sehr wenig Zeit zum Üben hatte, was auch noch dadurch beeinflußt wurde, daß ich bei den seltenen Gelegenheiten kaum die Geduld aufbrachte, konsequent irgendwelche Stücke zu lernen.

Daß es auf Station eine Musiktherapeutin, Barbara, und einige Möglichkeiten gibt, sich mit Musik zu beschäftigen, habe ich lange Zeit gar nicht zur Kenntnis genommen. Anfangs war ich wohl zu sehr mit mir selbst beschäftigt gewesen, und außerdem wäre ich auf eine solche Idee von alleine auch gar nicht gekommen. Krankenhaus war für mich Krankenhaus, wie das Wort sagt, auf jeden Fall kein Ort, an dem man für solche Dinge Zeit hat. Soweit ich mich erinnern kann, war es dann auch Barbara, die auf mich zukam und mir davon erzählte. Ich glaube, ich war zunächst auch etwas skeptisch. In den ersten Wochen auf Station habe ich an so gut wie nichts teilgenommen. War wohl, so schätze ich das heute ein, ziemlich gleichgültig allem gegenüber, was um mich herum vor – ging, und war gerade dabei, richtig schön zu versumpfen. Es war ungefähr um die gleiche Zeit herum, daß ich anfing, mit Barbara zusammen zu musizieren und gleichzeitig insgesamt aktiver zu werden, und ich bin davon überzeugt, daß mir die Musik dabei sehr geholfen hat, und nicht nur dabei. Ich habe mich nie für mehr als durchschnittlich musikalisch gehalten, hatte aber dennoch zeitweise in dieser Beziehung einen grenzenlosen Ehrgeiz entwickelt, der mich manchmal sogar daran gehindert hat, wirklich Freude zu haben. Ich glaube, das habe ich mit der Zeit in den Stunden mit Barbara weitgehend abgelegt. Das wären also schon alleine zwei Punkte, was mir die Musikstunden während der Zeit auf Station gebracht haben.

In der ersten Stunde arbeiteten Barbara und ich mit Schlitztrommeln, von denen ich vorher noch nie etwas gehört hatte, so daß ich auch nicht so recht etwas damit anzufangen wußte. Wir machten eine Art Frage-und-Antwort-Spiel daraus; die spontane Antwort auf das, was der andere vorher gespielt hatte. Aber diese Trommeln waren für das, was ich gewohnt war, zu unmelodisch. Es gibt keine klar abgegrenzten Halb- und Ganztonschritte wie bei den üblichen Dur-Moll-Tonleitern. Für mich war keinerlei Logik hinter den Tönen, die man erzeugen konnte. Dagegen wollte ich von Anfang an lernen, auf der Leier zu spielen, und dabei sind wir dann auch die meiste Zeit geblieben.

Zuerst war es natürlich nicht interessant, wie das immer ist, wenn man irgendwo anfangen muß. Ich fing also damit an, Quinten zu spielen: e-h, immer wieder, bis ich nicht mehr mit den Fingern an andere Saiten anstieß und sich die Töne auch einigermaßen nach Tönen anhörten. Ich hatte es mir, ehrlich gesagt, leichter vorgestellt, und teilweise war ich natürlich auch etwas behindert durch den einen oder anderen Tropf, der mich manchmal auch ganz am Spielen hinderte. Aber obwohl es mir während der ganzen Zeit fast nie so gut ging, hatte ich diesmal wesentlich mehr Geduld als sonst bei mir üblich und probierte auch oft verschiedene Dinge aus, wenn Barbara nicht da war.

So ging es dann weiter: Der erste Schritt vorwärts waren Quinten mit beiden Händen zu spielen und schließlich pentatonische Reihen. Diese haben den Vorteil, daß sie nicht schwer sind und man doch alles spielen kann, ohne daß es sich falsch anhört. Man hat irgendwie das Gefühl, doch schon eine Menge gelernt zu haben.

Im Laufe der nächsten 8 Wochen arbeiteten wir meistens mit der Leier, manchmal mit großen Unterbrechungen, wenn ich wegen eines Tropfes nicht spielen konnte, oder weil es mir auch sonst in irgendeiner Form nicht gut ging. Leider bin ich nicht soweit gekommen, daß ich irgendein richtiges Stück hätte spielen können, ich hatte einfach zu spät angefangen, aber wir haben vieles ausprobiert, was mir auch so, ohne großes Können, Spaß gemacht hat.

Einmal z. B. haben wir den ‹Canon› von Pachelbel auseinandergenommen. Das Stück kannte ich vorher noch nicht, aber inzwischen ist es eines der wenigen Musikstücke für Streicher, die ich wirklich gerne höre, denn normalerweise mag ich am liebsten Klaviermusik, wenn es um Klassik geht, vielleicht deswegen, weil ich auch Klavier gespielt habe. Diesen Kanon haben wir dann versucht, auf seine Form hin zu analysieren, und das, was wir herausgefunden hatten, versuchten wir graphisch aufzuzeichnen, was gar nicht so einfach war, denn z. B. bei der Baßstimme waren wir uns eine ganze Zeit lang uneins, ob sie nun wirklich die ganze Zeit das gleiche Motiv spielt oder nicht. Es war auch schwierig, herauszufinden, wieviele und welche Instrumente genau verwendet wurden, aber es mußte ja nicht perfekt sein.

Später haben wir auch viel gesungen, Barbara und ich, vor allem Kanons wie z. B. ‹Heho› oder ‹Shalom chaverim›. Die können noch so simpel sein, zusammengesungen hören sie sich toll an. Irgendwie kam ich sogar auf die verrückte Idee, eine Liste von Kanons zusammenzustellen, um später eine Art Konzert zu geben. Ich weiß nicht, ob wir das wirklich gemacht hätten, wenn die Zeit noch ausgereicht hätte, aber meine Therapie ging etwas früher als geplant zu Ende, so daß wir nicht mehr dazu gekommen sind.

In Verbindung mit dem Singen haben wir zur Übung Intervalle gehört mit Hilfe der Leier. Jede von uns hatte eine Leier, spielte zwei Töne, wobei der erste Ton immer der letzte der anderen sein mußte. Es hat erstaunlich gut funktioniert, besser jedenfalls als ich gedacht hätte, denn ich hatte gemeint, daß ich auch hier ziemlich aus der Übung gekommen wäre.

Abschließend würde ich sagen, daß die Musikstunden mir wirklich viel gebracht haben. Sie konnten natürlich nicht die Nebenwirkungen der Therapie überspielen, aber ich hatte einen Zeitvertreib, der mir viel Spaß gemacht hat, und der vieles wenigstens überbrückt hat, wenn ich auf etwas warten mußte beispielsweise. Eines finde ich noch wichtig zu erzählen: Während der ganzen

Monate im Krankenhaus hatte ich immer mindestens diese eine Kassette dabei: die ‹Missa papae Marcelli› von Palestrina. Diese spezielle Musik hat mich immer beruhigt, wenn ich zum Beispiel vor der nächsten Therapie Angst hatte, oder wenn es mir seelisch nicht gut ging. Dazu kommt noch, daß ich mit ihr eine schöne Erinnerung verbinde, so daß sie auch immer die beabsichtigte Wirkung auf mich hatte, egal wie schlecht es mir ging. Ich finde es wichtig, daß man so etwas hat, und ich glaube, in vielen Fällen ist die Musik, egal welche, sehr geeignet dazu.«

Conni hatte hohe Leistungsansprüche nicht nur der Musik gegenüber, sondern auch, was die Beziehungen zu ihren Freunden anging. Sie meinte, alle anderen seien «wichtiger» oder «besser» als sie. Über den Kanon von Pachelbel erlebte sie, wie alle Stimmen gleichwertig sind, auch wenn sie, wie das Cello, ein technisch nicht sehr anspruchsvolles Motiv zu spielen haben. Im Singen der Kanons griffen wir diese Idee weiter auf, denn sie war anfangs selbstverständlich der Meinung, daß auch ich «besser» sei als sie. Durch die Erfahrung des gemeinsamen Singens verlor sie dieses Gefühl. Außerdem erinnerte sie sich beim Singen an ihre Chorerfahrung, und daß das Singen doch im Sitzen vielleicht besser ginge – singend auf einem Stuhl war von Übelkeit keine Rede mehr, obwohl sie sonst tagelang das Bett nicht verließ, weil ihr übel war.

Nachtrag: Kurz vor der Fertigstellung des Manuskripts für dieses Buch erlitt Conni einen Rückfall, an dem sie sehr schnell verstarb. Es war ihr wichtig zu wissen, daß ihre eigene Darstellung veröffentlicht werden würde, und sie suchte sich selbst ihr Pseudonym aus: «Conni – das klingt so fröhlich!»

Andreas – «Mir hat es auf jeden Fall Spaß gemacht» (B.G)

Andreas erkrankte mit 18 Jahren an einem Knochentumor am Bein. Sein Kniegelenk mußte daher amputiert werden. Um die Funktion eines Kniegelenks trotzdem zu erhalten, wurde der verkürzte Unterschenkel um 180 Grad verdreht an dem ebenfalls verkürzten Oberschenkel befestigt (Umkehrplastik). Mit Hilfe einer Prothese kann Andreas so wieder «normal» laufen. Auch für Andreas war die Krankheit ein schwerer Schlag. Er war in einer Clique von Jugendlichen, die gerne den starken Mann spielten und sich zum Teil in einem halbkriminellen Milieu bewegten.

Sein Tumor schien ihn erst nicht sehr zu beeindrucken. Er versuchte in erster Linie «cool» zu bleiben. Doch die Krankheit nahm ihn bald sehr stark in die Mangel. Er verlor rapide an Gewicht und hatte mit starker Übelkeit zu kämpfen. Gleichzeitig versuchte er ständig, alle Leute zu provozieren. Er flirtete ausgiebig mit den Schwestern, legte sein verkürztes und verdrehtes Bein provozierend auf den Tisch, «vergaß» Behandlungstermine usw. Er setzte dabei immer wieder seinen Charme ein, aber seine Verzweiflung, die ihn zu diesem Verhalten trieb, war nicht zu übersehen.

Andreas hörte manchmal zu, wenn ich mit kleinen Kindern zusammen Musik machte. Ich fragte ihn deshalb, ob ihn sowas denn interessiere. Zu meinem Erstaunen erklärte er gleich, daß er gerne Gitarre spielen würde: «Wie am Lagerfeuer», das fände er gut. Ich bot ihm an, daß ich ihm dabei helfen könnte. Auf seinen Wunsch hin begannen wir mit «What shall we do». Andreas stellte sich sehr geschickt dabei an, überlegte sogar, sich selbst eine Gitarre zu kaufen.

Danach sah ich Andreas monatelang kaum. Als er wieder auf Station war, fragte er von sich aus nach den großen Trommeln, von denen ich ihm erzählt hatte. Ich zeigte ihm ein paar Congas und dachte, daß sie gut zu seiner oft aggressiven Stimmung passen würden. Aber Andreas hatte anderes im Sinn. Wir begannen mit einigen einfachen Dialogspielen, und Andreas reagierte mit einer mir bisher unbekannten Sensibilität. Ich versuchte mehrmals, ihn mit meiner Conga zu provozieren, ihn zum «Streiten» herauszulocken, aber er wich beinahe ängstlich aus. Er legte großen Wert auf ein harmonisches Spiel, bei dem wir beide dieselbe, gleichberechtigte Rolle einnahmen. Ich überlegte mir, wie oft Andreas eine solche Art von Beziehung in seinem bisherigen Leben wohl schon erlebt hatte. Eine ganz weiche, sensible Seite kam da zum Vorschein, die er im Schutz der Instrumente auslebte. Dabei war ihm eine genaue Struktur wichtig. Er hielt sich streng an ein 4/4-Takt-Modell. Andreas selbst war so begeistert über unsere Musik, daß er darauf bestand, sie seiner Mutter vorzuspielen, zu der er sonst nicht das beste Verhältnis hatte.

Wir spielten öfter zusammen, wobei Andreas immer Wert darauf legte, daß die Lautstärke im Rahmen blieb. Zwischen der Musik redeten wir. Ein immer wiederkehrendes Thema war Andreas' Wunsch, selbst über seinen Körper bestimmen zu wollen. Wenn er meinte, sein Körper hätte sich noch nicht genügend erholt, kam er z.B. einfach nicht zum nächsten Therapieblock. Ich versuchte, ihn in diesem Autonomiedenken zu unterstützen und ihm gleichzeitig die Wichtigkeit der termingerechten Durchführung des Protokolls begreiflich zu machen.

Einmal erzählte mir Andreas, daß er als Kind Blockflöte gespielt hatte. Er fände das romantisch, wenn man immer eine Flöte dabei hat und sich jederzeit ein Lied spielen kann. Dieses Feingefühl rührte mich. Ich schlug ihm vor, zusammen etwas Flötenmusik auf einer Kassette zu hören. Ich brachte barocke Flötenkonzerte. Andreas drehte die Lautstärke ganz leise und begann darüber zu sprechen, wie sehr ihn der Tod von zwei Mädchen bewegte, die kürzlich auf der Station verstorben waren. Er trauerte vor allem um Christine (siehe Kap. 3), deren Lebendigkeit ihn sehr fasziniert hatte. Dabei machte er sich auch viele Gedanken über sein eigenes Leben, über seine Beziehungen zu seinen Freunden usw.

Ich zweifelte oft daran, ob ich Andreas mit der Musik wirklich helfen konnte. Umso erstaunter war ich deshalb, als er sich eines Tages mit einer Flasche Sekt bei mir bedankte! Erst im Nachhinein erkannte ich, daß er sich in allen Musikstunden immer in erster Linie von seiner weichen Seite gezeigt hatte und aggressive Impulse vermied: in dem Wunsch nach Lagerfeuergemeinschaft, in der Romantik des Flötenspiels, in den Dialogen auf der Trommel und in den Gesprächen ging es immer um Nähe, Geborgenheit, um seine Gefühle und Einstellungen zum Leben. Er erlebte in der Musik Anteile seiner selbst, denen er in seinem früheren Leben vielleicht nicht viel Raum geben konnte. Ich entschloß mich, es bei dem Erleben zu belassen und ihn nicht durch Reflektieren und Darüber-Reden wieder zu verunsichern. Andreas entwickelte sich in der Zeit seiner Erkrankung zu einem sehr verantwortungsbewußten jungen Mann, und es macht mir große Freude, ihn heute wieder in seiner Berufsausbildung zu wissen.

Andreas selbst beschreibt das so: «Für mich war es immer eine willkommene Abwechslung, wenn Barbara mit ihren Instrumenten in mein Zimmer kam. Irgendwie vergaß ich dabei, warum ich überhaupt hier lag, zumindest für kurze Zeit. Ich erfreute mich daran, irgendwelche Töne aus den Instrumenten herauszubringen, auch wenn diese nicht gerade ein Ohrenschmaus waren. Wie dem auch war, mir hat es auf jeden Fall Spaß gemacht. Beim Trommeln ist mir aufgefallen, daß ich je nach Stimmung recht aggressiv darauf rumschlug. Im Nachhinein stellte ich fest, daß es meine Art war, so meine Gefühle zum Ausdruck zu bringen. Ich denke mir, Musik eignet sich dafür gut.»

Conni und Andreas bewegten sich mit ihren 17 und 18 Jahren bereits in einer recht fortgeschrittenen Phase der Pubertät. Sie waren so selbständig, daß ihre Eltern wirklich nur «zu Besuch» kamen und sie deren Unterstützung nicht mehr ständig um sich brauchten.

Anders war es bei dem 14jährigen Mark. Seine Mutter blieb Tag und Nacht bei ihm in der Klinik. Mark war das zwar nicht recht, er hatte aber keine Möglichkeit, seiner Mutter seine Bedürfnisse zu vermitteln. Erst über die Musik gelang es ihm, wenigstens ein kleines Stück Eigenständigkeit zu erhalten.

Mark (B.G.)

Mark erkrankte mit 14 Jahren an einer akuten lymphatischen Leukämie. Er war ein sehr stiller Junge, alles andere als ein Draufgänger. Er kam aus einer sehr ländlichen Gegend, und da der Anfahrtsweg mehr als 100 km betrug, blieb seine Mutter Tag und Nacht bei ihm in der Klinik.

Marks Mutter war sehr besorgt um ihn. Mark lehnte die Fürsorge jedoch ab. Er war oft sehr kurz angebunden, antwortete nur einsilbig, verkroch sich am liebsten unter der Bettdecke und stellte so sein Bedürfnis nach Ruhe deutlich dar.

Seine Mutter erzählte mir, daß Mark seit fünf Jahren Akkordeon spielt. Sie wollte, daß ihr Sohn in der Klinik «etwas vorspielt». Mark lehnte dieses Ansinnen ab mit dem Hinweis, daß er wegen seiner Infusion nicht spielen könne.

Ich dachte zunächst, daß Mark vielleicht jetzt mit der beginnenden Pubertät überhaupt nicht mehr Akkordeon spielen wollte, da das Instrument unter Jugendlichen im Allgemeinen nicht gerade einen hohen Stellenwert hat. In einigen vorsichtigen Gesprächen fand ich heraus, daß er sehr wohl gerne spielte, aber erst einmal nicht in der Klinik. Vielleicht wollte er einfach diesen Teil seines «gesunden» Lebens nicht in das verhaßte Krankenhaus importieren, vielleicht suchte er auch nach einem Weg, dem Druck der Mutter zu entgehen. Ich suchte deshalb nach einem Kompromiß, und wir fanden ihn im Keyboard: Mark interessierte sich sehr dafür und stellte fest, daß er die rechte Hand vom Akkordeon her übertragen konnte. Die Begleitung machte ihm dagegen große Schwierigkeiten – also übernahm ich sie. Er brachte von da an regelmäßig seine Akkordeonnoten mit, und wir spielten stundenlang zusammen Volksmusik. Mark war diese Musik so wichtig, daß er sogar an Tagen, an denen es ihm körperlich nicht gut ging, spielen wollte.

Für mich waren die Szenen, die dabei entstanden, immer sehr beeindruckend: Marks Mutter war sehr stolz auf ihren begabten Sohn, hörte aber nicht bewußt zu, sondern unterhielt sich meistens mit anderen Müttern. Unsere Musik bildete so eine Art Hintergrund für diese Gespräche, war aber geichzeitig etwas ganz eigenes für Mark. Es war *seine* Musik und seine Welt, die er sich jetzt ein Stück weit in die Klinik holte. Meine Aufgabe bestand darin, ihm über das Keyboard eine Brücke zu seinen gesunden Ressourcen zu bauen.

Für sein Therapieabschlußfest schlug ich Mark vor, ein eigenes Lied zu dichten. Er entschied sich, den Refrain eines Volksliedes dazu zu verwenden: «Ein bißchen süß, ein bißchen bitter, so wird das Leben immer sein.» Mark war sehr stolz, als wir das Lied bei seinem Fest mit den anderen zusammen einübten.

Ein Jahr nach seiner Entlassung aus der Klinik rief mich Mark an. Ich war sehr erstaunt, denn ich hatte ihn seitdem nicht mehr gesehen. Er fragte, ob er für das bevorstehende Sommerfest sein Akkordeon mitbringen dürfe und etwas spielen könne (!). Ganz allein, sehr selbstbewußt und gar nicht mehr schüchtern spielte er dann vor allen Leuten und ersetzte für einige Zeit die Stereoanlage.

Mark hatte es also geschafft, aus eigenem Antrieb sein eigenes Instrument doch noch in die Klinik zu bringen und vorzuspielen. Ich denke, daß dieser Schritt für sein Selbstwertgefühl sehr wichtig war.

Zusammenfassung

Die Betreuung und Begleitung krebskranker Jugendlicher ist sowohl für medizinische als auch für psychosoziale MitarbeiterInnen eine besondere Aufgabe und Herausforderung. Die Zeit der Pubertät und des Heranwachsens vom Kind

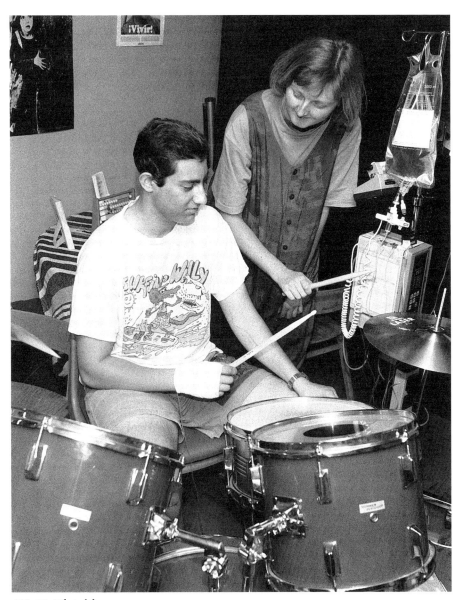

Abb.17: Life is life

zum Erwachsenen ist geprägt von der Suche nach der eigenen Identität, von der Loslösung von den Eltern und von der Sehnsucht nach Geborgenheit. Diese Themen bleiben auch für krebskranke Jugendliche aktuell, wenn auch mit einem anderen Hintergrund. Aufgabe der psychosozialen MitarbeiterInnen ist es zunächst vor allem, das Vertrauen der Jugendlichen zu gewinnen und als Beziehungspartner angenommen zu werden. Nur dann wird es möglich sein, dem Jugendlichen bei der Bewältigung der durch die Krankheit entstandenen Problematik zu unterstützen. Wie diese Unterstützung im Einzelfall aussehen kann, hängt sehr vom Entwicklungsstand des jungen Menschen und von der Stabilität und Belastbarkeit seiner sonstigen Beziehungen ab. Die Mitarbeiter-Innen des psychosozialen Teams können die Jugendlichen vor allem immer wieder dazu ermutigen, ihren vielleicht oft widerstreitenden Gefühlen Raum zu geben und sich selbst mit allen ihren Anteilen zu akzeptieren. Oft kann es notwendig sein, zwischen den einzelnen Familienmitgliedern oder zwischen Ärzten und Patienten zu vermitteln und Mut zu machen, Ängste und Befürchtungen, aber auch Freude und liebevolle Zuwendung auszudrücken und so die Kommunikation untereinander nicht abreißen zu lassen.

Musik kann eine unter vielen Möglichkeiten sein, mit den Jugendlichen in Beziehung zu kommen und ihr Vertrauen zu gewinnen. Ihre besondere Aufgabe kann darin liegen, das Selbstbewußtsein und Selbstwertgefühl zu stärken, indem sie
– Selbsterfahrungserlebnisse ermöglicht;
– soziale Kontakte schafft;
– an positive Erinnerungen anknüpft;
– eine Ausdrucksmöglichkeit für Gefühl und Empfindungen gibt;
– Verbindung zu Freunden aufrechterhält;
– bisher unbekannte Anteile der Persönlichkeit zum Klingen bringt;
– die Kommunikation untereinander und innerhalb der Familie fördert.

Wichtig ist bei der Wahl von Instrumenten die besonderen Bedürfnisse der Jugendlichen zu berücksichtigen. Orff-Instrumente wecken z.B. Erinnerungen an den Kindergarten und werden deshalb oft abgelehnt. Instrumente wie Gitarre, Keyboard oder Schlagzeug entsprechen dagegen eher den Vorstellungen von «richtiger» Musik und werden deshalb auch leichter akzeptiert.

Die Freude an der Musik verstärkt den Lebenswillen und macht auch die gerade von Jugendlichen verhaßte Klinik zu einem Ort, an dem sie ihre Krankheit für kurze Zeit vergessen können und sie ein Stück Normalität leben können.

Über die Musik können wichtige Ver-Bindungen nach «draußen» aufrechterhalten werden, die den Jugendlichen Kraft für die harte Zeit in der Klinik geben.

3. Der Krebs ist unheilbar

«... wir sind die bösen Königinnen. Da! Ich steche dich ins Herz. Du mußt dich ins Gift legen!» – Therapeut: «Was passiert dann mit mir in dem bösen Gift?» – Kind (höhnisch): «Dann kannst du nicht mehr leben! – Dann kannst du nicht mehr lebendig sein!» (aus einer Musiktherapiestunde).

3.1 Sterben und Tod eines Kindes

Trotz aller Erfolge und der ständigen Bemühungen um die Verbesserung der Behandlungen stirbt ca. 1/3 aller Kinder an der Primärerkrankung, an einem Rezidiv, durch Metastasierung oder bedingt durch die Therapie (Kaatsch und Michaelis, 1988). Bei manchen Kindern geht dem Sterben ein jahrelanger Kampf mit immer wieder auftretenden Rückfällen voraus, die sich irgendwann durch keine Therapie mehr zurückdrängen lassen. Manchmal sind auch die Nebenwirkungen so drastisch, daß auf eine weitere Therapie verzichtet werden muß, damit das Kind nicht an eben diesen Nebenwirkungen verstirbt und um den Allgemeinzustand des Kindes nicht noch mehr zu verschlechtern. Dies begünstigt jedoch das weitere Wachstum der Krebszellen. Diese Situation tritt vor allem bei Rezidivbehandlungen, die sehr hohe Dosen an Zytostatika beinhalten, auf. Dadurch werden, wie schon früher beschrieben, auch die gesunden Leukozyten sehr stark dezimiert, und das Kind hat z.B. gegen Infektionen keinerlei Abwehrkräfte mehr. Jede dieser Situationen bedeutet einen kräfteraubenden Kampf für das Kind, die Eltern und das Behandlungsteam. Es entsteht eine ungeheure Anspannung, die sich im Allgemeinen auch auf alle MitarbeiterInnen überträgt. Welche Chance der Heilung besteht, wenn das Kind diese Sepsis überlebt? Diese Frage wird von den Eltern und vom Behandlungsteam gleichermaßen gestellt, oft aber unterschiedlich bewertet. Für Eltern kann es manchmal sogar erträglicher sein, wenn ihr Kind an den Nebenwirkungen einer gerade durchgeführten Therapie stirbt, als wenn sie erfahren, daß eine weitere Therapie keinen Sinn mehr hat, wie im Fall von Kindern, denen es subjektiv eigentlich noch gut geht, die sich soweit ganz wohl fühlen, aber bereits wieder Leukämiezellen oder einen immer wieder nachwachsenden Tumor haben. In solchen Fällen überträgt sich die Brutalität des Todes und zugleich das Versagen aller menschlichen Bemühungen in heftigen Ohnmachts- und Hilflosigkeitsgefühlen, verbunden mit einer massiven Kränkung, auf Eltern und Behandlungsteam. Es ist für viele Eltern und auch Ärzte sehr schwer, eine Entscheidung zu akzeptieren, die dem Kind zwar weitere Qualen durch eine erneute, aber sicher aussichtslose Chemotherapie erspart, damit aber gleichzeitig anzuerkennen, daß das Kind in absehbarer Zeit sterben wird. Viele Eltern suchen in dieser Phase der Verzweiflung nach anderen, alternativen Heilmethoden.

Den meisten Kindern geht es nach dem Absetzen der Therapie zunächst körperlich nicht so schlecht, da ja auch die belastenden Nebenwirkungen wegfallen, und für manche Eltern ist dies ein Grund, wieder neue Hoffnung zu schöpfen. Dennoch sind Eltern insgesamt in einer sehr ambivalenten Situation: Sie sind verzweifelt, ohnmächtig und enttäuscht und schieben nicht selten ihre Wut auf die Klinik, die ihr Kind nicht heilen kann; zugleich sind sie aber auch weiterhin auf deren Unterstützung angewiesen. Auch das Behandlungsteam reagiert manchmal mit Enttäuschung und Kränkung: Wir haben uns jahrelang bemüht, dieses Kind zu retten – und jetzt laufen uns die Eltern weg zu einem Wunderheiler, der ja genausowenig Erfolg haben wird und das Kind vielleicht noch zusätzlich quält.

In diesem Zwiespalt ist es eine wichtige Aufgabe der psychosozialen MitarbeiterInnen, dafür zu sorgen, daß sich die Fronten nicht verhärten, und dazu beizutragen, daß jede Familie den für sie richtigen Weg im Umgang mit dieser schmerzlichen Situation finden kann. Wichtig ist, daß die Möglichkeit zum offenen Gespräch bleibt und die Familie sich weiterhin der vollen Unterstützung durch die Klinik gewiß sein kann, denn viele Hausärzte sind mit der Problematik sterbender Kinder und vor allem auch mit einer adäquaten Symptomkontrolle und Schmerztherapie bei diesen komplexen Krankheitsbildern nur wenig vertraut. Eine gewisse Sicherheit im Umgang mit der Krankheit, den Eltern und Kindern ist aber sehr wichtig, um die Angst nicht noch mehr zu vergrößern.

Sterben und Angst sind untrennbar miteinander verbunden, und es scheint natürlich, daß sich die meisten Menschen freiwillig nicht damit beschäftigen wollen. Eine Krankenschwester hat das einmal in einem Gespräch über die Betreuung sterbender Kinder so ausgedrückt: «Die meisten Leute glauben doch, du kommst morgens ins Zimmer, und der Patient ist tot. Die haben doch keine Ahnung, was da wirklich abgeht.» Sterben, das heißt sich loslösen vom Leben, das heißt Bindungen loszulassen; es bedeutet aber auch einen beginnenden Auflösungsprozeß des Körpers. Egal ob ein Kind nun nicht mehr die Kraft hat, eine Infektion zu bekämpfen, die es während der Chemotherapie bekommen hat, oder ob die Krebszellen so überwältigend geworden sind, daß die gesunden Zellen im Körper mehr und mehr verdrängt oder zerstört werden – die lebenswichtigen Funktionen des Organismus können immer weniger aufrechterhalten werden, der Körper wird nicht mehr mit genügend Nährstoffen und Sauerstoff versorgt, der Kreislauf wird schwächer, bis er zum Schluß nicht mehr in der Lage ist, die Atmung aufrechtzuerhalten. Dieser Prozeß kann, muß aber nicht mit Schmerzen verbunden sein, auf jeden Fall aber mit zunehmender Schwäche. Da auch die meisten Erwachsenen heute keine Erfahrung mehr mit Sterbenden haben, ist dieser ganze Vorgang extrem beängstigend.

Ziel der nun einsetzenden palliativen Therapie muß es sein, die körperlichen Leiden und vor allem die Schmerzen des Kindes so gering wie möglich zu halten und die ganze Betreuung so zu gestalten, daß sich Kind und Eltern möglichst sicher fühlen können. Die Planung und Durchführung der Betreuung in der Sterbephase erfordert also vom Behandlungsteam viel Einfühlungsvermögen und Fingerspitzengefühl. Viele Kinder wollen so lange wie möglich zu Hause bleiben. Manche Eltern wollen zwar, daß ihr Kind zu Hause stirbt, halten dort die immer bedrohlicher werdende Unsicherheit aber nicht aus und kommen zurück in die Klinik. Dieser Weg muß ihnen immer offengehalten werden.

In der Klinik bekommen sterbende Kinder auf jeden Fall ein Einzelzimmer, damit die ganze Familie auch bei ihnen sein kann. Hier ist es neben Schwestern und Ärzten auch die Aufgabe des psychosozialen Dienstes, einen den individuellen Bedürfnissen der Familie angemessenen Weg der Betreuung zu finden. In vielen Kliniken gibt es heute auch Schwestern, die die Eltern ambulant in der Pflege zu Hause unterstützen.

In dieser komplexen Situation ist es dringend notwendig, offener und einfühlsamer Gesprächspartner für alle Familienmitglieder zu sein.

Der Beginn des Sterbeprozesses läßt sich zeitlich nie genau festlegen; er liegt aber meist Wochen oder Monate vor dem eigentlichen Tod. Wir erleben in unserer eigenen musiktherapeutischen Arbeit mit krebskranken Kindern immer wieder, wie auch kleine Kinder häufig schon lange Zeit vorher spüren, daß sie nicht mehr gesund werden können. Auf den Stationen läßt sich oft ein überangepasstes, unauffälliges Verhalten der schwerkranken Kinder und eine wechselseitige Schonhaltung zwischen Eltern und den Kindern beobachten, obwohl jeder um die Lebensbedrohung der Erkrankung weiß. Die Kinder glauben in vielen Fällen, ihre Eltern und das Behandlungsteam vor ihren Gefühlen schützen zu müssen. Die Kinder «...versuchen oft, die besorgten Eltern vor weiterem Kummer dadurch zu schützen, daß sie keine unbequemen Fragen stellen und ihre Angst und Verzweiflung bis zuletzt dissimulieren. Die daraus entstehende Einsamkeit ist groß. Nur zu oft findet sich kein konstanter Dialogpartner, dem die mit der Krankheit und dem erahnten Sterben verbundenen, schlimmen Befürchtungen mitgeteilt werden könnten oder der imstande wäre, die Funktion eines Blitzableiters für die (nicht seiner Person geltenden) aggressiven Spannungen zu übernehmen.» (Bürgin 1978, S. 277)

Hier ist von den therapeutischen BegleiterInnen gefordert, sich von dem sterbenden Kind, dessen Abwehrorganisation zunehmend zerfällt, zeitweise wie ein Übergangsobjekt benutzen zu lassen. Sie müssen die oft immensen aggressiven Spannungen des Kindes aushalten, ohne darauf einfach zu reagieren, und ertragen können, jederzeit vom Kind einfach «weggeschoben» zu werden.

In dieser Extremsituation werden bestehende Beziehungsstrukturen und Konflikte innerhalb der Familie oft aktualisiert. Echte, warme und emotional tragende Beziehungen, aber auch problematische und fragliche werden deutlich. Die Arbeit mit kreativen Medien kann überaus hilfreich sein, wenn eine verbale Verständigung aus Angst vor gegenseitiger Verletzung nicht mehr möglich ist. Ein Kind kann im Malen oder Musizieren das Wissen um sein Ende ausdrükken und so eine Brücke zu seinen Eltern finden.

Eine große Rolle spielt in der musiktherapeutischen Arbeit, daß der Ausdruck heftiger Emotionen durch Musik sozial viel eher angenommen werden kann, als wenn sich etwa Wut und Aggressivität direkt gegen Personen richten. Das Kind läuft hierbei auch nicht so schnell Gefahr, die eigenen Gefühle aufgrund von Schuldgefühlen und befürchteter Bestrafung zurückhalten zu müssen.

Während es für das sterbende Kind in der Auseinandersetzung mit seinem eigenen, bevorstehenden Tod um den beängstigenden und schmerzhaften Abschied von den Eltern, Geschwistern und dem sozialen Umfeld geht, sehen sich die Eltern, Geschwisterkinder und Angehörigen genötigt, sich in einem beginnenden Trauerprozeß mit dem endgültigen Verlust des sterbenden Kindes auseinanderzusetzen. Das ganze Familiensystem gerät hierdurch in eine schwere Krise. Alle Beteiligten werden durch heftige Gefühlszustände von Trauer, Wut, Ohnmacht, Angst und Sinnlosigkeit erschüttert. Dabei befindet sich die ganze Familie in einem Prozeß der Umorientierung. Viele Hoffnungen und Zukunftspläne im Zusammenhang mit dem Kind sind für immer zunichte und die Frage, wie sich ein mögliches Weiterleben ohne das sterbende Kind gestalten könnte, gewinnt zunehmend an Bedeutung. Auch hier ist wieder Offenheit und einfühlsame Unterstützung durch das Behandlungsteam dringend geboten.

Dies trifft im besonderen Maße auch für den Zeitpunkt des Todes zu. Stirbt ein Kind in der Klinik, sind die Angehörigen im allgemeinen sehr dankbar für jede Unterstützung in dieser schwersten Stunde. Es kann wichtig sein, den Eltern zu versichern, daß ihr Kind keine körperlichen Schmerzen hat. Manchmal ist es gut, die Eltern zu ermutigen, das sterbende Kind in den Arm zu nehmen, denn viele Eltern sind sehr unsicher in dieser Situation. Manchmal läßt der Tod lange auf sich warten, und dann kann es hilfreich sein, einfach nur zusammen beim Kind zu sitzen und so die Anspannung ein wenig zu teilen. Auch für die Helfer ist jeder Tod eines Kindes mit tiefen Gefühlen verbunden, und es ist hilfreich, diese Gefühle auch mit den Eltern zu teilen.

Es ist schwer für die Eltern, die Klinik ohne ihr Kind verlassen zu müssen und nur mit Taschen und Koffern und Spielsachen nach Hause zu gehen. Auch hier, beim endgültigen Abschied vom Kind, brauchen viele Eltern die Unterstützung durch das Stationsteam, um ihre momentanen Bedürfnisse und Unsicherheiten zu erkennen und entsprechende Hilfen einleiten zu können. Dies kann auch die Erledigung von Formalitäten oder die Gestaltung der Beerdigung betreffen.

Auch nach dem Tod eines Kindes endet die Beziehung zur Klinik meist nicht abrupt. Viele Eltern kommen zurück, um Hilfe und Unterstützung bei der nun anstehenden Trauerarbeit zu suchen und um sich langsam aus der langjährigen Bindung an das Behandlungsteam zu lösen. Es gibt heute Gruppen von «verwaisten Eltern», in denen gemeinsam versucht wird, den Verlust des Kindes zu verkraften und sich in der weiteren Lebensgestaltung zu unterstützen. Auch Geschwisterkinder brauchen oft Hilfe bei der Bewältigung ihrer Gefühle über den Verlust eines geliebten Bruders oder einer Schwester.

Aus vielen Erfahrungen wurde uns deutlich, daß die wichtigste Voraussetzung für das Gelingen der Trauerarbeit und eine spätere positive Hinwendung zum Leben für die Eltern das Gefühl ist, ihrem Kind in der letzten Phase seines Lebens emotional nahe gewesen und nicht aufgrund einer Tabuisierung des Todes in eine gegenseitige Schonhaltung verfallen zu sein. Oft sind es die sterbenden Kinder, die mit großer Weisheit die Situation überblicken und versuchen, ihre Eltern zu trösten.

3.2 Trauer der Musiktherapeuten um verstorbene Kinder

Es gibt kaum etwas Vergleichbares in unserer Welt, das uns solch intensiven Gefühlen der Ohnmacht aussetzt, und soviel Unfaßbares in sich trägt, wie der Tod und das Sterben eines Kindes. Alle Werte scheinen in ihr Gegenteil verkehrt: Ein Kind, das eben noch so voller Leben war und alle Entwicklungsmöglichkeiten in sich trug, soll nun auf das Ende seiner Existenz zugehen?

Das Abschiednehmen und die Trauer um den Tod eines Kindes sind immer wieder sehr tiefgreifende und persönliche Erlebnisse. Wir haben uns deshalb entschlossen, unsere jeweiligen Erfahrungen in den folgenden Berichten getrennt darzustellen:

«Als das erste Kind, ein etwa 7jähriger Junge, auf unserer Station starb, war ich zunächst erstaunt, wie unwirklich sein Tod auf mich wirkte, und wie wenig Betroffenheit ich zunächst spürte. Ich hatte den Jungen nur flüchtig gekannt und keine besonders intensive Beziehung zu ihm entwickelt. In der Nacht nach der Todesnachricht änderte sich jedoch mein Erleben. Zweimal erwachte ich in dieser Nacht schweißgebadet und zweimal ging es in meinen Träumen um Tod und Sterben. Besonders erschrocken war ich über den zweiten Traum, in dem mir mein vor über 15 Jahren verstorbener Vater wieder begegnete und die mit seinem damaligen Tod verbundenen Ängste und Gefühle teilweise wiederbelebt wurden. Danach war mir deutlich genug, wie tief ins Unbewußte die Begleitung sterbender Kinder eindringt und daß dies schnell zu einer Wiederbelebung unbewältigter Konflikte führen kann, welche das eigene seelische Gleichgewicht ernsthaft beeinträchtigen können.

Als dann einige Zeit später ein Kind, das ich viele Monate begleitet hatte, starb, erlebte ich diesmal die Trauer und Verunsicherung durch seinen Tod in voller Intensität. Das Sterben dieses Jungen vollzog sich über viele Wochen hin, und es war für mich sehr schmerzhaft, zu erleben, wie unsere vorher intensive Beziehung immer mehr zerbröckelte. Der Junge zog sich immer mehr aus allen sozialen Beziehungen zurück, bis er schließlich nur noch seine Mutter als Bezugsperson akzeptierte. Seine Schmerzen konnte er nur noch mit sehr hochdosierten Schmerzmitteln ertragen. Es war für mich sehr quälend, mit anzusehen, wie sich diese Sterbephase über mehrere Wochen hinzog, ohne eine Erlösung zu bringen. Als er schließlich starb, bekam ich selbst eine schwere Erkältung, erlebte Gefühle der Sinnlosigkeit, Wut und Trauer und fragte mich, ob ich einer solchen Arbeit überhaupt gewachsen sei. In der darauffolgenden Zeit halfen mir vor allem die sehr offenen Gespräche mit engen Freunden. Das Anhören von Musik (z.B. Johannes-Passion von Bach) war für mich sehr hilfreich, um meiner Trauer Raum zu geben. Ein wichtiges Ventil für meine eher aggressiven Impulse und um wieder mit meiner Vitalität und Lebensfreude in Kontakt zu kommen, bot eine afrikanische Trommelgruppe, deren Mitglied ich damals war.

Allmählich lernte ich in der folgenden Zeit dann schrittweise das für mich erträgliche Maß an Nähe und Distanz zu sterbenden Kindern zu finden. Trotzdem blieb mir während der gesamten Zeit dieser Arbeit das Gefühl, daß es sich immer wieder um eine Gratwanderung handelt, bei der das eigene seelische Gleichgewicht schnell aus dem Lot kommen kann.

Supervision war für mich während der gesamten Zeit der wichtigste Angelpunkt, um die immer schwierige Ausbalancierung seelischer Krisen durch das Sterben von Kindern zu bewältigen. In der Supervision hatte ich einen Ort, wo ich über all meine Ängste und Befürchtungen, auch in Bezug auf das mögliche Sterben von Kindern, die noch lebten, sprechen konnte.

Besonders gravierend erlebte ich, daß der Tod krebskranker Kinder auch Einfluß auf mein Privatleben und überhaupt die Zeit außerhalb meiner Arbeit nahm. So konnte ich etwa nicht einfach zu einem Fest gehen oder Freunde besuchen und an der gut gelaunten Atmosphäre teilnehmen, wenn einen Tag vorher ein Kind auf Station gestorben war. Auf der anderen Seite wollte ich auch nicht immer von dieser schwierigen Arbeit erzählen, sondern als ganz normal arbeitender Mensch akzeptiert werden. Dies war oft schwierig, da viele Menschen der mittleren oder älteren Generation dazu neigten, mich als jemanden, der sich so «aufopfere», in für mich sehr unangenehmer Weise zu idealisieren.

Bei meiner eigenen immer wieder notwendigen Trauer um die sterbenden Kinder wurde mir dann auch deutlich, daß es im Rahmen der Klinik kaum Strukturen gab, wo Platz für Gefühle, wie Wut und Verzweiflung bestanden hätte. Auch wenn in näheren Beziehungen vertraulich über die Belastung, die

Trauer und auch die Alpträume gesprochen wurde, bestand doch insgesamt eher eine Gruppennorm, bei der jeder selbst mit seinen Gefühlen klarzukommen hatte. So blieb mir als Ort für meinen Schmerz nur der Halt in sehr persönlichen Beziehungen, die eine offene Begegnung zuließen.

Die Bewältigung vor allem von Sinnlosigkeitsgefühlen in Anbetracht des Sterbens von Kindern erleichterte mir meine spirituelle Grundhaltung und Weltsicht. Meine persönliche Überzeugung, daß der Tod nur ein Übergang in ein anderes Dasein ist, bot für mich Trost und ließ das Einlassen auf eine weitere Begleitung eines krebskranken Kindes wieder zu. Trotzdem erlebte ich das Sterben von krebskranken Kindern oft als einen grausamen und brutalen Abschied von mir liebgewonnenen Kindern.« (W. B.)

«Wenn sich langsam herauskristallisiert, daß ein Kind nicht zu heilen ist, ist die Situation auch im Behandlungsteam meist sehr emotionsgeladen. Nicht nur das sterbende Kind und seine Familie, sondern auch die Mitglieder des Behandlungsteams durchleben die von E. Kübler-Ross (1982) beschriebenen verschiedenen Phasen des Sterbens und Abschiednehmens (Verleugnung, Zorn, Verhandeln, Depression und Zustimmung).

Besonders dramatisch erlebe ich immer wieder die Phase des Verhandelns: es gibt meist sehr unterschiedliche Meinungen darüber, ob bestimmte Therapiemöglichkeiten noch nicht ausgeschöpft wurden bzw. dem Kind vielleicht doch noch helfen könnten. Für mich als Musiktherapeutin entsteht dadurch eine sehr ambivalente Situation: Auf der einen Seite erlebe ich dieses Ringen der Mediziner durch meine Teilnahme an Visiten etc. hautnah mit und weiß auch, daß alle Fortschritte der Behandlungsprotokolle nur dadurch entstanden sind, daß irgendjemand in einer ausweglos erschienenen Situation das «Unmögliche» versucht hat. Auf der anderen Seite kenne ich durch meine Nähe zum Kind dessen Phantasien und seine Auseinandersetzung mit Themen wie Kampf, Vernichtung, Rettungslosigkeit oder Sterben. Ich interpretiere solche Phantasien oft dahingehend, das Kind wisse, daß es sterben werde und daß folglich alle weiteren Therapieversuche sinnlos seien.

Gleichzeitig habe ich aber auch die Erfahrung gemacht, daß solche Phantasien von Kindern nicht immer gleichzusetzen sind mit einem definitiven Wissen, sondern genausogut «nur» Ausdruck der Auseinandersetzung mit der potentiellen Lebensbedrohung sein können. Ich selbst finde dieses Nicht-Genau-Wissen oft belastender als die Gewissheit, das Kind stirbt auf jeden Fall, und ertappe mich manchmal dabei, Kinder «innerlich» aufzugeben, um mich nicht weiter an diesem Kampf beteiligen zu müssen. Dieses Phänomen tritt um so mehr auf, je länger ich mit diesen Kindern arbeite und um so mehr Vergleichsmöglichkeiten ich habe. Auf jeden Fall wird es nicht einfacher, mich immer wieder diesen Phantasien von Vernichtung und Hilflosigkeit auszusetzen und sie gemeinsam mit dem Kind auch zu gestalten. Wenn Kinder etwa im musikalischen Rollenspiel die «gute Hexe» suchen und sie einfach und einfach nicht finden können, bin auch ich zutiefst betroffen von meiner Hilflosigkeit, dem Kind keine Lösungsmöglichkeiten anbieten zu können.

Eine sehr wichtige Entlastungsmöglichkeit bietet deshalb vor allem der Austausch mit den Schwestern, denen in der Finalphase die wichtige Aufgabe der Pflege vermehrt überlassen bleibt. Die Schwestern können durch ihre jahrelange Erfahrung den körperlichen Zustand oft sehr gut beurteilen, kennen dafür aber die inneren Vorgänge des Kindes nicht so gut. Der gegenseitige Informationsaustausch führt nicht nur zu einer möglichst optimalen Versorgung des Kindes, sondern auch zur gegenseitigen Entlastung der Behandelnden. Für mich ist die Erfahrung, nicht alleine zu sein mit der Last eines sterbenden Kindes, sehr wichtig und wertvoll.

Es fällt mir nie leicht, ein Kind einfach so «gehen» zu lassen. Genau wie die Eltern nach alternativen Heilmethoden und die Ärzte nach noch nicht angewendeten Medikamentenkombinationen suchen, fallen mir oft psychologische Therapiemöglichkeiten ein. In den Familien vieler Kinder gibt es belastende Lebensereignisse («life events»), die theoretisch einen Anteil an der Erkrankung haben können (vgl. Lerman 1988). Wenn ein Tumor schon auf biologischem Weg nicht zu heilen ist, dann vielleicht durch Psychotherapie? Ich kenne aber auch die Ohnmachtsgefühle, durch meine Intervention nichts zur Genesung des Kindes tun zu können. Diese Gefühle sind denjenigen der Eltern, die meinen, «NICHTS» für ihr Kind zu tun, obwohl sie Tag und Nacht neben seinem Bett sitzen, sehr ähnlich.

Am stärksten werden diese Gefühle, wenn das Kind beginnt, sich zurückzuziehen, wenn es Kontakte ablehnt oder gar nicht reagiert. Oft dauert es Tage, bis ich mich aus Angst vor einer solchen Reaktion in das Zimmer eines sterbenden Kindes wage. Und das Sterben beginnt ja nicht erst am Todestag, sondern oft Wochen vorher. Und wie erleichtert bin ich dann, wenn doch noch eine Kommunikation möglich wird, wenn das Kind also offensichtlich noch lebendig ist und in Beziehung zur Welt steht.

Die persönliche Bewältigung ist nicht leicht. Jedes Jahr sterben ungefähr 20 Kinder auf unserer Station. Es ist wichtig für mich, die Trauer zuzulassen, um mich immer wieder den anderen Kindern zuwenden zu können. Und trotzdem fällt mir das immer wieder schwer, wenn eben erst ein anderes, liebgewonnenes Kind gestorben ist. Ich sehe viel mehr als das Kind und seine Eltern den schweren Weg vor mir, den es wohl gehen muß, und muß mich fragen, ob ich bereit bin, diesen Weg nochmal mitzugehen; einen Sinn in der Arbeit zu sehen, gerade wenn sie schwer und voller Leid sein wird.« (B.G.)

Die Begleitung sterbender Kinder bedeutet für uns als Musiktherapeuten immer wieder eine Konfrontation mit unseren eigenen Grenzen seelischer Belastbarkeit, die mit einem erheblichen Berufsrisiko verbunden ist. Deshalb spielt bei dieser Arbeit kontinuierliche Supervision eine außerordentlich wichtige Rolle. Für die eigene Gesundheit ist es sehr bedeutsam, daß die therapeutischen BegleiterInnen omnipotente Vorstellungen über ihre eigene psychische Belastbarkeit aufgeben und zu einer realistischen Einschätzung eigener Grenzen gelangen. «Das Sterben und der Tod eines Kindes erfordern vom Therapeuten immer wieder eine antizipatorische, bzw. definitive Trauerarbeit, die einen viel intensiveren und realeren Charakter trägt, als diese beim Abschluß einer Therapie. Und jedesmal bleibt der Stachel der narzißtischen Kränkung zurück, das Unaufhaltsame nicht aufhalten, der Grenzsituation des Sterbens (und besonders eines vorzeitigen Sterbens) nicht mehr entgegensetzen zu können, als die Bereitschaft zu uneingeschränktem Dialog.» (Bürgin, 1978).

Die Hinwendung zur eigenen Trauer über den Tod eines Kindes erfordert viel Mut und Überwindung, denn es darf nicht vergessen werden, daß wir in einer Kultur und Gesellschaft leben, in der es bestenfalls noch Relikte von ehemals vorhandenen und gelebten Trauerritualen gibt.

Für uns beide erscheint es demnach wichtig, unsere eigenen, persönlichen Trauerrituale und Formen zu finden. Die Musik spielt dabei für uns als Musiktherapeuten eine große Rolle und kann den Trauerprozeß wesentlich erleichtern. Dennoch möchten wir an dieser Stelle nicht verschweigen, daß der Umgang mit dem «Trauern» in unseren persönlichen und sozialen Beziehungen immer wieder Probleme aufwirft.

Neben all den Gefahren und Schwierigkeiten, die mit dem immer wieder notwendigen Durchleben der Trauer verbunden sind, bedeuten diese zutiefst menschlichen Erfahrungen für uns aber auch eine wesentliche Bereicherung in unserem Leben. Durch die ständige Konfrontation mit dem Tod werden auch die Konturen des Lebens schärfer: Wo viele Schatten sind, ist auch ein starkes Licht. Wo der Tod nahe ist, wird das Leben in all seinen Farben gewichtiger.

3.3 Musiktherapie in der Sterbebegleitung

Wie sieht wohl Musiktherapie mit sterbenden Kindern aus? Wir spüren den Anspruch, der sich mit dem Schreiben dieses Kapitels verbindet, und tun uns schwer damit, uns dem zu stellen. Je mehr wir uns dem Tod annähern, um so schwerer fällt es, diese Arbeit als Musiktherapie zu bezeichnen. Das Wort Therapie, wie es heute verwendet wird, trägt eine Perspektive in sich, ein Ziel, auf das wir hinarbeiten. Im Allgemeinen ist das die Wiederherstellung der Gesundheit. Den Tod als Ziel der Arbeit zu sehen, fällt uns schwer. Aber was kann dann das Ziel einer Arbeit mit schwerstkranken, mit sterbenden Kindern und ihren Familien sein? Beim Nachdenken fällt uns der englische Begriff für Sterbepflege ein: «terminal care». Das Wort «care» trifft die Situation genauer, drückt mehr aus als das deutsche Wort «Pflege», das einen stark funktionalen Charakter hat. Care, das heißt auch sich sorgen, eine liebevolle Atmosphäre schaffen, ein Gefühl von Angenommensein vermitteln und kommt damit vielleicht der ursprünglichen Bedeutung des griechischen Wortes «therapeuein» sehr nahe.

Wir möchten davon berichten, welche Möglichkeiten wir für den Einsatz von Musik in der Sterbebegleitung bisher als Mitglieder eines multidisziplinären Teams kennenlernen konnten. Bei der Pflege und Betreuung Sterbender wird die Zusammenarbeit der verschiedenen Berufsgruppen besonders wichtig. Nicht einer allein kann diese Aufgabe übernehmen, nur gemeinsam kann den unterschiedlichen Bedürfnissen des Kindes und der Familie angemessen begegnet werden.

Max und Udo sind zwei Beispiele dafür, wie sich der musiktherapeutische Dialog unter den Vorzeichen des herannahenden Todes verändert. Immer unverhüllter treten die Ängste und Phantasien lebensbedrohlicher Geschehnisse in der Musik und im Rollenspiel in Erscheinung. Das Kind hat schwer zu kämpfen, um noch ein gewisses Maß an seelischem Gleichgewicht aufrecht zu erhalten. Ein fortschreitender Rückzug aus den sozialen Beziehungen beginnt.

Max – «Das ist ein Dampferschiff mit vielen Hupen, das abfährt» (W. B.)

Wie in Kap. 2.3 bereits ausgeführt, hat Max die Knochenmarkstransplantation erfolgreich überstanden. Leider kommt es jedoch bereits nach kurzer Zeit zu einer Hautabstoßungsreaktion, einer Komplikation, die die gesamte Therapie gefährdet und für Max mit sehr schmerzhaften, entzündlichen Reaktionen der Haut am ganzen Körper verbunden ist. Da Max durch die Hautabstoßungsreaktion erhebliche Schmerzen hat, ist seine anfängliche Freude über das «arbeitende» Knochenmark sehr getrübt, und es kommt in den Musiktherapiestunden zu einer weiteren Intensivierung aggressiver und destruktiver Inhalte. Max ist körperlich und psychisch deutlich geschwächt und die langandauernde, chronische Streßsituation nagt zunehmend an seiner Selbstintegrität. Wärend noch vor einigen Tagen der vitale und kraftvolle Ausdruck seiner wütenden und ärgerlichen Stimmungen im Vordergrund stand, dominieren jetzt zunehmend destruktive Elemente. In unserer Musik sind grausame Phantasien des symbolischen Kaputtmachens und Quälens der Instrumente dominierend.

Tragischerweise kommt die Zellproduktion des neutransplantierten Knochenmarks nach etwa zwei Wochen zum Stillstand. Die Hautabstoßungsreaktion verschlechtert sich ebenfalls zunehmend. Aus medizinischer Sicht bietet der gesundheitliche Zustand einen Anlaß zu tiefster Besorgnis.

Die Musiktherapiestunden während dieser Zeit spiegeln in aller Deutlichkeit, wie genau Max über seinen Zustand Bescheid weiß. Max beginnt erstmals, sich in Bildern und Metaphern mitzuteilen. So wirft er etwa mit dem Schlegel alle Klangstäbe aus dem Xylofon, legt sie dann in das Innere des Holzkastens und sagt dazu: «Das ist ein Dampferschiff mit ganz vielen Hupen, das abfährt!» (Er sagt nicht, wohin.)

In einer weiteren Stunde (eine Medizinstudentin ist als Kotherapeutin dabei) erfindet Max ein Spiel, bei dem er mit der Kotherapeutin einen «Ritterkampf» veranstaltet. Die Becken dienen dabei als Schilder und die Schlegel als Schwerter. Max ist dabei sehr brutal und versucht, die Kotherapeutin auf Kopf und Hände zu schlagen. Mehrfach muß ich ihm Grenzen setzen. Der Ritterkampf endet damit, daß Max die Kotherapeutin(im Spiel) grausam ersticht und sie «tot sein muß».

Gehäuft tauchen nun in den Musik- und Phantasiespielen solche Themen wie «tot», «Feuer» und «Zerstörung» auf. Einmal wirft Max alle Stäbe aus dem Xylofon durch die Luft und ruft dann laut, als zwei Stäbe übereinanderfallen: «Au, schaut mal, ein Kreuz!»

Immer deutlicher wird für mich in dieser Zeit, daß Max mir als seinem Dialogpartner zwar in symbolischer Form, was ihm genügend Schutz bietet, aber doch unmißverständlich mitteilt, wie sehr er den Prozeß innerer Zerstörung durch die unbarmherzige Krankheit in aller Deutlichkeit erlebt. Max hat angefangen, sich intensiv mit der Möglichkeit seines eigenen Sterbens auseinanderzusetzen. Parallel dazu verschlechtert sich sein Gesundheitszustand fortlaufend.

In dieser Phase gewinnt für Max das Kinderlied «Hänschen klein» eine herausragende Bedeutung. Immer wieder möchte es Max mit mir zu Xylofon und Becken singen. Der Text des Liedes wird zum Brennpunkt seiner Auseinandersetzung:

«. . . aber Mutter weinet sehr, hat ja nun kein Hänschen mehr, da besinnt sich das Kind, kehrt nach Haus geschwind.»

Sowohl der große Wunsch von Max, endlich wieder gesund nach Hause zu kommen, wie auch die Trauer der Mutter, die das «Hänschen» verloren hat, kommen darin zum Ausdruck. Gleichzeitig fängt Max auch erstmals an, seine wirklichen Ängste und Befürchtungen unverhüllt zu äußern. So sagt Max seiner Mutter ganz direkt, daß er nicht mehr glaube, daß er noch nach Hause käme und sein Schlagzeug sehen würde. Auch mir gegenüber thematisiert er häufig das Thema «Abschied».

Max' seelische Abwehrkräfte schwinden in der folgenden Zeit immer mehr. Er schläft unruhiger, wälzt sich im Bett, stöhnt im Schlaf und weint häufig, weil er die Schmerzen und seinen gesamten Zustand kaum noch ertragen kann. Bald darauf bekommt er einen schweren viralen Infekt. Bei der hochgradigen Immunsuppression durch die Chemotherapie bedeutet dies ein hohes Überlebensrisiko. Max beginnt nun, sich immer mehr zurückzuziehen. Schließlich möchte er auch keine Musiktherapie mehr machen. Er wünscht sich zwar noch Besuche von mir, aber ohne Instrumente.

Bei einem meiner letzten Besuche erzählt mir Max noch einmal sehr viel von zu Hause. Er erzählt von seiner ganzen Familie, auch von seiner Patentante, und von seiner Modelleisenbahn, mit der er so gern mit seinem Vater gespielt habe. Doch nach etwa 20 Minuten ist er so erschöpft, daß er einschläft.

Wenige Tage später geht es Max bereits so schlecht, daß ein Gespräch nicht mehr möglich ist. Er hat eine Lungenentzündung bekommen und befindet sich die meiste Zeit in weinerlichen und fiebrigen Zuständen mit Desorientierung.

Bei meinem Besuch sitze ich bei ihm und seiner Mutter und berühre ihn sanft am Arm. (Max ist inzwischen nicht mehr im Zelt.) Zwei Tage später wird Max auf die Intensivstation verlegt und kommt dann nach zwei weiteren Tagen in ein ruhiges Zimmer, da keine Hoffnung auf ein Überleben der schweren Infektion mehr besteht.

Bei meinem letzten Besuch ist Max tief bewußtlos. Sein Vater und seine Mutter sitzen bei ihm am Bett und haben die ganze Nacht bei ihm gewacht. Wenige Stunden später stirbt Max im Beisein seiner Eltern. Die Mutter von Max ist bei seinem Tod im 7. Monat schwanger, und ich wünsche der ganzen Familie sehr, daß die Freude über das neue Leben vielleicht den tiefen Schmerz über den Tod von Max, für den die ganze Familie sechs Jahre lang gekämpft hat, etwas mildern kann.

Auch ich bleibe zurück mit Verletzung und Wut über die Unfaßbarkeit eines solchen jahrelangen erfolglosen Kampfes und mit dem Schmerz über den Verlust einer Beziehung zu einem Jungen, den ich sehr, sehr liebgewonnen habe. Der einzig tröstende Gedanke in dieser Zeit: Max und ich haben seinen großen Wunsch, das Schlagzeug, in die Klinik geholt. Wenigstens dies konnte er noch erleben.

Udo – (Fortsetzung) (W. B.)

Udo hat einen Rückfall seiner Leukämie erlitten. Erneut haben sich die Leukämiezellen in hohem Maße vermehrt und haben den Blutkreislauf und den Liquorraum infiltriert. Udos Heilungschancen sind damit drastisch verschlechtert, und die neue chemotherapeutische Behandlung muß noch aggressiver durchgeführt werden. Gleich am ersten Tag, als Udo wieder aufgenommen ist, erfahre ich, daß er bereits nach mir gefragt hat.

In diesen **Sitzungen (18 und 19)** wird mir deutlich, wie weit Udo psychisch wieder zurückgefallen ist. Wieder spricht er kaum noch mit mir, wirkt ängstlich und verschüchtert. Der Rückfall beeinträchtigt sein teilweise wiedergewonnenes Selbstvertrauen sehr. Udo greift in diesen Stunden auf vertraute «Spielrituale» zurück. Die Pauke ist wieder sein Hauptinstrument, auf der er anfänglich in stereotypem Metrum spielt, wie ganz zu Beginn der Musiktherapie. Das große Ausdrucksspektrum durch Phantasiespiele, differenzierte musikalische

Kommunikation und durch Sprache und Stimme scheint vorerst wieder verlorengegangen zu sein.

In der **19. Sitzung** geht es Udo zusätzlich auch körperlich schlecht. Er hatte in den letzten Tagen hohes Fieber (41) und hohe Dosierungen an Cortison bekommen. Udos gesamtes Immunsystem ist stark geschwächt.

Als ich in Udos Zimmer komme, bin ich sehr erschüttert über seinen Zustand. Udo hat keine Haare mehr, sieht äußerst blaß und schwach aus und wirkt apathisch. Sein Blick scheint ins Leere zu gehen, und Udo wirkt so, als wäre er weit, weit weg, als berühre ihn all das Leid gar nicht mehr. Trotzdem möchte Udo auch in diesem Zustand mit mir spielen. Unter großer Anstrengung und mit meiner Hilfe klettert Udo aus dem Bett und setzt sich auf einen Stuhl. Udo wählt sich die Schlitztrommel und dazu ein Becken, und ich spiele auf einer Handtrommel mit. Udo muß sich sehr anstrengen, damit die Schlitztrommel ihm nicht aus den Händen fällt. Unsere gemeinsame Musik wirkt sehr kraftlos – erschöpft. Ganz langsam steigert Udo unter großer Anstrengung die Lautstärke, wie ein wiederholtes Anlaufnehmen, das dann aber jedesmal wieder in sich zusammenfällt. Trotz seiner Schwäche wechselt Udo noch auf Xylofon, Metallofon und bleibt dann bei der Handtrommel. Schließlich verläßt ihn kurz seine Kraft, und die Handtrommel fällt krachend auf den Boden.

Im weiteren Stundenverlauf greift Udo wieder seine altbekannten Bauarbeiten auf. Er baut aus Klangstäben wackelige Kreuze und Tore. Als Krönung der Stunde stellt Udo aus drei übereinandergestapelten Klanghölzern zwei hohe schmale Säulen auf. Dicht daneben schiebt er zwei Spielzeugautos. Schließlich stülpt Udo über jede der beiden Säulen einen Pappbecher und stellt oben auf die eine Säule ein normales Spielzeugauto und auf die andere einen Krankenwagen. Dieses ganze äußerst wackelige Gebilde hält einige Zeit, bis es schließlich unter Udos Grinsen zusammenstürzt und die Spielzeugautos unter den Trümmern begräbt.

Mich beeindruckt in diesen Stunden, wie groß der Wunsch Udos ist, sich trotz seiner schlechten körperlichen Verfassung mitzuteilen. Die entstehende Musik ist wirklich ein Abbild von Udos seelischem und körperlichem Erleben. Die erneut auftauchenden Kreuze und labilen Konstruktionen Udos machen mich sehr traurig und lösen in mir düstere Phantasien über Udos Zukunft aus.

Musiktherapeutische Sitzungen 20 bis 22: Überraschend erholt sich Udo doch wieder rasch. Das Fieber ist mittlerweile abgeklungen, und er verkraftet die Auswirkungen der erneuten Chemotherapie nun besser. Udo hat mittlerweile wieder seinen alten Freund Daniel als Zimmergenossen bekommen. Dies gibt ihm Auftrieb, denn der etwas ältere Daniel reißt ihn mit seinem lausbubenhaften Schwung mit. Die beiden blödeln zum Ärger des Personals viel herum und sind sehr aufgedreht. Da ich die hohe aufgestaute aggressive Spannung der beiden durch das andauernde «Eingesperrtsein» im Zimmer und die medizinischen Torturen gut verstehen kann, habe ich diesmal vor, den beiden eine

Möglichkeit für einen «spielerischen Racheakt» zu geben. Ich bringe die Pauke mit dem Fell mit, das Udo in der 15. Sitzung kaputtgeschlagen hat und gestatte den beiden, dieses Fell ganz kaputt zu machen. Udo und Daniel sind hellauf begeistert und bearbeiten das Fell mit fürchterlichen Schlegelhieben. Schließlich zerschneiden sie das Fell mit zwei kleinen Scheren und werfen die Fellstücke auf den Boden. Als nächstes wird von den beiden noch ein Pappkarton, den ich mitgebracht habe, unter johlendem Gebrüll zerrissen und zerstampft. Als der Karton ganz platt ist, rennt Udo auf einmal zu mir, umarmt mich und gibt mir einen Kuss.

Auch in der 21. und 22. Stunde stehen Udo und sein Zimmergenosse noch sehr unter ihrer aggressiven Anspannung. Wegen der schlechten Blutwerte müssen beide im Bett bleiben, was ihren Unmut natürlich noch verstärkt. Udo entdeckt zum richtigen Zeitpunkt ein neues Spiel, das beiden Gelegenheit gibt, wenigstens über die Stimme ihren Ärger zum Ausdruck zu bringen. Der Kassettenrekorder, den wir bisher für die Aufzeichnungen der Stunden verwendet haben, wird nun in das Spielgeschehen miteinbezogen. Udo und Daniel und ich nehmen nun die fürchterlichsten Schauerlaute, Löwengebrüll und Drachengefauche auf und hören danach unsere Klangproduktionen an, was den beiden sichtlichen Genuß bereitet. Besonders für Udo ist dieses Spiel bedeutsam, da er seit seinem Rückfall zwar spielerisch aktiv war, nun aber das erste Mal wieder über seine Stimme mit mir kommuniziert. Udo ist jedesmal sehr fasziniert, wenn er seine Stimme im Kassettengerät hört.

Musiktherapeutische Sitzung 23: Daniel leidet während dieser Stunde sehr an den Nebenwirkungen der Therapie (Erbrechen) und kann diesmal nicht mitspielen. Udo wählt sich zuerst das Metallofon und spielt darauf zu meiner Überraschung sehr zart und leise, und ich begleite ihn sanft am Glockenspiel. Ein intensiver Dialog entsteht.

Kurz darauf hat Udo eine Überraschung für mich. Auf seinem Bett liegt ein winziger Taschen-Synthesizer, den er geschenkt bekommen hat. Udo spielt darauf ganz leise und zarte Melodien, die kaum zu vernehmen sind. Er gibt ein kleines Konzert für mich und ist voller Stolz über sein Geschenk. Nach seinem Konzert möchte Udo, daß wir unsere Musik auf den Kassettenrekorder aufnehmen und danach, daß wir mit unseren Instrumenten zur Musik der Kassette spielen (Rockmusik von Udo). Langsam kommt in Udo offenbar wieder das spielerische, schöpferische Kind zum Vorschein. Udo spricht in dieser Stunde auch wieder mit mir. Da nicht ganz klar ist, wann Udo entlassen wird, nehme ich vorläufig schon mal von ihm Abschied. Deutlich wird, wie Udo allmählich wieder aus seinem Schneckenhaus herauskommt, und parallel zur Besserung seines körperlichen Zustandes wieder mehr Initiative ergreift und zu sprechen beginnt. Ich frage mich dennoch, was es bedeutet, daß Udo in der 19. Stunde den Krankenwagen abstürzen ließ. Handelt es sich dabei nur um eine symbolische Vergeltungsmaßnahme für die Qualen der medizinischen Behandlung, die er hier im Krankenhaus erdulden muß, oder ahnt Udo mehr über den weiteren Krankheitsverlauf?

Zwei Tage nach der 23.Sitzung darf Udo endlich wieder nach Hause, da sein Blutbild und sein körperlicher Zustand dies ermöglichen. Udo ist nun über sechs Wochen zu Hause und kommt ambulant zu den wöchentlichen Blutbildkontrollen und der Erhaltungstherapie. Ähnlich, wie schon in der 1. ambulanten Phase ist Udo jedesmal äußerst ängstlich und zurückgezogen, wenn er kommen muß. Er klammert sich an seiner Mutter fest und vergräbt sein Gesicht in ihrer Brust und will von niemandem in der Klinik mehr etwas wissen.

Nach sechs Wochen zeigt Udos Blutbild erneut Blasten (2. Rezidiv). Damit stehen Udos Chancen auf eine Heilung der Leukämie, bzw. ein Überleben der Erkrankung äußerst schlecht. Udo wird wieder auf unserer Station aufgenommen – sein 3. Klinikaufenthalt. Er hat nun insgesamt schon fast sechs Monate im Krankenhaus verbracht.

24. bis 26. Musiktherapeutische Sitzung: Wiederum ist Udo in sein altbekanntes Schweigen zurückgefallen. Allerdings taut er diesmal etwas schneller auf, im Gegensatz zu vorangegangenen Phasen. Zunächst steht wieder Udos Wut und Enttäuschung über seinen erneuten Rückfall im Vordergrund. Udo bearbeitet wieder die Pauken, Handtrommeln und Becken mit Einsatz seiner ganzen körperlichen Kraft. Neben den «Trommelgewittern», die Udo mit meiner Unterstützung abläßt, wird er in diesen Stunden mir gegenüber auch körperlich aggressiv. Er versucht immer wieder, mit den Schlegeln nach mir zu schlagen und mit mir zu kämpfen. Allmählich gelingt es mir, diese Kämpfe in Ritterkämpfe mit Handbecken als Schildern und Schlegeln als Schwertern umzuformen.

In der 26. Sitzung verführe ich Udo dazu, unsere Kämpfe als Stimmduelle auf dem Kassettenrekorder auszutragen. (Dies war notwendig geworden, da Udo in dieser Zeit durch Thrombozytenmangel sehr verletzungsgefährdet ist). Udo und ich entwickeln in dieser Stunde viele Varianten gegenseitiger Beschimpfungen durch unanständige Worte oder drohende Brüllaute, Rülpsen und ähnlichem. Udo kann dabei sogar trotz seines elenden Zustandes ab und zu lachen. Immer wieder spult Udo den Kassettenrekorder zurück und hört sich mit Begeisterung unsere Schimpftiraden an.

In diesen Sitzungen steht für mich im Vordergrund, Udo eine Bewältigungshilfe bei der erneuten schwersten seelischen Verletzung durch den Rückfall zu geben. Udo verhält sich insgesamt auf Station sehr aggressiv, macht Schwierigkeiten bei der Durchführung medizinischer Maßnahmen und scheint offenbar mehr und mehr den Glauben an die Macht des Behandlungsteams, die Krankheit doch noch besiegen zu können, zu verlieren. In den Musiktherapiestunden gelingt es allmählich, Udos außer Kontrolle geratener Aggressivität wieder einen Rahmen zu geben und ihm zu helfen seine Gefühle (im gemeinsamen Schimpfdialog) auch verbalisieren zu können.

In der folgenden Zeit verschlechtert sich Udos Zustand weiter. Von den Krankenschwestern erfahre ich, daß es gegenwärtig um die Frage geht, ob die Therapie überhaupt noch fortgesetzt werden soll, da offensichtlich keine Remission mehr zu erzielen sei. Die beiden Ärzte beabsichtigen, noch eine Knochenmarkspunktion durchzuführen, die dann mehr Aufschluß bringen soll.

Musiktherapeutische Sitzungen 27 bis 29: Es berührt mich sehr tief, Udo während dieser Zeit zu begegnen. Er ist äußerst geschwächt und apathisch. Wieder geht sein Blick ins Leere, und er spricht nicht mehr mit mir. Auch in Udos Musik kommt seine zunehmende Resignation zum Ausdruck. Auf der Handtrommel scheint er sich immer wieder fast zum Spielen zu zwingen, ich habe geradezu den Eindruck er kämpft trotz seiner Erschöpfung um jede Minute des Spielens und um mehr Lebensqualität, aber immer wieder macht sich körperliche und seelische Erschöpfung breit, und er muß seine Musik unterbrechen. Udo blickt mich gelegentlich an, doch die meiste Zeit verliert sich sein Blick oder vor Erschöpfung fallen ihm die Augen ganz zu.

Aggressiv-vitale Phasen ergeben sich in diesen beiden Stunden kurzzeitig, als Udo anfängt, Becken und andere Instrumente (Rassel) auf den Boden fallen zu lassen, die ich dann wiederum aufhebe. Dieses Spiel macht Udo soviel Spaß, daß er trotz seiner Schwäche lachen muß. Auch am Kassettenrekorder kommen kurze Schimpfdialoge zustande, die aber viel von ihrer Kraft verloren haben.

Udo darf vorübergehend nach Hause, bis die Knochenmarkspunktion durchgeführt wird. Bereits nach drei Tagen muß Udo aber wieder aufgenommen werden, da er laut Bericht der Mutter mitten in der Nacht Schmerzen und Angstzustände bekommen hat.

Musiktherapeutische Sitzungen 29 und 30: In Sitzung 29 muß ich die Zeitdauer aufgrund der zunehmenden Schwäche Udos reduzieren. Er verlangt zwar weiterhin sehr fordernd nach mir, ist aber nach etwa 20 Minuten sehr erschöpft. Udo spielt sein neu entdecktes «Fall-Spiel» in unzähligen Wiederholungen. Immer wieder läßt er Becken und Rasseln auf den Boden fallen, die ich dann wieder aufhebe. Dies tut er mit spürbarer Genugtuung und grinst trotz allem Elend dazu. Auch unsere Schimpfdialoge setzt Udo am Kassettenrekorder fort und genießt es, sie anzuhören.

Ganz neue kreative Wege geht Udo dann in der 30. Sitzung Er empfängt mich mit Heavy-Metal-Rockmusik von seinem Kassettenrekorder und sitzt während der ganzen Sitzung so auf seinem Bett, daß er mir den Rücken zuwendet. Als ich versuche, mit Schlegel und Becken Kontakt zu ihm aufzunehmen, reißt er mir das Becken und den Schlegel aus der Hand und wirft beides auf den Boden. Dies tut er mit einem lustvollen Lachen. Vom Kliniklehrer hat Udo eine kleine Synthesizer-Orgel geliehen bekommen, und nun beginnt er, mir ein ziemlich «apokalyptisches» Konzert zu spielen. Zu der sehr aggressiven Heavy-Metal-Musik vom Band läßt Udo eingespeicherte Volksliedmelodien der Orgel ertönen und ergänzt dieses Klanggemisch noch durch Geräuscheffekte, wie maschinengewehrähnliche Klänge oder Düsenjägerlärm. Dabei frage ich mich, ob mir Udo durch diese spannungsgeladene «Katastrophenmusik» nicht ein Abbild seines inneren Seelenzustandes, seines Überlebenskampfes gegen den Krebs gibt.

In Sitzung 30 bahnt sich der soziale Rückzug an, wie er bei Kindern in der beginnenden Terminalphase häufig zu erleben ist. Udo wendet mir während der ganzen Zeit den Rücken zu, ein Blickkontakt ist nicht mehr möglich, dennoch bleibt unsere Beziehung über die Musik tragend.

Musiktherapeutische Sitzung 31: Udo hat kurz vor unserer Stunde von seiner Mutter einen ferngesteuerten Rennwagen geschenkt bekommen. Den will er mir nun unbedingt vorführen. Es ist sehr schön zu sehen, wie Udo in seiner Begeisterung trotz der körperlichen Schwäche wieder aufleben kann. Ich helfe Udo beim Auspacken des Autos, und Udo läßt es zunächst auf seinem Bett hin und her fahren. Dabei bewegt sich das Auto immer mehr an den Bettrand und in dem Moment, als es abstürzt, fange ich es und setze das Auto auf den Boden. Obwohl es Udo viel Spaß macht, stimmt es mich doch sehr traurig, mitzuerleben, wie Udo sein Auto immer wieder frontal gegen Bettpfosten und Wände knallen läßt und dazu lacht. Fortlaufend wiederholt er dieses Spiel und gegen Ende der Stunde läßt Udo das Auto in die Naßzelle rasen, wo es gegen zwei Urinflaschen knallt. Vielleicht kann Udo in dem Spiel mit dem Auto noch einmal der Herr über die Zerstörung sein und genießt deswegen seine Macht, doch ahnt er wohl schon, daß die zerstörerische Krankheit, die er am eigenen Leibe erlebt, fortschreitet.

In der Folgezeit wird die Behandlung abgebrochen, da der Krankheitsprozeß nicht mehr aufzuhalten ist. Udo darf mit seiner Mutter nach Hause und bekommt starke orale Schmerzmittel. Nach weiteren 6 Wochen hat sich sein Zustand soweit verschlechtert, daß die oralen Schmerzmittel nicht mehr wirken. Er muß deswegen wieder in die Kinderklinik aufgenommen werden, da nur noch morphiumhaltige Spritzen und Infusionen Udos Schmerzen lindern können.

Udo schläft die meiste Zeit und verlangt, sobald er wach wird, neue Spritzen. Der Stationsarzt spricht Klartext mit mir: Udo werde bald sterben. Seine Leukämie sei eine seltene, komplizierte Mischform, die sich als unbehandelbar erwiesen habe. Die Chemotherapie wirke nicht mehr, und der Krankheitsprozeß schreite unaufhaltsam voran. Udo kann nur noch palliativ behandelt werden. Auch dem Stationsarzt ist deutlich anzusehen, daß ihm der verlorene Kampf um das Leben von Udo gegen die Krankheit sehr unter die Haut geht.In den letzten 4 Wochen vor seinem Tod zieht sich Udo von allen sozialen Kontakten zurück. Sobald eine Krankenschwester, der Arzt oder eine andere Person ins Zimmer kommt, fängt er an zu schreien, bis derjenige wieder rausgeht. Udos Mutter muß permanent anwesend sein, wenn Udo nicht schläft. Udo fordert fast ständig Morphiumspritzen. Auch bei meinen Besuchen verhält Udo sich ähnlich, und ich respektiere seinen Wunsch, alleine mit seiner Mutter gelassen zu werden.

Udo zeichnet in den letzten Wochen noch viele Bilder, die mir seine Mutter zeigt. Überall im Zimmer hängen sie: schwebende Geister mit großen Zähnen und Clown- und Kasperlfiguren, die alle in der Luft schweben. Unschwer ist hier zu erkennen, daß es sich um kindliche Personifikationen des herannahenden Todes handelt. Ich bin tief berührt, wie Udo auch jetzt immer noch mit uns allen über seine Bilder kommuniziert und in Verbindung mit dem gesamten Behandlungsteam bleibt. Udos Mutter und die Krankenhausseelsorgerin erzählen mir im Gespräch, wie sehr Udo kämpft. Seine Mutter berichtet davon, wie sehr er sich gegen das Einschlafen wehre. Ab und zu versuche Udo zu spielen. Heute hätte er es auch probiert und nach zehn Minuten gesagt, er könne nicht mehr spielen. Danach habe er eine Musikkassette angehört und sei nach zehn Minuten eingeschlafen.

Fünf Tage vor seinem Tod geht es Udo noch einmal kurzzeitig etwas besser. Er kommt sogar nochmals kurz mit seinem Infusionsständer aus seinem Zimmer heraus auf den Stationsgang. Beim Vorbeigehen «brumme» ich ihn spielerisch so an, wie in unseren früheren Spielen mit dem Kassettenrekorder. Udo wendet mir allerdings den Rücken zu und reagiert nicht. Kurze Zeit darauf kommt jedoch eine Schwester zu mir und sagt, Udo hätte nach mir verlangt und wolle Musik machen. Ich bin sehr überrascht und gehe schnell mit den Instrumenten in Udos Zimmer.

32. Musiktherapeutische Sitzung: Als ich das Zimmer betrete, möchte Udo , daß seine Mutter sich zu uns setzt. Ich frage Udo, welches Instrument er spielen möchte, und er wählt noch einmal seine heißgeliebte Pauke, die ihn seit neun Monaten durch die wohl schwerste Zeit seines Lebens begleitet hat. Udo zögert mit dem Spiel, fängt nicht gleich an, da nehme ich ein Männchen, das in Udos Zimmer liegt und halte es Udo hin. Udo fängt an, mit seinem Schlegel dem Männchen auf den Kopf zu schlagen, und ich rufe laut: «Aua! Autsch!» dazu. Udo lacht dazu und wiederholt dieses Spiel bis das Männchen schließlich «kaputt» auf dem Bett liegt. Nun beginnt Udo auf der Pauke zu trommeln. Kurze, harte Schläge, und Udos Mutter und ich spielen mit Schlitztrommel und Flöte dazu, fast eine Familienimprovisation (mit Ersatzvater). Dann wendet sich Udo dem Glockenspiel zu. Er schlägt so fest darauf, daß allmählich die Stäbe herausfallen und will es «kaputt machen». Udo wirft nun den Rahmen des Glockenspiels in die Instrumentenkiste und fängt an, mit den Klangstäben eine «Straße» auf seinem Bett zu bauen. Darauf fängt Udo wieder an, wild auf der Pauke zu spielen. Wir spielen bei diesem Höllenlärm ebenfalls mit, und Udo freut sich sehr, er kann wieder spielen. Kurz darauf werden wir gestört. Eine Schwester klopft ans Fenster und meint, wir müßten aufhören, da nebenan ein Kind schläft. Ich sage notgedrungen zu Udo, wir müßten leiser spielen, worauf Udo das erste Mal wieder mit mir spricht und sagt: «Das nützt nix!» (Wie recht er hat, und wie unmenschlich, daß ein Kind sich nicht einmal kurz vor seinem

Tod abreagieren darf.) Da kommt mir eine Idee. Ich rufe laut zum Kassettenrekorder gewandt: «So ein Mist! Nie darf man laut sein!», und Udo steigt mit ein auf unser Aufnahme-Spiel. Noch einmal legen wir jetzt beide so richtig mit Schimpfwörtern los: «Du alte Kuh!» – «Du alter Affe!» – « Altes Kamel!» und so fort. Udo ist Feuer und Flamme und lacht das erste Mal seit langem wieder, wenn wir unsere wüsten Sprüche anhören. Es entsteht nochmals ein Tiere-Spiel. Wir muhen und grunzen, bellen und brüllen, bis Udo schließlich müde wird und sich dann von mir verabschiedet, indem er mir seine Hand gibt. Udos Mutter ist ganz gerührt und erzählt mir, daß Udo das erste Mal seit Wochen wieder gelacht habe. Noch einmal gelingt hier, ein Beziehungsangebot für Udo zu schaffen, indem er trotz schwieriger äußerer Bedingungen wenigstens für kurze Zeit er selbst sein kann und seinen Ärger und seinen Schmerz über dieses grausame, viel zu frühe Sterben und den Abschied von liebgewonnenen Bezugspersonen ausdrücken kann. Berührt hat mich auch die Straße, die Udo symbolisch aus den Klangstäben gebaut hat. Teilt uns hier ein reifes, weises Kind mit, daß nun sein Weg in ein anderes Sein alleine weitergeht?

Als ich einen Tag vor seinem Tod das letzte Mal in Udos Zimmer komme, bringe ich eine Kassette mit Musik von mir und ihm für ihn und seine Mutter als Geschenk mit. Udos Zustand hat sich sehr verschlechtert. Er ist fast ständig sediert und bewußtlos.

Einen Tag später stirbt er in Gegenwart seiner Mutter. Wie ich erfahre, habe er nicht mehr gekämpft, sondern sei eingeschlafen und habe einfach aufgehört zu atmen. Ich bleibe zurück mit dem Schmerz um einen sechsjährigen Jungen, der mir über fast zehn Monate eng ans Herz gewachsen ist und mit der Wut, der Unausweichlichkeit dieses Sterbens nichts entgegnen zu können als meine Anteilnahme und Partnerschaft.

Im nun folgenden Teil beschreibt Barbara anhand einiger Beispiele, wie unterschiedlich und individuell sich die musiktherapeutische Begleitung sterbender Kinder und Familien gestalten kann. Wichtig ist uns, daß wir damit keine «musikalischen Patentrezpte» für den Umgang mit sterbenden Kindern vermitteln wollen.

Jedes Kind hat seinen ganz individuellen Weg, zu leben und zu sterben, und wir sehen es als unsere Aufgabe an, das Kind auf diesem Weg zu unterstützen. Bei jedem Kind und jeder Familie gilt es für uns immer wieder neu zu entscheiden, ob und wie Musik in dieser existentiellen Krise helfen und unterstützen kann. Nicht alle Beispiele «gelingen». Wie alle anderen Betreuer müssen auch wir die Erfahrung machen, manchmal auch mit Musik nicht helfen zu können, oder nicht in dem Maß, wie wir es gerne möchten.

Für den Einsatz von Musik in der Sterbephase sind zwei Schwerpunkte wichtig: der kommunikative Aspekt der Musik und, je näher es dem Tode zugeht, die stützende und haltende Funktion der Musik. Das nächste Beispiel beschreibt einen Jungen, der praktisch von Beginn der Erkrankung an wußte, daß er – entgegen allen medizinischen Prognosen – sterben würde und dies auch mitteilen konnte.

Ralf – «Mal doch mal so eine Schachtel, wo ein Mensch reinkommt, wenn er tot ist» (B. G.)

Ralf erkrankte mit sechseinhalb Jahren an einem Hirntumor. Seiner Mutter war aufgefallen, daß der sonst sehr bewegungsfreudige Junge plötzlich leicht anfing zu hinken und zu schielen. Die Ursache war bald festgestellt: ein Tumor im Gehirn. Ralf wurde operiert und erholte sich danach ziemlich schnell. Allerdings blieb auf seiner gesamten rechten Körperhälfte eine schlaffe Lähmung zurück. Nach der Operation kam Ralf zur Chemotherapie auf die Station; seine Prognose war zunächst recht gut.

Nach der Beschreibung seiner Mutter muß Ralf bis kurz vor der Erkrankung eine wahres Wunderkind gewesen sein. Überall beliebt, lernte er schnell, tat sich auf allen Gebieten mit besonderen Leistungen hervor, machte Breakdance und vieles mehr. Von all dem war in der Klinik nicht viel zu spüren. Ralf war eher still, schien durch seine Behinderung nicht sehr beeindruckt und wirkte eigentlich ganz «normal». Äußerlich schien die Krankheit für Ralf kein Problem zu sein. Als Ralfs Mutter mich mit Instrumenten sah, wies sie mich sofort darauf hin, daß ihr Junge auch sehr musikalisch sei und zu Hause ein Keyboard habe. Hier könne er ja dann endlich Noten lernen! Mir war dieser Wink mit dem Zaunpfahl gar nicht recht, denn ich hatte wenig Interesse, den Wünschen seiner Mutter nach «ordentlichem» Musikunterricht entgegenzukommen.

Als die Mutter in den ersten Tagen ein Gespräch mit dem Arzt hatte, bat sie mich, solange bei Ralf zu bleiben. Entgegen meiner sonstigen Gewohnheit nahm ich nicht den Instrumentenwagen mit, sondern nur das Keyboard.

Ralf stellt zunächst fachmännisch fest, daß sein Keyboard zu Hause anders ist. Er «kann» noch keine «richtige» Musik spielen, sondern probiert zunächst einfach die verschiedenen Knöpfe aus. Ich habe keine rechte Idee, wie wir die Stunde miteinander gestalten könnten. Ralf aber scheint dies zu wissen. Er schlägt vor, ich solle Papier und Stifte holen, er wolle die Musik vom Keyboard malen (zu diesem Zeitpunkt weiß ich noch nicht, daß Malen seine große Leidenschaft ist). Da Ralf selbst seine rechte Hand nicht benutzen kann und mit der linken noch sehr ungeübt ist, überträgt er mir diese Aufgabe: «Ich mache Musik, und du malst, was ich spiele.» «Hört sich ja gut an», denke ich, «aber wie um alles in der Welt soll ich wissen, was er sich vorstellt unter seiner Musik?» Auch dieses Problem löst Ralf gleich: «Ich glaube, das ist zu schwer für dich. Ich sage dir immer, was du malen sollst.» Ralf beginnt mit den sound-effects: einen Wald mit Vögeln, Cowboys, einen Konzertsaal, Gespenster. Dann entdeckt Ralf einen Harmoniumklang und spielt mit beiden Händen etwas, das sich wie ein

Choral in Moll anhört. Er beauftragt mich, eine Kirche zu malen. Sein Kommentar dazu: «Das klingt aber traurig . . . wie in der Kirche.» Für mich verbinden sich mit seinem Spiel sofort Erinnerungen aus meiner Zeit als Kirchenmusikerin, als ich oft bei Beerdigungen ähnliche Musik gespielt hatte. Er sieht sich meine Kirche an und meint: «Du hast was vergessen. Da ist aber oben immer so ein Kreuz drauf, und auch Kreuze neben der Kirche mit einer Mauer.» Ich frage ihn, ob er wisse, wozu die Kreuze da seien. Ich denke dabei daran, daß vielleicht jemand aus seiner Familie gestorben war. Seine Antwort ist anders: «Da werden Leute begraben, die einen Tumor haben und die nicht gesund werden können.» – Was geht in diesem Jungen vor? Was weiß er über sich und seine Erkrankung? Dabei habe ich gleichzeitig immer die «gute Prognose» im Kopf und bringe das nicht zusammen. Aber Ralf wird noch deutlicher. Er spielt weiter seine «Beerdigungsmusik» und gibt mir seine nächste Anweisung: «Nimm mal ein neues Blatt. Mal doch mal so eine Schachtel, wo ein Mensch reinkommt, wenn er tot ist.» Ich kann nicht gut zeichnen, und an einem Sarg hatte ich mich sicher noch nie versucht. Ich ziehe dem Menschen darin hellblaue Kleider an, male ihn mit Locken (Ralf hatte glattes Haar). Ralf ist noch nicht zufrieden: «Da muß noch ein Deckel drauf, und Blumen.» Ich frage ihn, welche Farben die Blumen haben sollten. Auch das ist für ihn klar: rot, rosa und lila. Ich nehme mir vor, mir diese Farben gut zu merken, als wüsste ich, daß ich nochmal darauf zurückgreifen würde. Ralf betrachtet den Sarg lange, mit Tränen in den Augen. Dann schaltet er die Demoautomatik des Keyboards ein, und fröhliche Disco-Musik erklingt. Jetzt soll ich Leute malen, die ein Fest feiern und tanzen. Damit ist die Stunde zu Ende – fast.

Als Ralfs Mutter zurückkommt, spielt er ihr nochmals die Beerdigungsmusik vor und sagt dazu: «Das ist so traurig wie in der Kirche, da muß ich immer weinen.» Zum Glück wehrt die Mutter seine Traurigkeit nicht ab. Sie wird sehr ernst, und ich habe den Eindruck, daß sie ihrem Sohn sehr nahe ist. Ralf zeigt ihr die Bilder nicht, sondern gibt sie mir mit zum Aufbewahren.

Aus dieser ersten Stunde entwickelte sich eine sehr intensive Beziehung zwischen Ralf und mir, bei der er immer mehr weg von der Musik und hin zu seinem geliebten Malen ging. Die Mutter pflegte zu sagen: «Wenn du groß bist, wirst du Maler.» Seine Antwort darauf: «Nein, ich werde kein Maler, ich bin schon einer.» In erstaunlich kurzer Zeit lernte er, mit der linken Hand ebenso gut zu malen, wie vorher mit der rechten. Meine Aufgabe bestand darin, das Blatt festzuhalten und die Kappen von den Filzstiften abzumachen. Ralf malte alle Bilder zum Verschenken. Später stellte sich heraus, daß seine Eltern kein Einziges hatten.

Er quälte sich sehr durch die Zeit der Chemotherapie, doch am Ende war der Tumor scheinbar ganz verschwunden. Die Mutter war überglücklich, spornte ihren Sohn zu immer neuen Leistungen in der Krankengymnastik und in der Schule an. Er machte zwar alles mit, war aber merkwürdig still, wenn ich ihn sah. Mir kam das nicht geheuer vor; ich wußte allerdings nicht, woran dieses ungute Gefühl lag.

Als ich aus dem Sommerurlaub zurückkam, war Ralf tot. Der Tumor war ganz plötzlich wieder gewachsen. Ralf konnte sich auf einmal nicht mehr bewegen, nicht mehr sprechen und lebte nach dem Auftreten der ersten Symptome nur noch drei Tage. Ich dachte sofort an die Blumen auf dem Sarg. Ich wollte versuchen, der Mutter davon zu erzählen, denn ich dachte, daß Ralf mit diesen Farben einen Wunsch ausgedrückt hatte. Die Mutter erschrak sehr, als ich sie deswegen anrief. Zum einen darüber, daß ihr Sohn solche Bilder gemalt hatte und sie nichts davon gewußt hatte; zum anderen, weil sie die Blumen bereits bestellt hatte – alle in weiß. Ich überlegte noch, ihr anzubieten, bei der Beerdigung Musik zu machen, ließ es dann aber.

Wie ich erwartet hatte, war dort Ralfs Musik zu hören: der Organist spielte etwas Choralartiges in Moll. Gesungen wurde nicht.

Ralfs Mutter hatte mich während der Therapie als eine wichtige Bezugsperson für ihren Sohn angenommen, und dieses Vertrauen kam jetzt noch einmal zum Tragen. Sie wollte, daß ich beim Essen nach der Beerdigung neben ihr sitzen sollte, und sie konnte so über ihre Erschütterung und darüber sprechen, daß Ralf offensichtlich mehr über seine Prognose gewußt hatte, als sie wahrhaben wollte.

Ich besuchte sie später zu Hause, zeigte und überließ ihr die Bilder, die ich von Ralf hatte, und wir kamen ins Gespräch darüber, daß sie selbst es war, die der Krankheit nicht ins Auge hatte schauen können und wollen, und nicht Ralf, wie sie vorher immer sagte, um von dem Thema abzulenken. Er hatte mehrmals den Versuch gemacht, Bilder über seine Krankheit zu malen; die Reaktionen der Mutter waren aber immer so abweisend gewesen, daß er bald damit aufgehört hatte. Es war schmerzlich für sie, zu erkennen, daß sie als Mutter einem offenen Dialog mit ihrem Sohn ausgewichen war, aber dieser Schmerz war vielleicht auch heilsam für sie. Wir sprachen auch über ihren geringen Bezug zur Kirche, und sie erzählte, daß, für sie ganz unverständlich, Ralf einen ganz anderen Glauben hatte als sie selbst. Er war Gott und der Kirche gegenüber sehr vertrauensvoll und positiv eingestellt, und die Mutter sah nun, daß diese Einstellung ihres Sohnes jetzt vielleicht auch ein Weg für sie werden könnte.

Nachgedanken: An diesem Fall zeigen sich zwei wichtige Aspekte der Arbeit mit sterbenden Kindern. Zum einen wird deutlich, wie sehr ein äußerlich ganz «normal» wirkendes Kind innerlich mit existentiellen Fragen beschäftigt sein kann, und wie wichtig es ist, ihm dafür eine Ausdrucksmöglichkeit zu geben. Ralf hatte offensichtlich von Anfang an eine ganz klare Vorstellung über seine Prognose. Allein über die Klänge des Keyboards wurden diese Vorstellungen aktiviert und mit meiner Hilfe zu Papier gebracht. Die Musik war dabei eine Brücke, um zu seinem eigentlichen Medium, dem Malen, zu kommen. Ohne diesen Anreiz und ohne meine Unterstützung hätte er zu diesem Zeitpunkt wahrscheinlich diese Bilder gar nicht malen können.

Neben diesem erfolgreichen Einsatz der Musik für den Jungen zeigt sich auch eine Schattenseite dieser Arbeit. Ich versuchte zwar, so gut wie möglich Ralf in seinem Ausdrucksbedürfnis zu unterstützen, und dies ist mir sicher auch gelungen. Nicht gelungen ist mir dagegen, diese Informationen so weiterzugeben, daß sie eine Brücke zwischen Ralf und seiner Mutter oder Ralf und dem Behandlungsteam geworden wären. Hätte ich vielleicht nicht früher von diesen Bildern sprechen müssen; sie nicht für mich behalten dürfen und damit den allgemeinen Optimismus zwar gedämpft, aber dafür Ralf etwas weniger Isolation zugemutet? Waren seine Qualen, die er bei der Chemotherapie ausstand, auch ein Ausdruck seiner Einsamkeit? Hätte ich «Übersetzerin» sein können? Ralfs Bilder brachten mich in einen Konflikt. Auch als der Tumor sichtlich kleiner wurde und damit Ralfs Heilungschancen immer besser, dachte ich oft an diese ersten Bilder und wußte für mich beides nicht zu verbinden. Die Zweifel, ob ich vielleicht einen Verbindungsweg zwischen Ralf und seiner Mutter und seiner Umwelt hätte schaffen können und so den beiden zusätzliches Leid hätte ersparen können, bleiben mir trotzdem.

Ähnlich wie für Ralf war es auch für Erhan wichtig, eine Person zu haben, der er eine wichtige Mitteilung über seinen Zustand machen konnte:

Erhan – *«Eene meene miste, es rappelt in der Kiste»* (B.G.)

Erhan war der einzige Sohn einer türkischen Familie. Er hatte noch mehrere ältere Schwestern. Er erkrankte mit 8 Jahren an einem Hirntumor, der neben starken motorischen Beeinträchtigungen auch zu Persönlichkeitsveränderungen führte. Erhan war ständig unruhig, konnte sich auf nichts konzentrieren, war oft sehr aufdringlich und wollte außerdem ständig umsorgt und beschäftigt werden. Vor allem seine zehnjährige Schwester kümmerte sich rührend um ihn.

Erhan fragte immer wieder danach, Musik zu machen. Seine ganze Aktivität beschränkte sich darauf, zwei Lieder zu singen und sich selbst auf der Gitarre zu begleiten: «My Bonnie is over the ocean» und «Auf einem Baum ein Kuckuck saß». Ich spielte die Griffe auf der Gitarre, und er strich über die Saiten. Das ganze wiederholte er ständig, es wirkte auf mich fast stereotyp. Er behauptete hartnäckig, keine anderen Lieder zu kennen. Er wollte auch nichts Neues lernen. Ich wurde deshalb mit der Zeit unwillig. Ich hatte deutlich das Gefühl, daß sich bei Erhan nichts bewegte, daß auch ich nichts bewegte, fragte aber nicht, warum. Ich wollte dieser Anspannung am liebsten ausweichen. Er wollte offensichtlich meine Aufmerksamkeit genauso wie die von allen anderen, aber keiner schien ihm das «Richtige» zu geben, das er brauchte.

Eines Tages kam Erhan kurz vor meiner Mittagspause ins Büro und wollte dort singen. Ich war abweisend, versuchte ihm klar zu machen, daß ich jetzt Pause hätte. Er ließ sich aber nicht abwimmeln, und irgendetwas machte mich stutzig. Er wollte plötzlich den «Cowboy Jim aus Texas» hören, obwohl er ja angeblich keine Lieder kannte. Er kam auf die Idee, dazu auf der Schreibmaschine zu spielen. Er benutzte sie als Perkussionsinstrument, und zum erstenmal entstand in der Musik so etwas wie eine Beziehung zwischen uns, ein lebendiges Miteinander und keine gleichförmigen Bewegungsabläufe. Ich war sehr berührt davon, wie offen Erhan jetzt in der gemeinsamen Musik sein konnte und wie wenig seine «Persönlichkeitsveränderungen» zu spüren waren.

Er hatte sich schon verabschiedet, als er sich nochmals setzte und meinte, ich müsse jetzt bis morgen ein Lied für ihn üben. Bisher hätte er immer getan, was ich wollte, jetzt sollte es umgekehrt sein. Ich fragte ihn erstaunt, welches Lied ich denn für ihn üben sollte, und er sang es mir selbst vor: «Eene meene miste / Es rappelt in der Kiste / Eene meene meck/ Und du bist weg.» Ich erschrak sehr. Der Inhalt dieses «Liedes» erschien mir doch sehr eindeutig. Sollte dies eine Mitteilung an mich sein?

Am nächsten Tag kam er nochmal ins Büro und wollte «mit Papier» Schreibmaschine schreiben. Als ich ihn fragte, warum, antwortete er: «Weißt du denn nicht, daß ich seit heute morgen ein Schmetterling bin?» Er schrieb dann mühsam «Der Sommer ist da, der Sommer ist schön». Es war November! Wieder wollte er nicht gehen. Er erzählte mir noch, daß seine Therapie jetzt zu Ende sei und er nur noch zur Untersuchung kommen werde.

Leider ging das nicht lange gut. Bereits nach wenigen Wochen wuchs der Tumor weiter, und Erhan mußte wieder stationär aufgenommen werden, da er nichts essen konnte. Seine frühere Unruhe war ganz weg. Er war ruhig und gelassen, sprach davon, wie traurig er sei und sorgte sich sehr um das Wohlergehen seiner Familie. Auf Wunsch der Familie flog er in die Türkei zurück, wo er auch verstarb.

Zusammenfassung: Mich hatte die Beziehung zu Erhan noch lange Zeit beschäftigt, aber erst jetzt beim Aufschreiben fallen mir Zusammenhänge auf: Die beiden Lieder, die Erhan früher immer sang, sprechen beide eine Todessymbolik an:

> «My Bonnie is over the ocean
> My Bonnie is over the sea
> My Bonnie is over the ocean
> Oh, bring back my Bonnie to me.»

> «Auf einem Baum ein Kuckuck saß . . .
> Dann kam ein junger Jägersmann . . .
> Der schoß den armen Kuckuck tot . . .
> Und als ein Jahr vergangen war . . .
> Da war der Kuckuck wieder da . . .»

In beiden Texten geht es neben dem Sterben auch um die Wiederkehr des Lebens, um den Kreislauf also:

«The winds have gone over the ocean
The winds have gone over the sea
The winds have gone over the ocean
And brought back my Bonnie to me.»

War Erhan vielleicht deswegen so unruhig und ging allen Leuten auf die Nerven, weil jeder so tat, als sei alles in Ordnung und seine Besorgnis nicht wahrnahm? Ich verstand ihn damit ja auch nicht. Trotzdem hatte er durch das frühere gemeinsame Gitarrespielen, das mir oft so stereotyp erschienen war, soviel Vertrauen zu mir aufgebaut, daß er deutlicher werden konnte. Mein «Verstehen» fällt zeitlich zusammen mit dem Wiederwachsen des Tumors und dem Verschwinden seiner (neurologisch diagnostizierten) Persönlichkeitsveränderung. Einen kausalen Zusammenhang möchte ich nicht herstellen. Es war aber zu beobachten, daß Erhan für die restliche Zeit seines Lebens sehr nah bei sich selbst war, sich um seine Familie sorgte, seine Gefühle zeigen konnte und seine vormals sehr vereinnahmende Haltung ganz verschwunden war. Bei Erhan wirkte sich das Mitteilen und das Verstehen seines Wissens um den Tod positiv für alle aus.

Daniela – (Fortsetzung) (B.G)

Wie in Kap. 1 bereits dargestellt, war Daniela mit acht Jahren an einem Rhabdomyosarkom erkrankt. Damals regredierte sie während der Therapie sehr stark, ließ sich aber auf gemeinsames Summen mit mir ein.

Zehn Monate nach Abschluß der Therapie erlitt Daniela einen Rückfall. Direkt neben der Operationsnarbe wuchs ein neuer Tumor am Arm. Daniela war jetzt neuneinhalb Jahre und hatte sich in der Zwischenzeit sehr verändert; sie war viel selbstsicherer und reifer geworden und hatte es auch nicht mehr nötig, sich so sehr in sich selbst zurückzuziehen wie bei der ersten Therapie. Sie war jetzt viel mehr nach außen orientiert, spielte mit anderen Kindern und wollte vor allem viel singen und Musik machen.

Das Verhältnis zu ihrer Mutter war nach wie vor gespannt. Daniela bemühte sich jetzt aktiv um die Mutter, wollte oft, daß sie mitsang. Manchmal gelang es mir auch, sie dazu zu bewegen. So entdeckte die Mutter beim Singen des Kanons «Heut ist ein Fest bei den Fröschen am See», daß ihr dies Spaß machte. Insgesamt hatte ich aber den Eindruck, daß sie nach wie vor sehr verunsichert war, weil Daniela den Vater und die Großeltern offensichtlich zu bevorzugen schien. Ich selbst empfand die wenigen gemeinsamen Musikstunden, an denen manchmal auch die Großeltern teilnahmen, als sehr entspannend. Wenigstens in der Musik konnte die Familie zueinanderfinden. Daniela sang meist Lieder, die sie aus der Klinik kannte.

Einen Tag nach ihrer erneuten Tumoroperation zeigte sie mir dann eine Liedermappe, die sie aus der Schule mitgebracht hatte. Sie wollte ausdrücklich, daß die Mutter mit im Zimmer bleiben sollte. Diese verließ jedoch nach dem ersten Lied den Raum und kam nicht wieder herein. Daniela war noch ziemlich schwach und wollte nur zwei Lieder singen. Das erste war ein Herbstlied (es war auch Herbst), das zweite kannte ich nicht und sang es deshalb vom Blatt: «Schön ist ein Zylinderhut, jupheidi, jupheida ...». «Komisches Lied», dachte ich. Bis zum vierten Vers – da erschrak ich nur noch: «...sieben Zylinder sind genug / Für 'nen kleinen Leichenzug / Hat man der Zylinder acht / Wird der Pfarrer auch bedacht...». Nach diesem Vers war es Daniela genug. Ich war sehr verunsichert, wußte auch nicht, ob und wie ich die Mutter auf diese seltsame Situation ansprechen und wie ich auf Danielas Befinden eingehen sollte.

Daniela sang danach noch oft mit mir, allerdings nie wieder dieses Lied. Sie wurde immer selbstbewußter, dichtete auch einmal selbst ein Lied über die Klinik mit der Aufforderung, man müsse die Wahrheit sagen. Ich hatte den Eindruck, daß sie für sich stabiler und sicherer wurde, allerdings zu ihrer Mutter keine befriedigende Beziehung fand.

Ich sah Daniela zum letzten Mal, als ihr Hickman-Katheder entfernt wurde. Die Therapie war nochmal erfolgreich gewesen, doch ein erneuter Rückfall war medizinisch sehr wahrscheinlich.

Daniela wartete auf die Operation zur Entfernung des Katheders, sie hatte wie immer Angst davor. Sie summte wieder wie früher leise vor sich hin und duldete, daß ich mich daran beteiligte. Dieses Summen war ein verläßliches Beruhigungsmittel für sie, und ich konnte sie darin unterstützen.

Zwei Wochen danach starb Daniela plötzlich und unerwartet an einer Hirnblutung. Obwohl dies für sie sicherlich besser war, als wenn sie noch einmal einen Rückfall hätte erleben müssen, bedeutete ihr so plötzlicher Tod für die Eltern einen Schock. Die Mutter war so überwältigt, daß es ihr nicht möglich war, mit zur Beerdigung zu gehen.

In diesem Fall hatte die Musik nur teilweise dazu beitragen können, die Distanz zwischen Mutter und Tochter zu überbrücken. Die Mutter fand zwar Spaß an den Kinderliedern, die Daniela singen wollte und schien für eine gewisse Zeit aus ihrer sonst eher bedrückten Stimmung herauszukommen; die Konfrontation mit dem möglichen Tod ihrer Tochter jedoch konnte sie nicht ertragen. Es war – aus welchen Gründen auch immer – nicht möglich, daß Mutter und Tochter miteinander über ihre Gefühle und Befürchtungen ins Gespräch kamen. Obwohl sie beide sicher sehr besorgt waren, was sich in dem ständigen Rededrang der Mutter anderen gegenüber und in der Wahl des «Leichenzugliedes» ausdrückte, kam das wesentliche dabei nicht zur Sprache.

Vielleicht war Daniela letztlich doch die wichtigste Bezugsperson für die Mutter in der für sie fremden Familie ihres Mannes, so daß sie deren sichtbares Verschwinden bei der Beerdigung einfach nicht ertragen konnte. Vielleicht ahnte sie dieses Ende auch schon, als sie damals genau vor dem «Leichenzug-lied» das Zimmer verließ, das Daniela bei der Diagnose ihres Rückfalls aus-wählte.

Dieses Beispiel macht deutlich, wie schwierig der Umgang im Spannungsfeld zwischen gewachsenen Familienstrukturen, symbolischen Aussagen, medizini-schen Prognosen und inneren Ahnungen für die professionellen BegleiterInnen werden kann.

Trotzdem habe ich in diesen beiden letzten Fällen (Erhan und Daniela) den Eindruck, daß beide Kinder Lieder direkt als Medium benutzten, um das Wis-sen über ihren bevorstehenden Tod mitzuteilen.

Bei den beiden nun folgenden Fällen stand zunächst nicht das «Wissen» im Vordergrund, sondern beide Mädchen benutzten musikalische Rollenspiele, um sich das letzte Stück ihres Lebensweges zu erarbeiten und gleichzeitig darzustellen:

Susanne und Petra – «Die Hexe kann nicht gesund werden» (B. G.)

Susanne

Ich lernte die beiden Mädchen ziemlich zu Anfang meiner Tätigkeit auf der Station kennen. Susanne war vier, Petra fünf Jahre. Beide Mädchen litten an Rückfällen und waren sehr still und zurückgezogen. Sie spielten zwar für sich alleine, aber wenig mit anderen Kindern zusammen. Sie starben beide nur wenige Tage nacheinander.

Wenige Wochen vor ihrem Tod nahm ich sie beide mit zu einer Gruppenmusik-stunde, weil ich dachte, die würde sie etwas aus der Isolation locken und ihnen die Kontaktaufnahme zu anderen Kindern erleichtern. In dieser einen Stunde merkte ich aber, daß beide ein sehr starkes Mitteilungsbedürfnis hatten und die anderen Kinder damit verunsicherten. Aus diesem Grund widmete ich mich danach jedem Mädchen einzeln.

Beeindruckend war für mich die Ähnlichkeit, mit der sich die Stunden der beiden Kinder entwickelten. In der gemeinsamen Stunde hatte sich ein Kind das Lied «Hänsel und Gretel» gewünscht, und an die «Hexe» knüpften beide an.

Susanne schien sich der Krankenhaussituation völlig angepasst zu haben. Sie ließ alle Untersuchungen klaglos über sich ergehen, litt auch nicht sehr unter der Therapie. In der gemeinsamen Gruppenstunde wollte sie die Hexe spielen. Sie erklärte, sie sei eine feuerspeiende Hexe, die überall hin Feuer spuckt. Sie zeigte sich den anderen Kindern gegenüber darin sehr aggressiv. Sie ließ nicht zu, daß das Feuer etwa gelöscht würde, ihre Macht war überwältigend. Sie hexte den anderen Kindern das Essen weg, und als die in heller Verzweiflung erklär-ten, sie hätten das Essen schon aufgegessen, hexte Susanne es sogar aus dem Bauch heraus.

Die sonst so stille Susanne zeigte also plötzlich sehr aggressive und sadistische Seiten von sich. Sie genoß ihre Macht als Hexe. Für die anderen Kinder war diese Macht sehr beängstigend und mir wurde klar, daß ich Susanne nur in der Einzelarbeit den Raum geben könnte, den sie brauchte.

In ihrem Zimmer setzte sie zunächst die Geschichte von der feuerspuckenden Hexe fort. Sie spielte sehr laut mit der Trommel und veranstaltete einen richtigen «Hexenzauber». Es machte ihr Spaß, so laut zu sein. Nach kurzer Zeit schon hatte sie aber genug davon. Nun war sie nicht mehr die allmächtige Hexe, die alle anderen in Angst und Schrecken versetzte, sondern sie machte sich auf den Weg, die gute Hexe zu suchen. Sie benutzte nicht mehr die Trommel, sondern für die nächsten drei Stunden wurde das Glockenspiel ihr Lieblingsinstrument. Die einzelnen Töne symbolisierten die Schritte eines Weges, den sie immer wieder neu ging. Sie kam dabei an Häuser (Trommeln), klopfte an in der Hoffnung, hier würde die gute Hexe wohnen. Jedesmal aber war es jemand anderes: Pumuckl, Heidi, Bibi Blocksberg, nur nicht die so sehr ersehnte «gute Fee». Ich versuchte ihr zu helfen, aber sie wollte alle Dialoge selbst übernehmen und wies mir eine Statistenrolle zu. Es war schwer für mich, ihre immer verzweifelter werdende Suche zu erleben. In der letzten Stunde, die ich mit ihr verbrachte, setzte sie sogar einen Hubschrauber ein, um schneller zu sein, aber auch damit fand sie die gute Hexe nicht. Sie legte sich schließlich völlig erschöpft in ihre Kissen zurück und erklärte, sie wolle nicht mehr.

Petra

Petra litt in der gemeinsamen Musikstunde sehr unter den aggressiven Angriffen der feuerspeienden Hexe Susanne und wollte eine «andere» Hexengeschichte erzählen: Die Hexe ist gut und böse, eine Frau und ein Mann werden von der Hexe aufgefressen, der Jäger erschießt die Hexe. Auch bei ihr hatte ich den Eindruck, daß sie etwas Wichtiges mitteilen wollte und bot ihr deshalb an, alleine mit ihr in ihrem Zimmer Musik zu machen.

Ebenso wie Susanne benutzte sie die Instrumente nur als «Möbelstücke», die Schlegel als Personen. Nur das Glockenspiel durfte klingen. Es stellte den Weg zur Hexe dar. Sie selbst war die Hexe, ich sollte den Hänsel spielen. Wie bei Susanne übernahm sie vollständig die Regie. Ich durfte nur das sagen, was sie mir vorgab. Die Geschichte, die sie entwickelte, ging ungefähr so: Hänsel besucht die Hexe, eine gute Hexe. Sie kocht die meiste Zeit sehr gutes Essen für Hänsel. Sie schläft immer wieder ein, Hänsel muß sie wecken. Am Schluß muß Hänsel seinen Eltern sagen, daß die Hexe viel besseres Essen macht als sie.

In der folgenden Stunde hatte Petra hohes Fieber, dessen Ursache unklar war. Sie wollte aber trotzdem weiterspielen: Die Hexe ist krank, hat Pilze am ganzen Körper, am Kopf und an den Beinen. Sie kriegt Blut abgenommen, drei ganz starke Pillen am Tag und wird blau gepinselt. Sie darf nur ganz wenig leise

Musik hören (Leier), weil sie Ohrenweh hat. Die Hexe wird aber wahrscheinlich wieder gesund.

Bis zur nächsten Stunde war auch medizinisch die Ursache des Fiebers gefunden: Petra hatte eine Pilzinfektion im Blut, die nur schwer behandelt werden konnte. Sie selbst spielt die Situation so: Die Hexe ist noch immer krank. Sie muß ins Krankenhaus und punktiert werden. (An dieser Stelle tauscht sie die Rollen. Ich war jetzt die Hexe, sie selbst der Arzt.) Das Blut der Hexe war schlecht, deswegen muß sie immer neu punktiert werden, insgesamt vielleicht zwanzig Mal. Ich mußte die Schreie der Hexe übernehmen, doch offensichtlich war Petra als Arzt machtlos. Das Blut blieb schlecht. Auch sie sank wie Susanne erschöpft in die Kissen und erklärte, daß sie keine Lust mehr hat. Mit dieser Diagnose war für Petra alles gesagt und der Kampf zu Ende. Sie wollte weder Musik machen in der Zeit danach, noch durfte ich ihr vorspielen. Sie nutzte die restliche Woche, die ihr noch zum Leben blieb, um kreativ zu sein. Sie wollte basteln, etwas herstellen, und nur ich durfte ihr dabei helfen. Wir stellten mit viel Mühe einen blühenden Mandelzweig her (es war Februar), säten Kresse in Ostereier und versuchten so, auch im Angesicht des nahen Todes das Thema Wachstum in ihr Zimmer zu bringen.

Zusammenfassung: Gerade weil Susanne und Petra sonst eher still waren und nicht viel sprachen, fanden sie im Erfinden dieser «musikalischen Geschichten» eine Möglichkeit, ihre Befindlichkeit auszudrücken. Beide Mädchen identifizierten sich zunächst mit der allmächtigen Hexe, aber bei beiden verlor die Hexe ihre Allmacht und konnte sie nicht retten. Beide trugen einen Kampf aus, gaben aber auf, sobald der Kampf entschieden war. Bei beiden war ein Lied der Auslöser dafür, ihre eigene Situation in Form einer Geschichte zu erzählen. Die Instrumente waren in erster Linie Objekte, an denen die Geschichte festgemacht war. Die Klangerzeugung war zweitrangig. Einzig das Glockenspiel als «Weg» durfte seine ursprüngliche Funktion behalten (vgl. auch Lukas).

Die beiden nun folgenden Fälle zeigen, wie Kinder sich nicht nur mit ihrem eigenen Sterben beschäftigen, sondern quasi darüberhinaus denken. Lukas und Christine haben ihren Eltern wichtige Botschaften hinterlassen für die Zeit, in der sie selbst nicht mehr leben würden.

Lukas – «Wir werden immer größer» (B. G.)

Ich lernte Lukas kennen, als er mit fünfeinhalb Jahren an einem Rezidiv einer Leukämie erkrankte. Lukas war über den Rückfall sehr verunsichert. Seine Eltern hatten ihm in den Wochen vorher ständig versichert, daß die Dauertherapie nun bald zu Ende sei und er keine Tabletten mehr nehmen müsse. Der Rückfall bedeutete einen Schock für die ganze Familie. Lukas' Mutter war selbst auch sehr unsicher. Sie wirkte in vielem sehr jung, fast kindlich und hatte oft Angst, eine schlechte Mutter zu sein. Lukas wieder klammerte sich an seine

Mutter; sie durfte kaum den Raum verlassen. Er selbst war weinerlich und quengelte viel. Er spielte nur wenig mit anderen Kindern, war sehr passiv und wollte eigentlich nur beschäftigt werden. Während der ersten vier Wochen der Therapie nahm er ungefähr zehn Mal bei Musikstunden mit anderen Kindern teil. Er fragte zwar von sich aus danach, hielt aber nie lange durch. Er war schnell gelangweilt, oder wollte aufhören. Das Auffälligste schien mir aber, daß er mit seinen fast sechs Jahren überhaupt nicht im Takt spielen und kein Metrum halten konnte. Ich deutete dies damals als einen Ausdruck seines erschütterten Selbstbewußtseins. Er hatte kein Vertrauen mehr zu dieser Welt, die ihn wieder dem Krankenhaus ausgesetzt hatte, obwohl er doch fast damit fertig gewesen war.

Dies änderte sich schlagartig nach seinem sechsten Geburtstag:

Lukas muß wegen einer Herpesinfektion in einem Einzelzimmer liegen. Er fragt von sich aus nach mir, er will Musik machen. Zum ersten Mal macht er selbst Vorschläge, was er gerne machen will. Er hat zum Geburtstag ein kleines Liederbuch mit der «Vogelhochzeit» bekommen und will das Lied singen. Zu meinem Erstaunen begleitet er sich dabei auf der Handtrommel im Takt, spielt sogar den Rhythmus des «Fidirallala» ganz richtig mit. Er erzählt mir die ganze Zeit, wie groß er jetzt ist und was er alles alleine kann. Dieser Geburtstag ist wie ein Durchbruch. Lukas kann jetzt auch mal ohne die Mutter sein; er ist viel selbstbewußter, kann sich alleine viel besser beschäftigen. Ich freue mich sehr für ihn. Zur gleichen Zeit berichtet die Mutter, Lukas würde jetzt seine Krankheit besser akzeptieren, da sie selbst auch jetzt erst den Rückfall wirklich annehmen könne.

Gegen Ende der Behandlung gibt Lukas seiner neugewonnenen Lebensfreude einen ganz besonderen Ausdruck. Er hatte mir schon ganz am Anfang erzählt, sein Lieblingslied sei «Life is life» von Opus. Wir hören uns dieses Lied gemeinsam an, und er will gerne «auch im Radio singen». Ich gebe ihm deshalb ein Mikrofon, und nach einigen schüchternen Anläufen singt Lukas: «Life is life . . .» Bei meinem Kassettengerät ist es möglich, über den externen Mikroanschluß direkt auf die bereits bespielte Kassette aufzunehmen. Lukas ist sehr stolz auf sein Werk, nun gemeinsam mit Opus auf einer Kassette zu sein. Er experimentiert noch viel mit dem Mikrofon und probiert seine Stimme aus, die ihm über den Verstärker wieder entgegen kommt.

Lukas hat also nach ungefähr 7 Monaten ein neues Gleichgewicht gefunden. Er ist ein ganz normaler, selbständiger Junge geworden, der sich auf die Schule freut und sich von seiner Mutter gelöst hat. In der Musik drückt sich das in der Fähigkeit aus, ein Metrum durchzuhalten und an der Lust an seiner eigenen Stimme.

Somit steht einer weiteren normalen Entwicklung nichts im Weg. Doch leider dauert diese nicht sehr lange. Nach einem Jahr erleidet Lukas den zweiten Rückfall. Bei der erneuten Aufnahme in die Klinik ist Lukas erstaunlich ruhig und gelassen. Er hat starke Schmerzen in den Beinen, die von der großen Blastenzahl im Knochenmark herrühren. Mit den Eltern wird eine palliative Therapie vereinbart, die die Zahl der Blasten und damit den Druck in den Knochen vermindern soll, ihn allerdings nicht mehr heilen kann. Lukas kann noch einige Zeit zu Hause verbringen. Er bekommt Morphintropfen gegen die Schmerzen, die ihn jedoch auch schläfrig und unausgeglichen machen. Da sich die Eltern sehr aktiv an der Pflege beteiligen, ist es möglich, daß Lukas nur stundenweise zu Infusionen in die Klinik kommen muß.

Für die Eltern beginnt jetzt die schwerste Zeit. Sie wissen, daß Lukas sterben wird und versuchen, möglichst gut mit der Situation umzugehen. Die Mutter wirkt dabei eher distanziert. Sie redet davon, daß eben alles so sein müsse und daß sie Lukas loslassen würde, wirft aber gleichzeitig ihrem Mann mangelndes Einfühlungsvermögen vor. Beide Eltern konkurrieren im Grunde darum, wer zu Lukas die bessere Beziehung hat, oder besser auf seine Bedürfnisse eingeht und besser weiß, was gut für ihn ist. Diese Spannungen übertragen sich umgekehrt auf Lukas, der einerseits die Eltern gegeneinander ausspielt und andererseits zunehmend quengeliger wird.

Nach zwei Wochen, als er gerade in der Klinik ist, will er Musik machen. Beide Eltern verlassen sofort das Zimmer. Auf Lukas' Wunsch hin hole ich sie wieder herein. Der Vater kommt nur sehr zögernd mit, er hält nichts von dieser «Kindergartenmusik». Lukas wählt lange und sorgfältig die Instrumente aus, die er für seine Musik will. Schließlich entscheidet er sich selbst für das Glokkenspiel, die Eltern bekommen je eine Trommel und ich die Gitarre. Er wünscht sich, daß wir gemeinsam das Lied «Wir werden immer größer» singen sollen:

> Wir werden immer größer
> Jeden Tag ein Stück
> Wir werden immer größer
> Das ist ein Glück
> Auch wenn man uns einsperrt oder uns verdrischt
> Wir werden immer größer
> Da hilft alles nichts.«

Der Vater wehrt sich zunächst dagegen. Er könne nicht singen, auch kein Instrument spielen. Ich versichere ihm, daß es darauf jetzt nicht ankomme, sondern daß wir einfach gemeinsam unsere Musik machen würden. Lukas spielt eine sehr zarte und schöne Begleitung auf dem Glockenspiel. Alle Melodiebögen gehen nach oben. Er will dasselbe Lied noch x-mal wiederholen. Die Mutter schlägt auch andere Lieder vor, die er jedoch alle ablehnt. Durch die zunehmende Übung wird die Musik immer «gemeinsamer». Wir spielen uns aufeinander ein, auch der Vater ist voll miteinbezogen. Er, der «Unmusikalische», spielt zarte, phantasievolle Begleitrhythmen auf seiner Trommel und ist wohl selbst erstaunt über seine Fähigkeiten. Lukas ist sehr zufrieden mit «seiner» Musik. Wir verabreden, in den nächsten Tagen das ganze auf Kassette aufzunehmen. Leider kommt es nicht mehr dazu, da das Mikrofon in Reparatur ist und kein anderes passendes gefunden werden kann. Außerdem ist Lukas auch zunehmend weniger wach. Er hat keine Lust mehr, Musik zu machen.

Lukas hatte also mit seinem Wunsch nach dieser gemeinsamen Musik seine Eltern miteinander verbunden, die sich vorher einen Konkurrenzkampf um ihn geliefert hatten. Es war eine sehr nahe und intensive Atmosphäre. In Lukas' Musik war sehr viel Zärtlichkeit für seine Eltern. In der Wahl des Liedes lag sicher auch eine Botschaft. Er wollte sich vielleicht auch durch den bevorstehenden Tod nicht hindern lassen, weiterzuwachsen. Auf jeden Fall war dies eine Aufforderung an seine Eltern, nicht stehenzubleiben, sondern weiterzuleben. Für die Eltern blieb diese Stunde sehr wichtig. Sie konnten sich danach besser austauschen darüber, wie es ihnen mit dem Sterben ihres Sohnes ging. Der Kampf um Anerkennung – und «Wer ist der Bessere von uns?», war durch Lukas' Musik aufgehoben.

Ebenso wie Lukas im nahen Angesicht des Todes für und mit seinen Eltern von Leben und Wachstum sang, hielt Christine am Tag vor ihrem Tod gemeinsam mit ihrer Mutter Rückschau auf ihr Leben.

Christine – «Auch ein sterbender Mensch ist bis zum letzten Atemzug ein Lebender» (B.G.)

Christine erlitt mit acht Jahren den zweiten Rückfall einer Leukämie. Ihre Überlebenschancen verschlechterten sich damit. Ich kannte sie bereits seit dem ersten Rückfall. Christine war ein sehr lebhaftes Kind. Sie fühlte sich insgesamt sehr wohl in der Klinik. Sie spielte und bastelte sehr gerne und machte gerne mit anderen Kindern zusammen Musik. In den ersten Wochen nach dem zweiten Rückfall fiel mir auf, daß sich ihre Stimme verändert hatte. Während sie sonst eher leise und zaghaft gesungen hatte, war ihre Stimme jetzt kräftig, klar und sicher. Ob das mit einem wachsenden Selbstbewußtsein zu tun hatte? Sie liebte «Action-Lieder», am liebsten mit Bewegungen.

Ca. zwei Monate nach der Diagnosestellung kommt Christine in eine schwere Krise. Durch Kreislaufprobleme und ein Lungenödem verschlechtert sich ihr Zustand zusehends. Sie wird sehr schwach, schläft viel und wirkt auf mich oft wie in Trance. Sie will viel vorgelesen haben, und zwar immer wieder «Dornröschen» und «Frau Holle», beides Märchen, die sich mit dem Tod beschäftigen. Ich habe das Gefühl, daß sie sich bereits in einer Art Zwischenwelt befindet und denke nicht, daß sie sich nochmal erholen wird, aber ich täusche mich. Christine kommt, wenn auch nur für wenige Monate, nochmal zurück. Sie ist «fit wie ein Turnschuh», die vielen Blasten in ihrem Blut scheinen ihr gar nichts auszumachen. Sie genießt ihr Leben, macht all das, was sie gerne tut, vor allem auch Musik.

Ungefähr fünf Wochen vor ihrem Tod will sie alleine mit mir singen, und zwar im Bett. Das ist ungewöhnlich, sonst wollte sie immer andere Kinder dabeihaben. Sie entscheidet sich für das Lied «Ich kenne einen Cowboy, der Cowboy, der heißt Bill», bei dem pantomimisch dargestellt wird, was der Cowboy alles macht: reiten, winken, Lasso schwingen . . . Sie erweitert das Lied und läßt den Cowboy alle Instrumente einzeln spielen. Die Regel des Liedes verlangt, daß nach und nach ein Vers an den anderen angehängt wird, und so kommen wir schließlich auf etwa zwanzig Verse. Christine hüpft dabei im Bett wie auf einem Trampolin, sie wechselt die Instrumente mit großer Geschicklichkeit und bietet das Bild eines energievollen, glücklichen und lebensfrohen Kindes. Ich mache ihr den Vorschlag, das Ganze auf Video aufzunehmen, und sie stimmt dem begeistert zu. Alle zwanzig Verse also nochmal, danach kommt noch «Die Tante aus Marocco», ebenfalls eine kleine sportliche Leistung. Auch hier dichtet Christine noch Verse dazu, kann sich dabei vor Lachen kaum halten.

Wir wollen den Film in den nächsten Tagen zusammen ansehen. Dazu kommt es aber zunächst nicht, da Christine zu der Zeit nur nachts zu Infusionen in die Klinik kommt, tagsüber aber zu Hause ist. Natürlich will sie dann morgens immer so bald wie möglich gehen. Für uns alle ist der ungeheure Lebenswille von Christine verwunderlich. Nie klagt sie über Schmerzen oder Unwohlsein, sondern lebt ihr Leben einfach weiter.

Am Tag vor ihrem Tod will sie plötzlich morgens nicht nach Hause, stattdessen erinnert sie mich an das Versprechen, den Videofilm gemeinsam anzuschauen. Sie will, daß ihre Mutter und die Lehrerin, zu der sie ein sehr enges Verhältnis hat, dabeisein sollen. Sie wirkt matt und müde, liegt zusammengerollt auf ihrem Bett, während auf dem Bildschirm eine tanzende und hüpfende Christine zu sehen ist. Ich erschrecke sehr über diesen Kontrast, und den beiden Frauen geht es ähnlich. Beide wollen eine Kopie des Films haben, Christine stimmt dem zu.

Sie bleibt den ganzen Tag in der Klinik, auch den nächsten. Sie ist zwar matt, will aber trotzdem in der Spielecke unter Kindern sein. Sie liegt in einem Dreibettzimmer, die anderen beiden Kinder werden zufällig am Nachmittag entlassen.

Erst als die Beiden gegangen sind, will Christine zurück in ihr Zimmer. Dort klettert sie auf den Schoß ihrer Mutter und hört auf zu atmen. Sie ist tot.

Für mich war es beeindruckend, wie sehr Christine ihr Leben in der Hand hatte. Sie liebte es, lebte es bis zum Ende in vollen Zügen und ging dann. Das Video schien mir wie ein Vermächtnis, das sie ihrer Mutter hinterließ. Die Mutter sagte mir Monate später, daß sie es noch nicht angesehen hatte, und ich konnte mit ihr darüber sprechen, wie ich Christine wahrgenommen hatte und was sie vielleicht mit dem Video sagen wollte: Auch ein sterbender Mensch ist bis zum letzten Atemzug ein Lebender.

In den bisherigen Beispielen hatte die Musik hauptsächlich die Funktion, Vermittler zu sein, eine Brücke zu bauen zwischen Kind und Eltern/Therapeutin, auf der bestimmte Informationen weitergegeben werden können. Je näher der eigentliche Tod naht, um so mehr verliert die Musik diese Vermittlerfunktion, wird weniger Medium, sondern mehr Stütze und Halt: die Töne und Klänge werden ein Boden, der alle Beteiligten verbindet, der Halt gibt angesichts der Haltlosigkeit, der stützt und Form gibt, wo alles nach Absturz und Formlosigkeit aussieht. Hier geht es nicht mehr um Vermitteln, sondern um Verbinden, die Musiktherapeutin ist nicht mehr Übersetzerin, sondern wird selbst zum Medium. Hier kommt die «Musik an sich» an. Unnötig zu erwähnen, daß diese todesnahen Situationen ein Höchstmaß an Sensibilität und Einfühlungsvermögen erfordern. Hier gibt es überhaupt keine Regeln mehr, an die man sich halten könnte. Einziger Wegweiser sind die eigene Wahrnehmung und Intuition. Unnötig auch zu sagen, daß die Anwesenheit der Musiktherapeutin in der Nähe des Todes eine vorher gewachsene, vertrauensvolle Beziehung zu Kind und Familie voraussetzt, um nicht störend zu sein. Die Musiktherapeutin als «dea ex machina» in letzter Minute wird zum Scheitern verurteilt sein.

Obwohl ich diese Situationen als extrem schwierig und fordernd erlebe, sind sie mir doch sehr wichtig: In diesen Grenzsituationen kommt es überhaupt nicht mehr darauf an, eine bestimmte Rolle, wie «Musiktherapeut» «Arzt» oder «Pfarrer» zu verkörpern, sondern einfach Mensch zu sein in den schwersten Augenblicken, die das Leben uns stellt. Es geht darum, diese Situationen auszuhalten, anzunehmen, mitzufühlen und damit den direkt Betroffenen Mut zu machen, das Sterben als menschlich und als Teil des Lebens zu akzeptieren. Die Musik kann dabei als vom Menschen geschaffene Ausdrucksform wertvolle Hilfe leisten.

Julia (B.G.)

Julia erkrankte mit knapp zwei Jahren an einem sehr bösartigen Tumor, bei dem fast keine Heilungschancen bestanden. Sie starb mit drei Jahren und drei Monaten, verbrachte also die Hälfte ihres Lebens in der Klinik. Das Erstaunliche daran war, daß Julia selbst sich nicht als krank bezeichnete. Unsere üblichen Konzepte von «gesund» und «krank» galten für sie nicht. «Aber Oma, ich bin doch gar nicht krank!», pflegte sie zu sagen, wenn die Großmutter ihr erzählte, was sie alles zusammen machen würden, sobald sie wieder gesund sein würde. Und dabei traten bei ihr viele Komplikationen auf. Sie mußte lange Zeit über eine Sonde ernährt werden, wurde oft operiert und vieles mehr.

Julia wurde von ihrer Mutter sehr liebevoll betreut und umsorgt. Die Lebenseinstellung der Mutter war ganz auf das Heute ausgerichtet. Sie wußte, daß nur sehr wenige Kinder diese Krankheit überleben und machte deshalb aus jedem Tag das Beste. Vielleicht fühlte sich Julia deshalb so sicher und empfand ihre Krankheit nicht als etwas Fremdes. Für sie war die Klinik zeitweise ihr Zuhause.

Julia war immer sehr zurückhaltend, wenn ich mit anderen Kindern Musik machte. Sie saß meist nur beobachtend dabei. Ich hatte oft den Eindruck, daß ihr alles zu laut war; dabei sang sie mit ihrer Mutter oder Großmutter sehr viel und gerne.

Ein halbes Jahr vor ihrem Tod entdeckt sie zufällig das Keyboard, das in der Spielecke steht. Sie steht ganz gebannt davor, und ich ermuntere sie, doch mal die Tasten auszuprobieren. Sie ist erst sehr schüchtern und traut sich nicht, die Neugierde aber ist stärker. Obwohl ihre Mutter nicht dabei ist, bleibt sie alleine mit mir sitzen und probiert vorsichtig ein paar Töne. Da ich ja schon von ihrer Abneigung gegen laute Musik weiß, stelle ich die Lautstärke nur ganz leise ein. Julia betrachtet das Gerät sehr interessiert. «Was ist das?», fragt sie und deutet auf die Reihe grüner Knöpfe über der Klaviatur. «Probier doch mal!», fordere ich sie auf. Sie drückt vorsichtig auf einen der Knöpfe, und ein Staunen geht über ihr Gesicht. Sie hat die Soundeffects entdeckt und als erstes «Forest» gedrückt, ein Klanggemisch aus Vogelstimmen und dem Gluckern eines Bachs. Sie probiert weiter: Ocean, Street, Rainy Day, Star Wars, Concert Hall, Wild West – und wieder zurück zum «Kuckuck». Sie merkt sich sofort, welcher Klang hinter welcher Taste steckt und erklärt die Wasserklänge zu ihrem Favoriten. Ich gebe ihr das Instrument mit aufs Zimmer, damit sie ihre neue Errungenschaft ihrem Vater, der abends immer zu Besuch kommt, zeigen kann.

Die Mutter erzählt mir am nächsten Morgen, daß Julia gemeinsam mit ihrem Vater Keyboard gespielt habe. Ich weiß nicht, ob der Vater Klavier spielen kann oder ob die beiden einfach die verschiedenen eingebauten Automatikrhythmen benutzen, jedenfalls ist Julia begeistert und es wird zum Bestandteil der abendlichen Besuche, daß sie eine gemeinsame Familienmusik spielen.

Mit mir will Julia weiterhin nicht viel zu tun haben. Drei Tage vor ihrem Tod fragt sie dann nach mir. Sie will Trommel spielen. Dieser Wunsch erstaunt mich, denn es geht ihr bereits sehr schlecht. Sie hat eine Lungenentzündung, bekommt nur schlecht Luft und hat deshalb eine Sauerstoffbrille auf der Nase, um ihr das Atmen zu erleichtern. Ich stelle schnell fest, daß Trommelspielen nicht mehr geht. Sie ist zu schwach, den Schlägel zu halten und den Arm zu heben. Ich hole deshalb das Keyboard, halte es quer über sie, denn sie kann ja nur liegen. Es gelingt ihr auch, die einzelnen Tasten und Knöpfe zu drücken; soviel Kraft hat sie noch. Sie spielt «ihre» Musik: den Wald und das Wasser, dazu verschiedene Rhythmen. Die Mutter schlägt vor, «Auf einem Baum eine Kuk-kuck saß» zu singen und läßt uns dann allein. Julia hat eine erstaunliche Ausdauer. Ca. 45 Minuten lang probiert sie nochmals alles aus. Ich soll auf ihren Wunsch hin verschiedene Kinderlieder dazu singen. Am Schluß will sie, daß ich alle Instrumente bei ihr im Zimmer lasse und außerdem soll die Mutter ihr eigenes Liederbuch von zu Hause holen.

Ich weiß nicht, ob Julia in den folgenden Tagen noch einmal spielte. Aber die Mutter benutzte den «Kuckuck», um über gemeinsame Waldspaziergänge mit ihr zu sprechen, die sie früher so gerne gemocht hatte.

Julia lebte bis zum Schluß mit all ihrer Kraft, und ihr Wunsch nach Musik in den letzten Tagen war ein Ausdruck davon. Ich denke, daß sie sich damit die schönen Zeiten mit ihrer Familie ins Zimmer holte. Für Julia waren die Klänge des Keyboards mit Sicherheit an schöne Erinnerungen gebunden, mit denen sie sich bis zu ihrem Tod umgab und die die Atmosphäre im Zimmer weniger anstrengend und spannungsgeladen machten. Ich holte die Instrumente erst wieder heraus, als auch Julias Körper nicht mehr im Zimmer war.

Ähnliche Funktion hatte die Musik für die Familie von David:

David (B. G.)

David erkrankte ebenso wie Julia mit drei Jahren an einem Neuroblastom, ein Tumor, der meist im Bauch wächst und später im ganzen Körper Metastasen bilden kann. Davids Familie waren Amerikaner, und nur die Mutter sprach Deutsch. Die gesamte Kommunikation mit David und seinem Vater verlief in Englisch. David war in seiner intellektuellen Entwicklung für sein Alter sehr weit. Er wirkte teilweise sehr erwachsen, was vom Vater auch gefördert wurde. Davids Mutter war ganztägig berufstätig, der Vater konnte zwar seine Arbeitszeit frei einteilen, mußte aber auch noch ein einjähriges Geschwisterkind versorgen. So war David oft alleine. Er war sehr bedürfnislos, sagte z. B. nicht, wenn seine Windel naß war, und freute sich über jeden, der sich mit ihm beschäftigte. Infolge des Sprachproblems konnte er sich nicht mit anderen Kindern verständigen.

Wir machten damals öfter Musik zusammen. Er liebte die Bongos, wollte damit Dialogspiele machen oder «Jingle Bells» singen. Diese Stunden hatten in erster Linie den Charakter von Spiel. Offensichtlich war er von seinen Eltern wenig zum Spielen ermuntert worden. Der Vater lehrte ihn gerade Lesen und Schreiben und schien auch sonst eher leistungsorientiert zu sein. Mir fiel die Art und Weise auf, in der der Vater sowohl mit seinem Sohn als auch mit mir redete. Sein Reden war voller Zweideutigkeiten und Ironie, so daß es oft gar nicht leicht war, zu verstehen, was er eigentlich mitteilen wollte. Die Mutter sah ich fast nie.

Nach ungefähr einem halben Jahr war der Tumor zurückgebildet, wuchs jedoch nach ein paar Monaten erneut. Dies bedeutete, daß die Medikamente wahrscheinlich nicht stark genug sein würden, ihn ganz zu vernichten. David klagte bald über Schmerzen in den Beinen und hinter dem Auge, die von Knochenmetastasen verursacht wurden.

Ich spielte oft mit ihm, und er erzählte mir, daß er nachts nicht schlafen könne, weil er immer die Augen aufmachen müsse, um zu sehen, ob die Mutter noch da sei (sie schlief zwar in der Klinik, mußte morgens aber sehr früh zur Arbeit). Davids Schmerzen wurden schlimmer, gleichzeitig zog sich der Vater noch mehr in sich selbst zurück, nahm keinen Kontakt zu anderen Eltern auf und redete weiter nur ironisch. Diese Ironie war für ihn vermutlich eine Form, mit der belastenden Situation besser umgehen zu können, machte eine Verständigung aber auch schwieriger.

Ich brachte David dann eine Kinderharfe. Er bezeichnete sie sofort als «Fisch» und wollte genau wissen, wie sie gemacht sei. Ich erzählte ihm, daß dieser Fisch Musik machen könne und dabei vielleicht mit seinen Schmerzen davonschwimmen würde. Ich spielte für David pentatonische Melodien, die ihm sehr gefielen. Er schlief schließlich darüber ein. Am nächsten Tag wollte er wieder die «Fischmusik» hören und sie auch unbedingt seinem Vater zeigen.

Davids Schmerzen verschlimmerten sich trotz hoher Dosen von Schmerzmitteln. Rein physiologisch war dies kaum zu erklären. Parallel dazu wurde eine zunehmende Spannung zwischen den Eltern deutlich. Die Mutter bestand darauf, weiter ganztags zu arbeiten und warf ihrem Mann gleichzeitig vor, sich nicht genügend um David zu kümmern.

Einige Tage später gehe ich wieder mit der Kinderharfe zu David, der aber schläft. Der Vater nimmt das Instrument selbst in die Hand und erklärt gleich, daß er unmusikalisch sei. Ich ermuntere ihn, es einfach zu versuchen, da mit der Pentatonik keine «falschen» Töne entstehen könnten. Er zupft vorsichtig an den Saiten, und sein Gesichtsausdruck verändert sich. Er wird ganz aufmerksam und hört sich selbst zu. Auch die Atmosphäre im Raum verändert sich. Der schlafende David wirkt ruhig, und aus der Anspannung wird Wärme. Ich wage es deshalb, den Vater auf seine Lage hin anzusprechen: «Es ist sicher sehr schwer für Sie, immer dabei zu sein, wenn David diese schlimmen Schmerzen hat, und ihm nicht helfen zu können». Daraufhin beginnt ein sehr intensives Gespräch, in dem der Vater zum erstenmal sehr ernst ist und seine Ironie ganz wegläßt. Während der ganzen Zeit hält der Vater die Kinderharfe in der Hand und spielt. Wir sprechen über seine Befürchtung, daß dies der Anfang vom Ende sei. Ich wage es, ihn auch nach seinen Vorstellungen um das Leben nach dem Tod zu fragen. Es zeigt sich, daß er wenig Neigung hat, sich der «offiziellen» jüdischen Lehrmeinung anzuschließen (er ist selbst Jude), sondern eigene Ideen über ein Leben nach dem Tod hat. Mir fallen dazu Worte des 139. Psalms ein, die ich von einer englischen Vertonung her kenne:

«If I had the wings of a dove
Then they would take me
Where I want to go
I would fly to the angels
Where I would like to stay
No, there is no hiding place.»
– «Nähme ich Flügel der Morgenröte
Und flöge ans äußerste Meer
Würde auch dort deine Hand mit mir sein
Und deine Rechte mich halten, Herr.» (Psalm 139, 9+10).

Mich berührt seine Offenheit jetzt sehr, und ich nehme wahr, daß er zu den Klängen der Kinderharfe zum ersten Mal die Ironie in seiner Sprache, die vorher Kontakte ganz unmöglich gemacht hatte, ganz wegläßt.

Nach diesem Gespräch war mir klar, daß Davids Vater innerlich nicht mehr mit einer Heilung rechnete und deshalb veranlaßte ich ein klärendes Gespräch mit dem Arzt. Dieser bestätigte dann seine Befürchtungen, und die Nachricht wirkte wie eine Erlösung. Der Vater begann sofort, die Beerdigung zu organisieren, da er nicht wußte, ob er später dazu noch in der Lage sein würde. Die Mutter entschied sich endlich, auch bei ihrem Sohn zu bleiben, und von diesem Zeitpunkt an wurden Davids Schmerzen erträglicher. Die Musik auf der Kinderharfe hatte das Gespräch mit dem Vater ermöglicht, sie bildete gleichsam den Boden, der ihn trug.

Auch beim Tod Davids übernahm die Musik nochmal diese Funktion. David war ruhig, wach und ansprechbar. Er erkannte seine Familie noch, die mit ihm im Zimmer war. Später wurde er schläfriger und sein Atem schwerer. Die Spannung im Zimmer wurde fast unerträglich: sechs Erwachsene warteten auf den letzten Atemzug. Da kam die Mutter selbst auf die Idee, Musik zu hören und legte eine Kassette mit Schuhmanns Kinderszenen ein, später dann ein Klavierkonzert von Mozart. Mitten im zweiten Satz verließ David diese Erde mit einer Blume in der Hand, die er sich kurz vorher noch aus einem Strauß genommen hatte. Die Musik trug alle Anwesenden in dieser fast unerträglichen Situation und ermöglichte es so für David, ruhig und ohne Kampf zu sterben.

Auch bei Anne übernahm die Musik die Funktion, den Eltern in der wohl schwersten Situation ihres Lebens Halt zu geben:

Anne (B. G.)

Annes Leben war ebenfalls nur kurz: sie starb noch vor ihrem dritten Geburtstag an einer Leukämie.

Anne hatte gegen Ende ihres Lebens sehr große Schmerzen. Sie wollte viel massiert und gestreichelt werden und forderte die uneingeschränkte Aufmerksamkeit ihrer Mutter. Zufällig hörte ich, daß die Eltern Anne taufen lassen wollten. Ich sprach die Mutter darauf an und erfuhr, daß die Eltern beide eigentlich keinen Bezug zur Kirche hatten und die Taufe eher auf Wunsch der Großeltern entschieden hatten, die Anne nicht als «Heidenkind» sterben lassen wollten. Ich stellte mir eine Taufe unter diesen Vorzeichen schwierig vor und machte deshalb den Vorschlag, daß ich dabei etwas Musik machen könnte. Die Mutter war zwar zuerst skeptisch, nahm aber den Vorschlag nach einiger Überlegung an. Ich nahm dann Kontakt zum Pfarrer auf, erklärte die Situation und auch, daß Anne gerade alle Fremden im Zimmer abwehre und er sich auf eine wenig erfreuliche Atmosphäre einstellen müsse. Ich hatte den Eindruck, daß er mir dankbar war für diese Information, denn für ihn war die Situation auch nicht einfach.

Ich überlegte lange, was ich spielen könnte. Die traditionellen Tauflieder schienen mir unpassend, da weder Anne noch ihre Eltern einen persönlichen Bezug zu kirchlichen Riten hatten. Auch wußte ich ja, daß Anne nur noch die vertraute Mutter um sich haben wollte. Ich entschied mich daher für die Leier und für ein Lied von R. Zuckowski, das Anne von gemeinsamen Geburtstagfeiern auf der Station her kannte: «Wie schön, daß du geboren bist / Wir hätten dich sonst sehr vermißt / Wie schön, daß wir beisammen sind / Wir freuen uns an dir, unser Kind». Ich improvisierte erst über die Melodie. Als ich merkte, daß Anne dies tolerierte, sang ich den Refrain.

Die Taufzeremonie war kurz, aber eindrucksvoll. Anne weinte nur kurz, als sie mit dem Taufwasser berührt wurde. Sie war für mich unnatürlich friedlich. Gegen Ende bekam sie wieder starke Schmerzen. Ich blieb einfach sitzen und improvisierte weiter pentatonisch auf der Leier. Annes Vater nahm sich die Kinderharfe, die ich ebenfalls mitgebracht hatte, und wir spielten gemeinsam für Anne. Anne schlief ein dabei, und die Stimmung im Raum war sehr entspannt und friedlich. Als wir zusammen noch ein Glas Sekt tranken, konnten wir nicht ahnen, daß Anne schon wenige Stunden später tot sein würde. Auch für mich kam dieser Tod überraschend schnell.

Als ich mich von den Eltern verabschiedete, bot ich ihnen an, auch bei der Beerdigung zu spielen. Mir war der Gedanke an Harmoniums-Beerdigungsmusik in Moll für so ein kleines Kind einfach schrecklich. Die Eltern nahmen auch dieses Angebot an. Wieder nahm ich Kontakt zum Pfarrer auf, der mich schon kannte und dankbar für die Unterstützung war. Bei der Beerdigung griff ich nochmals die Melodie «Wie schön, daß du geboren bist» auf mit der Leier, allerdings ohne zu singen. Den meisten Trauergästen sagte dies sicher nichts, aber die Eltern verstanden den Zusammenhang. Auf Wunsch der Eltern sang ich dann «Sind so kleine Hände» von Bettina Wegener und spielte zum Auszug Variationen von «Greensleeves» auf der Flöte.

Ich hatte früher als Kirchenmusikerin bei Beerdigungen oft Orgel gespielt und habe unterdessen auch viele Kinderbeerdigungen erlebt. Annes Feier war – wie vorher schon andere, bei denen ich diesen Schritt gewagt hatte – für mich als Musiktherapeutin ein wichtiges Erlebnis. Die Musik war nicht wie sonst standardisiert und eine leere Formel, sondern individuell und persönlich. Ich sprach die Trauernden damit direkt an und stellte einen Bezug zu Annes letzten Stunden her. Ich fühlte mich hinterher wohl und hatte das Gefühl, daß ich den richtigen «Ton», die richtige «Stimmung» getroffen hatte, was mir durch die positive Rückmeldung sowohl der Eltern als auch anderer Trauergäste bestätigt wurde.

Gerade am Beispiel von Anne wird der enge Zusammenhang zwischen Religion, Ritus und Musik deutlich. Alle drei können Stütze und Halt für Menschen in schweren Stunden sein. Aus persönlicher Erfahrung heraus weiß ich, daß die traditionellen kirchlichen Rituale für viele Eltern nicht mehr die tragende Funktion haben, die ihnen eigentlich zustehen sollte. Andererseits ist die Suche nach neuen Formen natürlich extrem schwierig, jedoch nicht unmöglich, wie das letzte Beispiel zu diesem Kapitel zeigen soll.

Nach dem Tod eines Kindes folgt für die Eltern und Geschwister eine Zeit intensiver Trauerarbeit. Sicher wäre es in manchen Fällen wünschenswert, diese musiktherapeutisch und individuell begleiten zu können. Dies übersteigt aber meine räumlichen und zeitlichen Möglichkeiten. Der folgende Versuch einer «kollektiven» Trauerbegleitung war bisher ein einmaliges Experiment, das trotz aller Schwierigkeiten erwähnt werden soll:

«A time to remember»

Rituale und Zeremonien im Umkreis von Sterben und Tod sind in unserer westlichen Zivilisation bei vielen Menschen weitgehend zu bloßer Form ohne Inhalt erstarrt bzw. gar nicht mehr vorhanden. Der griechische Psychologe Canacakis hat sich sehr eingehend mit diesem Phänomen beschäftigt und festgestellt, daß der Mangel an Ritualen nach dem Tod eines nahestehenden Menschen bei den Angehörigen in verstärktem Maße zu Depressionen und zu psychosomatischen Reaktionen wie z.B. Magengeschwüren führt. Die beiden Kirchen, die in unserer Kultur traditionellerweise die Träger solcher Rituale waren, haben ihren Einfluß weitgehend verloren und bieten abgesehen vom Sechswochenamt der katholischen Kirche, das aber inhaltlich auch weitgehend unpersönlich bleibt, wenig in dieser Richtung.

Persönlich war mir dieser Umstand schon länger bewußt, ich hatte jedoch keine Idee, wie man das ändern könnte. Bei meiner Teilnahme am 8. Internationalen Kongress «On Terminal Care» (Sterbepflege) in Montreal (Herbst 1990) hatte ich die Möglichkeit, an einem «Memorial Service» (Erinnerungsgottesdienst) teilzunehmen, in dem versucht wurde, ein neues sinnvolles Ritual zu schaffen. In einigen Hospizen und Sterbepflegestationen in den USA und in Kanada ist es unterdessen üblich, in regelmäßigen Abständen für Angehörige *und* Personal sog. «Memorial Services» abzuhalten, in denen in einem interkonfessionellen Rahmen an die Menschen gedacht wird, die in der letzten Zeit verstorben sind.

Auf mich selbst hatte dieser Gottesdienst eine sehr tiefe Wirkung. Mir wurde dabei klar, wie sehr der Tod der Kinder für mich manchmal schon zur Routine geworden war und wie sehr ich mich auch selbst nach einer solchen Gelegenheit sehnte, in der das Gedenken an die Kinder ganz offiziell erlaubt ist und Raum bekommt.

Meinen KollegInnen in Frankfurt ging es anscheinend ähnlich, denn als ich von meinem Erlebnis erzählte, begegnete mir unerwartete Resonanz. Es kam sofort der Wunsch auf, so etwas auch für unsere Station zu organisieren. Viele erklär-ten sich bereit, mitzuhelfen. Aus meinem Erlebnis in Kanada heraus war mir klar, daß die Musik bei solch einem Ritual eine sehr wichtige Rolle spielen würde. Dort spielte jemand aus den «Kinderszenen» von Schumann, zwei Solisten trugen ein Lied von John Denver über die Liebe vor und ein Gitarrist spielte Musik von Villa-Lobos. Diese Möglichkeiten gab es für uns nicht. Nach vielen Diskussionen verkleinerte sich auch der Kreis derer, die aktiv mitgestalten wollten. Vor allem blieb die Frage: Welche Zielsetzung hat eine solche Einladung? Daß wir die Eltern und Familien der Kinder, die im letzten Jahr verstorben waren für einen Freitag im Advent einladen wollten, war bald klar. Wir einigten uns also ungefähr auf folgende Ziele: Wir wollten erstens uns als Team daran erinnern, für welche Kinder wir im letzten Jahr ohne «Erfolg» gekämpft hatten und zu denen viele von uns vielleicht gerade deswegen sehr intensive Beziehungen gehabt hatten; zweitens auch den Eltern zeigen, daß wir sie und ihre Kinder nicht vergessen hatten, denn oft ging dem Tod eine jahrelange Bindung an die Klinik voraus; drittens uns allen im Angesicht des Todes Mut machen, sich dem Leben wieder zuzuwenden, wie es sicher auch im Sinne der verstorbenen Kinder ist. Diese Aufgabe war nicht leicht, und wir konnten auch auf keine Erfahrungen zurückgreifen. Es meldeten sich auch ablehnende und warnende Stimmen: «Seid ihr wahnsinnig, die Eltern wieder dorthin zurückzuholen, wo ihre Kinder gestorben sind?» – «Die brechen doch alle in Tränen aus, und ihr könnt das nicht auffangen!» Gerade weil die Situation emotional sehr belastend sein würde, war es umso wichtiger, eine klare Form zu finden. Nach langen Diskussionen einigten wir uns auf folgenden Ablauf:

- **Musik**: Sonate A-Moll für Flöte und Gitarre von Loeillet
- **Begrüßung**
- **Anzünden der Lichter** (für jedes verstorbene Kind eine Kerze)
- **Musik**: Duett für zwei Flöten
- **Lesung**: Bilderbuch «Mein Opa und ich»
- **Erinnerungen** an die verstorbenen Kinder können ausgetauscht werden
- **Musik**: Greensleaves für Flöte und Gitarre
- **Lesung**: «Ich habe gelebt»
- **Gemeinsames Lied**: «Komm, bau ein Haus, das uns gefällt. Pflanz einen Baum, der Schatten wirft und beschreibe den Himmel, der uns blüht».
- **Kaffee und Kuchen** für die, die bleiben wollen.

Von zwanzig angeschriebenen Familien sagten fünf zu, von denen wegen schlechtem Wetter (Schneesturm) nur drei kamen. Vom Team kamen ungefähr fünfzehn MitarbeiterInnen, also ein eher kleiner Kreis. Nach einer anfänglichen Unsicherheit fingen wir mit unserem Programm an. Natürlich gab es zwischendurch viele Tränen, aber beim anschließenden Kaffeetrinken kam es zu vielen guten und intensiven Gesprächen. Für die anwesenden Ärzte waren diese besonders wichtig. Im Gegensatz zu vielen Schwestern haben gerade die Ärzte nach dem Tod eines Kindes meist keinen Kontakt mehr zu den Eltern und daher auch entsprechend Angst davor. Die Frage stellt sich, ob dieses Erinnerungsritual «gelungen» ist. Die Reaktionen aller Teilnehmer waren entgegen allen Voraussagungen durchweg positiv. Trotzdem fragen wir uns, ob wir diese Erinnerungsfeier wiederholen sollen. Eine solche Veranstaltung erfordert doch eine große innerliche Beteiligung, zu der nicht jeder so leicht bereit ist. Die Feier muß von allen getragen und gewollt sein, sonst ist der unterstützende Boden für die teilnehmenden Eltern nicht gegeben.

Zusammenfassung

Wenn nach Monaten oder Jahren der Therapie die Befürchtung, der Krebs könne den Kampf letzlich gewinnen, zur Gewißheit wird, beginnt für die Familien die wohl schwerste Zeit ihres Lebens. Sie leben mit dem Wissen, daß alle medizinischen Kenntnisse das Leben des Kindes nicht erhalten können – und hoffen doch bis zuletzt auf ein Wunder.

Die Betreuung und Begleitung sterbender Kinder und ihrer Familien stellt auch an die medizinischen und psychosozialen MitarbeiterInnen höchste Anforderungen. Für diese Aufgabe gibt es keine festen Regeln, und sie läßt sich nur in enger Zusammenarbeit aller Berufsgruppen bewältigen.

Sterbebegleitungen können für das psychosoziale Team sehr unterschiedlich aussehen. Es ist wichtig, die Bedürfnisse der jeweiligen Familie wahrzunehmen und sie nicht mit den eigenen Vorstellungen eines «guten Sterbens» zu überfahren. In der Finalphase kommt es weniger auf die Anwendung bestimmter Methoden an, sondern im Allgemeinen übernimmt der Mitarbeiter die Begleitung der Familie, der vorher den engsten Kontakt hatte.

Musiktherapie kann in der Begleitung sterbender Kinder und ihrer Familien eine sehr wichtige Funktion haben. Im Vordergrund stehen dabei drei Aspekte:
– die Kinder benutzen die Instrumente, um ihre innere Befindlichkeit darzustellen, um Phantasien und Empfindungen Ausdruck zu geben;
– MusiktherapeutInnen können zum «Übersetzer» dieser Phantasien für die Eltern und das Behandlungsteam werden und so über die Musik Verbindungen zwischen Kind und Eltern schaffen, wo die Angst und der Schrecken zu Sprachlosigkeit geführt haben;
– in der Finalphase, die von Angst und Schmerzen geprägt ist, kann die Musik tragende und haltgebende Funktion übernehmen.

Auch nach dem Tod eines Kindes können die MusiktherapeutInnen als Mitgestalter von kirchlichen und nichtkirchlichen Ritualen noch eine wichtige Aufgabe haben. Durch die lange Bindung an die Klinik und ihre MitarbeiterInnen haben viele Eltern den Kontakt z.B. zu ihrer Kirchengemeinde verloren und sind für eine aktive Beteiligung derjenigen, die ihr Kind bis zum Schluß begleitet haben, sehr dankbar. Dieser Bereich mag für viele MusiktherapeutInnen zunächst sehr ungewöhnlich sein. Wenn man dagegen das Wagnis eingeht, sich auch dieser Herausforderung zu stellen, öffnen sich ganz neue Möglichkeiten eines therapeutischen Einsatzes der Musik.

4. Entlassung und Heilung

4.1 Rückkehr von Kind und Eltern in das normale Leben

Wenn die Intensivtherapie mit den immer wiederkehrenden stationären Aufenthalten nach 6–12 Monaten und die oft anschließende Bestrahlung abgeschlossen sind, ist für das Kind zunächst das Schlimmste überstanden.

Aus medizinischer Sicht kann jedoch erst nach mehreren Jahren rezidivfreien Überlebens der Krebserkrankung von einer Heilung im eigentlichen Sinn gesprochen werden; aber auch dann noch besteht ein Restrisiko eines Zweitmalignoms, also einer bösartigen Neubildung eines Tumors.

Um die Remission möglichst lange zu erhalten, beginnt nun häufig die sogenannte Dauer- oder Erhaltungstherapie. In regelmäßigen ambulanten Kontrollen (zunächst wöchentlich, später in größeren Abständen) werden noch die Nachwirkungen der Chemotherapie, wie Schleimhautläsionen oder Blutarmut und eventuelle Folgen der Bestrahlung, wie Apathiesyndrom behandelt. Durch verschiedene Kontrolluntersuchungen wird versucht, ein Rezidiv auszuschließen, bzw. möglichst früh zu erkennen. Je nach Art der Erkrankung muß das Kind noch weiterhin über lange Zeiträume Medikamente nehmen und zu regelmäßigen Untersuchungen, wie Blutentnahmen, Urinproben u. ä. kommen. Eine intensive Nachsorge, die in enger Zusammenarbeit zwischen dem behandelnden Kinderarzt und dem Tumorzentrum erfolgt, ist nun erforderlich. In einigen Fällen müssen auch zusätzlich Spezialeinrichtungen, wie etwa Rehabilitationszentren, mit eingeschaltet werden. Dies trifft vor allem bei bleibenden körperlichen oder geistigen Behinderungen zu.

Als besonders belastend für Kind und Eltern ist neben der Amputation von Gliedmaßen bei z. B. Knochentumoren vor allem der Verlust oder die Störung von Gehirnfunktionen nach der Behandlung von Hirntumoren zu nennen. Da die Behandlung mit Chemotherapie in der heutigen Form erst seit Mitte der sechziger Jahre entwickelt wurde, liegen zum Teil noch keine gesicherten Erkenntnisse über die Gesamtproblematik möglicher Spät- und Folgeschäden vor.

Mit Beginn der Dauertherapie kann das Kind im allgemeinen wieder in das gewohnte Umfeld und sein Leben in der Familie zurückkehren. Aus psychologischer Sicht ist für das Kind und seine Familie eine möglichst rasche Reintegration in Schule oder Kindergarten und das übrige soziale Umfeld von großer Bedeutung. Diese kann je nach Krankheitsbild und -verlauf eine Vielzahl von Problemen aufwerfen. Neben der noch immer erhöhten Infektionsgefahr erschweren die immer wieder nötigen Untersuchungen und Behandlungstage eine kontinuierliche Teilnahme an Schule oder Kindergarten.

Für das Kind ist es besonders wichtig, daß es seelische Unterstützung und Rückhalt durch die Familie, behandelnde Ärzte, ErzieherInnen und LehrerInnen erfährt. Eine überbehütende und übermäßig ängstliche Haltung ist hier genausowenig hilfreich, wie ein Verleugnen tatsächlicher Probleme. Und bei all den praktisch zu bewältigenden Faktoren darf nicht vergessen werden, daß die Familie noch für viele Jahre zu einem Leben mit dem sogenannten Damokles-Syndrom gezwungen ist. Jederzeit kann ein Rückfall eintreten und die aufwendige medizinische Behandlung muß erneut eingeleitet werden, jedesmal mit geringeren Überlebenschancen. Meist versuchen Familie und Kind, diese belastende Tatsache möglichst bald zu vergessen.

Je besser es dem Kind gelingt, sich wieder in Schule und soziales Umfeld zu integrieren, umso mehr verändert sich sein Selbstwertgefühl. Schritt für Schritt erobert es die verlorengegangene Autonomie zurück. Für das gesamte Familiensystem kann es ein tiefgreifendes Erfolgserlebnis bedeuten, endlich die schwere Krise überwunden zu haben.

Von den behandelnden Ärzten und den psychosozialen Mitarbeitern einer pädiatrisch-onkologischen Station sollte während der stationären Behandlung in Absprache mit der betroffenen Familie geklärt werden, ob und inwieweit eine psychosoziale Unterstützung (z. B. Familientherapie) in der Reintegrationsphase sinnvoll oder notwendig ist. Dabei ist es wichtig, daß das Behandlungsteam zusammen mit den Eltern zu einer realistischen Einschätzung der psychischen Stabilität *aller* Familienmitglieder kommt. Besonders wichtig ist es auch, vor allem die Eltern zu ermutigen, jetzt auch mal wieder an sich selbst zu denken. Viele Mütter und Väter leiden nach der Zeit der Intensivtherapie an körperlichen Beschwerden, deren Behandlung sie bisher aus Sorge um das kranke Kind vernachlässigt haben. Gemeinsame Familien-Nachsorgekuren können hier ein erster Schritt zu mehr körperlichem Wohlbefinden sein.

Trotz vieler Probleme gelingt es den meisten Kindern und Familien, in ihr gewohntes Leben zurückzufinden. Einerseits sind solche Kinder ihren Altersgenossen oft an innerer Reife überlegen, andererseits haben sie aber auch viele Entwicklungsdefizite nachzuholen.

4.2 Abschiednehmen der Musiktherapeuten von genesenden Kindern

Für uns als Musiktherapeuten bedeutet der Abschied von einem Kind und seinen Eltern nach langen Phasen stationärer Therapie immer auch ein Ab-

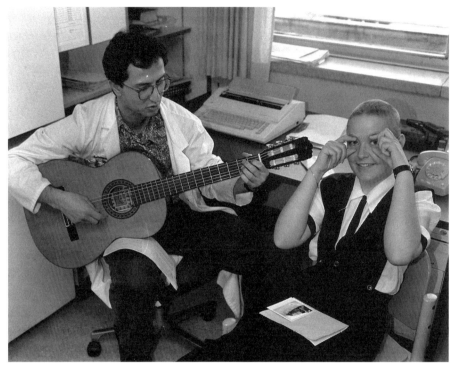

Abb.18: Abschied vom Lieblingsarzt

schiednehmen von sehr persönlichen Beziehungen, die im gemeinsamen Klinikleben gewachsen sind. Vorausgegangen sind oft zahllose Gespräche mit den Eltern im Krankenzimmer, in der Küche oder dem Stationsgang, die Begleitung des Kindes und seiner Eltern bei verschiedenen medizinischen Eingriffen und die vielen Musiktherapiestunden mit dem Kind selbst. Die intensive und häufig langandauernde Begleitung von Kind und Eltern macht es uns als Dialogpartnern nicht gerade leicht, Abschied zu nehmen. Auf der einen Seite steht zwar für alle Beteiligten die große Freude darüber, daß zunächst einmal die erste große Hürde im Kampf gegen die Krebserkrankung überwunden ist und die Familie endlich wieder nach Hause kann. Auf der anderen Seite bleibt bei uns als therapeutischen Begleitern verständlicherweise der Wunsch zurück, mehr von dem Gesundungsprozeß eines vertraut gewordenen Kindes miterleben zu dürfen, nachdem wir es durch die oft harten Phasen der stationären Therapie begleitet haben.

Wenn ein Kind geht, bedeutet dies in der Praxis auch, daß wieder Platz wird für ein Neues. Wie bereits gesagt, erfordert dies von uns wieder aufs Neue, uns auf die Schwierigkeiten, die Kind und Eltern zunächst mit dem Schock der Diagnose und dann mit all dem Leid haben werden, das ihnen die Erkrankung und die Therapie zufügen werden, einzulassen.

Für uns persönlich ist es wichtig, nach einer gewissen Zeit Rückschau zu halten und die Therapiestunden zu reflektieren. Auch im Schreiben eines Abschlußberichtes steckt ein symbolisches Abschiednehmen, das es leichter macht, wieder auf neue Kinder zuzugehen.

Es ist jedesmal sehr erfüllend, einem Kind wiederzubegegnen, das nur noch ambulant zur Behandlung kommt. Die Haare sprießen langsam wieder und das Kind erzählt dann meist stolz, daß es wieder in den Kindergarten oder in die Schule geht. Sowohl Kind als auch Eltern ist deutlich die Erleichterung anzumerken, daß der Streß des Klinikaufenthaltes nun vorbei ist und das Leben im sozialen Umfeld wieder in seinen gewohnten Bahnen verlaufen kann. Einige Kinder meiden die Station bei ambulanten Terminen auch ganz. Sie wollen mit «denen» gar nichts mehr zu tun haben.

Für uns als Musiktherapeuten und auch für die meisten anderen MitarbeiterInnen der Station sind solche Begegnungen mit geheilten Kindern sehr wichtig. Denn auf der Station erleben wir ja immer nur die schwerkranken Kinder, solche mit Rückfällen und die sterbenden Kinder, also die, bei denen der Erfolg unserer Bemühungen zweifelhaft ist oder keine Früchte trägt. Durch bessere Information über das Befinden der gesundenden «Schützlinge», die ja immerhin 2/3 aller Kinder ausmachen, kann die oft düstere stationäre Perspektive für das Behandlungsteam etwas aufgehellt werden und vor allem der Sinn dieser Arbeit wieder klarer werden.

Aus psychologischer Sicht erschien es uns bei einer Reihe von Fällen sinnvoll, den Reintegrationsprozeß des Kindes durch ambulante Musiktherapie zu unterstützen. In den praktischen Erfahrungen mit ambulanter musiktherapeutischer Begleitung krebskranker Kinder zeigt sich im Stundenverlauf deutlich, wie sich die konfliktbeladenen Inhalte zunehmend verändern und wandeln. Während kurz nach Beendigung der stationären Therapie häufig in Spiel und Musik noch sehr zerstörerische und angstvolle Impulse und Fantasien vorherrschen, wandeln sich diese Inhalte zunehmend in sanftere und weniger bedrohliche Motive, die auch vermehrt die Auseinandersetzung mit der Integration in Schule, Kindergarten und soziales Umfeld widerspiegeln.

Die Kombination ambulanter Musiktherapiestunden mit den vorangehenden medizinischen Untersuchungen führen häufig dazu, daß die Kinder mit weniger ausgeprägten Ängsten erneut in die Klinik kommen, oder sich sogar darauf freuen, da ja der Klinikbesuch jedesmal mit einer Musikstunde verbunden ist.

4.3 Beendigung der musiktherapeutischen Beziehung

In der Regel bedeutet das Ende der stationären Intensivtherapie auch das Ende der Musiktherapie. Bei vielen Kindern wäre es aus unserer Sicht wünschenswert, die musiktherapeutische Begleitung auch ambulant noch fortzusetzen, um die Reintegration der Kinder in ihr gewohntes soziales Umfeld zu unterstützen. Aus vielerlei Gründen (z. B. fehlender Musiktherapieraum, weite Anfahrtswege zur Klinik, Zeitmangel) läßt sich dies aber praktisch nur sehr selten realisieren.

Der Abschied am Ende der stationären Therapie ist für die Kinder mit sehr viel Freude und Erleichterung darüber verbunden, daß sie diese schreckliche Zeit endlich überstanden haben. Für uns als Musiktherapeuten ist es manchmal aber auch traurig, die Phase der entgültigen Genesung bei vielen Kindern nicht miterleben und unterstützen zu können.

Das folgende Beispiel zeigt, wie Peter von sich aus am Ende der Intensivtherapie auch die Musiktherapie ganz klar beendete und sich von der Musiktherapeutin verabschiedete.

Peter – «Tschüß, ich lieb' dich . . .» (B. G.)

Peter (s. Kap. 1.3.) war unterdessen am Ende der stationären Therapie angelangt. In den vergangenen Musiktherapiestunden hatte er sehr intensiv «Räubervertreiben» gespielt und sich danach immer wieder in meinen Schoß geflüchtet. Beim letzten Block seines Protokolls hatte Peter Fieber und musste deswegen im Zimmer bleiben. Er lag im einzigen Einzelzimmer der Station, das nur ca. 6 qm hat. Wie immer wollte er Musik machen, und ich kam mit den Instrumenten zu ihm. Peter wollte gleich wieder Räuber vertreiben und wie gewohnt mit den Rasselbüchsen nach ihnen werfen. In diesem engen Raum war das aber unmöglich, wahrscheinlich wäre dabei einiges zu Bruch gegangen. Ich musste also eine Alternative überlegen und schlug ihm vor, wir könnten doch diesmal vielleicht die Räuber mit unserer Stimme verjagen. Peter fing gleich an, zu rufen: «Haut ab, ihr blöden Räuber!» Seine Stimme war dabei aber sehr zaghaft und leise. Ich holte deshalb den Kassettenrekorder mit einem Mikrofon, das Peters Stimme verstärkte. Peter war zunächst völlig fasziniert von der Technik. Er glaubte, daß im Rekorder ein zweiter Peter sei, dessen Stimme er hörte. Er fing dann aber wieder an, die Räuber zu verjagen, indem er sich möglichst viele Schimpfwörter ausdachte und diese ins Mikrofon sprach. Er traute sich dabei immer mehr zu. «Was passiert, wenn ich ganz schlimme Sachen sage?» fragte er mich vorsichtshalber bei manchen Ausdrücken. Ich konnte ihm versichern, daß die Räuber sicher davor erschrecken würden.

Nach einer Weile änderte Peter plötzlich seinen Text. «Ich sag' jetzt was für dich», kündigte er an. Ich war gespannt, was jetzt kam. «Tschüß, ich lieb' dich, tschüß, ich küss' dich!» rief Peter ins Mikrofon. Ich fragte ihn, ob denn die

Stunde für ihn zu Ende sei. Statt einer Antwort wiederholte er nur viele Male sein «Tschüß, ich lieb' dich, ich küss' dich!». Als er genug davon hatte, fiel er mir um den Hals und jubelte «Wir haben gewonnen! Die Räuber sind alle weg!»

Am nächsten Tag wollte Peter zum ersten Mal, daß seine Mutter bei der Musik zuhörte. Er wollte wieder den Kassettenrekorder und das Mikrofon benutzen. Er kündigte an, daß er jetzt ein Lied singen würde. Er, der doch früher nie singen konnte, sang seiner erstaunten Mutter ein improvisiertes Lied vor, in dem alle seine Familienmitglieder und vor allem sein kleiner Halbbruder vorkamen. Jetzt konnte ich auch die Namen «Matthias» und «Björn» zuordnen, die er ganz am Anfang schon einmal verwendet hatte. Es handelte sich um seinen Stiefvater und seinen Bruder. Er sang davon, daß er sie alle lieb habe, und daß die Räuber nicht wiederkommen würden. Nach noch einigen «Ich lieb' dich, ich küss' dich!» machte er selbst der Stunde ein Ende, verabschiedete sich von mir und setzte sich zu seiner Mutter auf den Schoß.

Peter musste nach dem Ende der Therapie noch einige Male wegen Infektionen stationär aufgenommen werden, wollte aber nicht mehr mit mir Musik machen.

Zusammenfassung: Peter hatte sich meine Unterstützung bereits zu Beginn der Therapie sehr aktiv gesucht. Er brauchte mich, damit ich ihm beim Kampf gegen Räuber und Teufel, die die Bedrohung seines Lebens symbolisierten, unterstützte. Im Laufe der Musiktherapie lernte er zunehmend, seine Stimme in freien Improvisationen einzusetzen. Am Ende der stationären Therapie verabschiedete er sich ganz bewußt von mir und zeigte seiner Mutter, daß er ein ganzes Stück selbstbewußter geworden war, daß er seine Familie liebte und brauchte und nun wieder ganz zu ihr zurückkehren würde.

Abschied von Anke (B. G.)

Anke (siehe Kap. 2.3.1) war mehrere Monate lang sehr damit beschäftigt, den Videofilm über das Krankenhaus für ihre Klasse zu drehen. Dieses Vorhaben nahm sie so in Anspruch, daß das Negative am Krankenhaus sehr zurücktrat. Gegen Ende der Therapie wurde Anke dann zunehmend stiller. Es war deutlich zu spüren, daß sie mit ihren Kräften wirklich langsam am Ende war. Sie sprach oft davon, daß sie alle Ärzte und Schwestern ins Bett legen möchte, um sie zu pieksen und ihnen Vomex (ein Medikament gegen Übelkeit, das auch müde macht) anzuhängen. Zu allem Überfluß fielen ihr ganz zum Ende der Therapie doch noch die Haare aus. Sie war so stolz gewesen, daß sie sie als eines der wenigen Kinder die ganze Zeit behalten hatte. Sie hörte jetzt sehr häufig die «Drachentrostlieder-Kassette» und vor allem immer wieder «Bin ich's oder bin ich's nicht?».

Die letzte Filmaufnahme war eine Knochenmarkspunktion. Anke wollte besonders tapfer sein und diese schmerzhafte Untersuchung ohne Narkose machen. Sie weinte dann sehr dabei, und es fiel mir sehr schwer, diese Szene mit der

Kamera festzuhalten. Aber Anke bestand darauf, daß ihre Klassenkameraden auch das sehen sollten.

Ihre letzten ambulanten Besuche nutzten wir dazu, den Film zu schneiden und fertigzustellen. Anke nannte ihn «Meine Zeit im Krankenhaus» und benutzte als Titelmusik «Bin ich's oder bin ich's nicht?» Sie kommentierte die einzelnen Szenen selbst. Ich nahm dann Kontakt zu Ankes Klassenlehrerin auf, die dem Vorschlag, den Film in der Schule zu zeigen, zustimmte.

Gemeinsam mit Anke gingen wir also direkt nach Beendigung der stationären Phase in die Schule. Anke setzte sich ganz ungezwungen mitten unter ihre Klassenkameraden, die sie auch sofort akzeptierten. Für den Film waren auch einige Eltern gekommen. Ankes Freunde waren sehr beeindruckt von dem Film. Sie waren sehr interessiert und stellten viele Fragen. Wir hatten auch viel «Material» aus der Klinik dabei: Spritzen, Infusionsleitungen usw. Anke erklärte alles ganz genau, aber ich hatte den Eindruck, daß es ihr gar nicht so recht war, so im Mittelpunkt zu stehen. Sie wollte so schnell wie möglich wieder «normal» wie die anderen Kinder auch sein und diese «Zeit im Krankenhaus» vergessen.

Ich denke, daß der Film auch für die Eltern der anderen Kinder sehr wichtig war. Viele konnten sich gar nicht vorstellen, was Krebs für ein Kind bedeutet, und gewannen so vielleicht erstmals ein vertieftes Verständnis von der Sache.

Für Anke war diese Verbindung von Klinik und Schule eine Brücke, die ihr den Abschied aus der Klinik leicht machte und zugleich Mut machte, sich wieder ganz ihrem «normalen» Leben zuzuwenden.

Manuel – Abschiedskonzert auf der Gitarre (W.B.)

Manuel war mit 3 Jahren an akuter lymphatischer Leukämie erkrankt. Seine Eltern betrieben einen landwirtschaftlichen Hof, der viel Zeit in Anspruch nahm und hatten zusätzlich den 9 Monate alten Bruder von Manuel zu versorgen. Die Familie war durch die Erkrankung Manuels also einer erheblichen Belastungssituation ausgesetzt. Musiktherapeutisch begleiteten wir Manuel während der ungefähr 9 Monate dauernden stationären Therapiephasen und danach ambulant. Während der stationären Therapiephasen spiegelte sich in den Stunden sowohl musikalisch, wie auch in Manuels Fantasien die dramatische Auseinandersetzung mit der schweren Krankheit und seinen oft heftigen emotionalen Reaktionen auf medizinische Eingriffe und des «Eingesperrtsein» im Klinikzimmer. Häufig dominierten in unseren musikalischen Improvisationen sehr kathartische, aggressiv getönte Entladungen auf Pauken, Handtrommeln und Becken. Oft standen diese musikalischen «Wutausbrüche» in unmittelbaren Zusammenhängen mit vorangegangenen Eingriffen, wie Punktionen und Blutentnahmen. Während der streßbeladenen stationären Therapiephasen zeigte Manuel eine deutliche Häufung z.T. äußerst grausamer und zerstörerischer Fantasien und Spielhandlungen, wenn Manuels Gesundheitszustand durch

Nebenwirkungen der medizinischen Therapie schwer beeinträchtigt war. Manuel dekompensierte auf der Station in sehr belastenden Situationen mehrmals und bekam dann manchmal stundenlang dauernde Schrei- und Weinkrämpfe, die auch seine Mutter kaum bewältigen konnte. Für uns schien es deshalb besonders wichtig, Manuel durch den musiktherapeutischen Dialog wirkungsvolle Hilfen zu bieten, um sein äußert labiles seelisches Gleichgewicht festigen zu können. Es gelang uns im Laufe der Musiktherapiestunden die Beziehung zu Manuel so zu intensivieren, daß er immer seltener in seine Weinkrämpfe verfiel und manchmal, im Vergleich zu vorher, während der Stunde wie verwandelt erschien. Das Abreagieren seiner affektgeladenen Spannungszustände und das Mitteilen und «Ausspielen» seiner angstmachen Fantasien im therapeutischen Dialog waren für Manuel äußerst wichtig und führte dazu, daß diese Stunden für ihn eine ganz besondere Bedeutung erlangten.

Im Folgenden stelle ich ausführlich die letzte Musiktherapiestunde der stationären Therapiephase und die darauffolgende ambulante Therapiephase dar.

In dieser letzten Musiktherapiestunde vor seiner endgültigen Entlassung aus der stationären Therapie dominiert zunächst ein bereits aus früheren Stunden bekanntes Räuber/Metzger-Spiel. Manuel und ich sind zwei Räuber, die in einer Höhle leben und ihre «Räuberlieder» singen und spielen und dann die Kotherapeutin mit Gebrüll fangen und zum «Metzger» bringen, wo sie grausam gemetzgert wird. Die Kotherapeutin muß dabei laut schreien und jammern und schließlich kommen Manuel und ich als Doktoren und «operieren» sie wieder gesund.

In dieser Stunde erfindet Manuel plötzlich ein neues Spielritual. Er beginnt damit, der Reihe nach zwei Metallofone und zwei Xylofone komplett zu zerlegen, indem er alle Stäbe herausnimmt. Dann stellt er alle Kästen senkrecht und sagt dazu, dies seien «Hochhäuser». Ganz oben in die Hochhäuser baut Manuel nun eine schmale Brücke (je ein Klangstab verbindet ein Hochhaus mit dem nächsten). Manuel erzählt mir nun, daß oben in dem Hochhaus, in einer sehr wackeligen Etage, die er ebenfalls selbst hineinbaut seine Familie wohne. Er selbst und seine Familienmitglieder sind in diesem Spiel durch Schlegel dargestellt. Mit ernstem Stimmfall sagt mir Manuel, daß nun er über die Brücke der Hochhäuser balancieren müsse. Dazu nimmt er einen Schlegel und läßt ihn langsam von der einen Seite der Hochhäuser auf der schmalen Brücke bis auf die andere Seite balancieren. Danach kommen seine Eltern, Opa und Oma an die Reihe, die nun ebenfalls als Schlegel über die Brücke balancieren müssen. Seine Eltern, Opa und Oma haben dabei sehr viel Angst und «jammern», während Manuel ganz mutig vorausging. Hinterher ist Manuel stolz, daß es alle geschafft haben.

Diese eindrucksvolle Metapher für die Situation der ganzen Familie berührt mich in dieser Stunde tief. Ich empfinde Bewunderung und Achtung für die Reife und die Kreativität, mit der Manuel im Spiel ausdrückt, was er und die ganze Familie erleben. Die bisherige erfolgreiche Durchführung der stationären Therapie war auch so etwas wie die Überquerung einer schmalen Brücke mit der Gefahr abzustürzen, was in allen Beteiligten sehr viel Angst ausgelöst hatte. Doch vielleicht kommt in diesem Bild auch zum Ausdruck, daß die Überquerung des schmalen Grates noch nicht abgeschlossen ist, denn für viele Jahre schwebt noch das Damoklesschwert eines möglichen Rückfalls über der Familie. Vielleicht ahnt Manuel tief im Inneren seines Körper-Selbst, daß die Gefahr noch nicht überwunden ist.

Bereits in den ersten Musiktherapiestunden während der ambulanten medizinischen Erhaltungstherapie Manuels zeigen sich deutliche Veränderungen in unseren Dialogen. Unsere musikalischen Improvisationsphasen sind ausgedehnter und viel weniger aggressiv. Manuel wählt zunehmend sanfter klingende Instrumente. Das Glockenspiel, die Flöte, Xylofon und Metallofon bekommen neben Pauken und Becken mehr Gewicht. Manuels musikalische Äußerungen werden insgesamt immer kommunikativer und weicher, mehr dialogbezogen. Das Räuber/Metzger-Spiel taucht immer seltener auf, bis es schließlich ganz verschwindet. Zwar treten weiterhin Rollenspiele auf, in denen es um Gefangennahme und Bestrafen geht, doch verlieren diese Spiele zunehmend an Bedeutung.

Besonders eindrucksvoll erlebe ich, wie Manuel für sich ein neues Instrument, die Gitarre, entdeckt. In einer Stunde, in der ich selbst Gitarre spiele und dazu Situationslieder erfinde, reagiert Manuel, indem er mir die Gitarre raubt, mich einsperrt und dann das erste Mal selbst Gitarre spielt und sogar dazu singt. Nun wird die Gitarre zu seinem Lieblingsinstrument. In vielen Stunden spielen wir nun mit der Gitarre und erfinden Fantasielieder und Melodien. Besonders berührt mich, daß die Musik und der Gesang Manuels immer zarter und gefühlvoller werden. Die destruktiven lautstarken Paukenklänge und das Bekkengeschepper sowie die mehr gebrüllt als gesungenen Räuberlieder sind nun einer weichen und warmen Musik gewichen, und Manuels Stimme klingt zart und schön.

Manuel ist stolz auf seine Künste und parallel zum Wandel seiner Musik und zu den nun wieder sprießenden Haaren, zeigt sich auch, daß er von Woche zu Woche mehr von seiner durch die Krankheit verlorengegangenen Autonomie wiedergewinnt und selbstbewußter wird.

Ein besonders schönes Erlebnis kommt zustande, als Manuel nach einer Stunde die Gitarre zum Elternzimmer mitnehmen will, und dort voller Stolz seiner Mutter und anderen Eltern ein Gesangs- und Gitarrenkonzert darbietet. Voller Freude singt und spielt Manuel, und ich begleite ihn dabei stützend am Becken. Seine Mutter und die anderen Eltern sind sichtlich von diesem Überraschungskonzert beeindruckt und applaudieren Manuel lautstark. Wenn ich an das verängstigte, oft weinende und schreiende Kind während des stationären Aufenthaltes zurückdenke, wird für mich an dieser von Manuel selbst

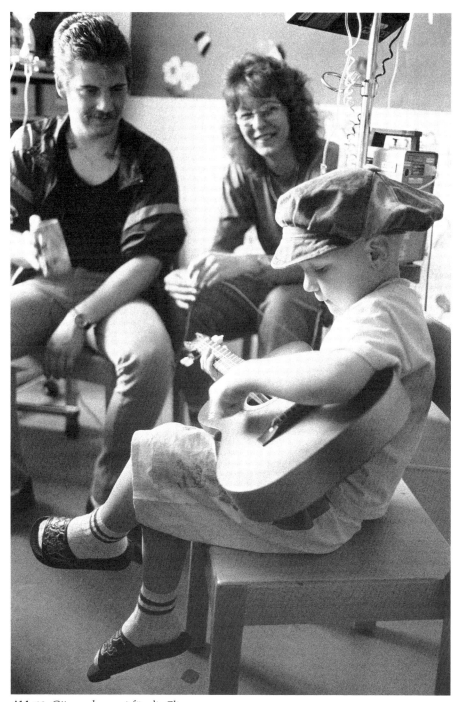

Abb.19: Gitarrenkonzert für die Eltern

inszenierten Aktion besonders deutlich, wieviel Selbstintegrität er mittlerweile zurückgewonnen hat. Manuel ist endlich nicht mehr «hilfloses» Opfer des unerbittlichen Krankheitsprozesses und der medizinischen Therapiemaschinerie, sondern kann aktiv und autonom seine schöpferischen und altersentsprechenden Seiten seiner Kinderseele leben.

Lisa – (Fortsetzung) (W. B.)

Lisa kommt während der Erhaltungstherapie nur noch ambulant in die Klinik und beginnt sich allmählich in die soziale Umgebung zu integrieren. Als sich ihre Blutwerte stabilisiert haben, darf sie sogar in den Kindergarten gehen. Zu dieser Zeit kommt sie noch über einen längeren Zeitraum ambulant zur Musiktherapie. Jedesmal wenn ich Lisa wiederbegegne, sind ihre Haare ein Stückchen weitergewachsen.

Die Aggressivität Lisas und die konstante Beschäftigung mit lebensbedrohenden Geschehnissen in der Fantasie läßt in dieser Zeit rasch nach. In den Musiktherapiestunden zeigt sich dies darin, daß Lisa ihre Heilungsrituale wieder verstärkt aufgreift und vor allem optimistischer gestaltet.

Zunehmend gelingt ihr mehr innere Distanzierung von den bedrohenden Geschehnissen im Spiel. So verlagert Lisa zunehmend das Heilungsritual von kranken Kindern auf kranke Tiere. Es gibt zum Beispiel drei junge Kätzchen, die vom Katzendoktor gesund gemacht werden, oder lahmende Trampeltiere, kranke Giraffen und Pferde. Der Garten, der früher einen Schutzwall gegen den bösen Geist bildete wird von Lisa nun zu einem Tiergarten umgestaltet, in dem die verschiedensten Tiere friedlich miteinander leben. Der Tierwärter (meist meine Rolle) paßt im Spiel auf, daß nichts passiert, bzw. fängt die Tiere wieder ein, die ausgebrochen sind, denn außerhalb des schützenden Gartens droht ihnen noch Gefahr. Wenn eines der Tiere krank wird delegiert Lisa die Rolle des Tierarztes an mich, um es wieder gesund zu machen.

Besonders eindrucksvoll scheint mir, daß in einer der letzten Musiktherapiestunden nochmals das Thema «Geist» auftaucht, diesmal allerdings in sehr veränderter Form. Es handelt sich dabei um einen «Flaschengeist», den Lisa selbst spielt, und der ihr zu Diensten steht. Der Flaschengeist hilft Lisa bei verschiedenen Arbeiten und am Schluß der Stunde auch beim Aufräumen der Instrumente. Dieser Flaschengeist läßt sich von Lisa auch wieder bereitwillig in seine Flasche verbannen. Während dieser Phase gewinnen unsere musikalischen Dialoge für Lisa wieder mehr Bedeutung. Meist beginnen die Stunden mit intensiven gemeinsamen Improvisationen, die weniger aggressiv sind und dann in Lisas musikalische Fantasie und Symbolspiele einmünden. In dieser letzten Phase fängt Lisa auch damit an, ihre Stimme stärker miteinzusetzen. Sie erfindet spontan viele Phantasielieder, zu denen sie sich mit meiner Unterstützung musikalisch auf Trommeln, Rasseln und Schellen begleitet. Diese Gesänge haben inhaltlich meist nichts mehr mit dem Thema Krankheit zu tun, sondern beschäftigen sich mit altersentsprechenden Themen gesunder Kinder. So erfindet sie ein Eisenbahnlied, ein Flugzeuglied und schließlich beginnt sie mir sogar, estnische Lieder aus ihrer Heimat in estnischer Sprache vorzusingen. Zu Weihnachten schenkt mir Lisa eine Kassette, auf die sie selbst zwei estnische Lieder gesungen hat. Außerdem sind darauf noch Geschichten von der Hexe Bibi-Blocksberg und Gesprächsteile aus Unterhaltungen mit ihrem Vater (der vor Weihnachten zu Besuch war) und ihrer Mutter.

Lisa hat in dieser Kassette sehr viele persönliche und bedeutsame Dinge ihres Lebens zusammengefaßt: ihre Herkunft, die Hexe Bibi, eine ihrer wichtigsten Identifikationsfiguren, und schließlich sind darauf ihre beiden Eltern zu hören. Die Eltern leben zu diesem Zeitpunkt wieder zusammen. Der Beziehungskonflikt wurde in Gesprächen mit ihnen nie thematisiert. Mir persönlich erschien es nicht sinnvoll, diese Problematik von meiner Seite aus anzusprechen. Es darf nicht vergessen werden, daß es in der hochgradigen Streßsituation, die die Krebserkrankung eines Kindes darstellt, zeitweise die Mobilisierung aller Ressourcen der gesamten Familie erfordert und eine Destabilisierung des Systems zu einem solchen Zeitpunkt wohl in vielen Fällen alles andere als sinnvoll ist.

In unseren Stunden erzählt Lisa mir stolz von ihren Erlebnissen im Kindergarten und den Spielen und Unternehmungen (z.B. Verstecken, Singen, Puppenspielen), die dort gemacht würden. Zunehmend fließen in die Musiktherapiestunden Themen ein, die ihren allmählichen Reintegrationsprozeß in die soziale Umgebung wiederspiegeln.

In den letzten Stunden wird für Lisa wohl auch im Zusammenhang mit dem bevorstehenden Abschied der Körperkontakt wichtiger. Häufig setzt sie sich beim Singen oder Spielen auf meinen Schoß, oder rennt auf mich zu, wenn wir uns begegnen, und umarmt mich mit lauten Jubelrufen. Ich habe den Eindruck, daß Lisa noch soviel wie möglich von unseren Stunden für sich mitnehmen will.

Teilweise wünscht sich Lisa, daß ich sie bei verschiedenen Untersuchungen wie Blutabnahme und Fingerpieks begleite. Insgesamt zeigt sich eine deutliche und wesentliche Stabilisierung ihres seelischen Gleichgewichtes. Ihr Selbstwertgefühl ist gehoben, und sie wirkt stolz und glücklich darüber, die Erkrankung und die sehr belastende medizinische und stationäre Therapie nun zum zweiten Mal überstanden zu haben.

Als ich schließlich von Lisa Abschied nehme, spüre ich, wie tief ich sie in diesen 15 Monaten der Begleitung in mein Herz geschlossen habe, wieviel ich von ihr auch für mein eigenes Leben gelernt habe und wie sehr ich ihr wünsche, daß es nicht zu einem erneuten Rückfall kommt.

In vielerlei Hinsicht hat Lisa durch all diese Belastungen eine Reife entwickelt, die weit über das Altersentsprechende hinausgeht, und ich denke mir, daß Lisa durch ihre Offenheit und Spontanität später vielleicht vielen Menschen helfen kann, einen angstfreieren Umgang mit an Krebs erkrankten Menschen und dem «Gespenst» Krebs überhaupt zu erlernen.

Wir haben im Laufe der Zeit die Erfahrung gemacht, daß für die meisten Kinder das Ende der stationären Intensivtherapie ein überaus wichtiges Ereignis ist. Sie müssen zwar auch danach noch für eine gewisse Zeit mindestens einmal in der Woche zu ambulanten Kontrollen in die Klinik kommen; diese Besuche haben dann aber einen ganz anderen Charakter. Im normalen Stationsbetrieb geht dieses wichtige Ereignis leicht unter: plötzlich merkt jemand, daß er ein bestimmtes Kind schon lange nicht mehr gesehen hat und erfährt erst durch Nachfragen, daß dessen Therapie bereits seit Wochen beendet ist. Auch viele Kinder und Mütter vergessen in der Aufregung, sich z. B. von der Station zu verabschieden.

Um das Ende der Therapie für alle Beteiligten bewußter zu machen, haben wir ein «Therapieabschlußfest» eingeführt, das von den meisten Kindern begeistert gefeiert wird. Nur wenige verzichten darauf, weil sie wissen, daß die Krankheit ja wiederkommen könnte. Dieses Argument haben auch einige Eltern. Mehr aus einem gewissen Aberglauben heraus meinen sie, es sei sicherer, sich nicht zu früh zu freuen. Gerade für diese Eltern ist es wichtig zu betonen, daß wir hier kein endgültiges Abschiedsfest feiern, sondern vielmehr einen wichtigen Abschnitt im Leben ihres Kindes markieren wollen. Selbst wenn die Krankheit irgendwann wiederkommen sollte, besteht kein Grund sich nicht darüber zu freuen, daß das Kind zumindest diesen Therapieabschnitt überlebt hat.

Mit der Zeit hat sich für diese Feste eine bestimmte Form herausgebildet: Es gibt Kaffee und Kuchen, oft von den Kindern selbst gebacken. Dann wird das «Therapieabschlußlied» gesungen, nach einer Vorlage von R. Zuckowski: «Heute kann es regnen, stürmen oder schnei'n, denn du strahlst ja selber, wie der Sonnenschein. Die Therapie ist fertig, darum feiern wir, alle deine Freunde freuen sich mit dir. Wie schön, daß du geboren bist, wir hätten dich sonst sehr vermisst. Wie schön, daß du nach Hause kannst und hoffentlich kommst du nicht mehr zurück.» Danach darf sich das entsprechende Kind nochmal alle Lieder wünschen, die es in der Klinik gerne gesungen hat. Alle, die am Fest beteiligt sind, schreiben dann einen Wunsch für das Kind auf ein Papierherz, das an einem schönen Zweig befestigt wird, den die Familie mit nach Hause nimmt. Am Schluss steht ein echtes Schlusslied: «Alle Leut', alle Leut' geh'n mal nach Haus. Heut geht der N.N. heim, nächstes Mal geht jemand anders heim. Alle Leut', alle Leut' gehn mal nach Haus.» Diese feste Form hat sich sehr bewährt. Wichtig ist, daß an dem Fest auch die Schwestern, Ärzte und psychosozialen Mitarbeiter teilnehmen, die gerade Dienst haben und so ihre Verbundenheit und Anteilnahme mit einem Kind, um dessen Leben sie monatelang gekämpft haben, zeigen können. Zusätzlich ist es auch für das Personal wichtig, die erfolgreichen Behandlungen zu feiern. Auf der Station kann sonst allzuleicht der Eindruck entstehen, daß man es immer nur mit kranken Kindern zu tun hat, weil man die gesunden nicht mehr sieht. Die Musik spielt hier eine wichtige Rolle: sie trägt dazu bei, dem Ganzen eine Form zu geben und verbindet vor allem die von Alter und Status her sehr unterschiedlichen Teilnehmer des Festes.

Zusammenfassung

Mit dem Ende der stationären Intensivtherapie ist in den meisten Fällen auch das Ende der musiktherapeutischen Begleitung verbunden. Um diesen für das Kind wichtigen Lebensabschnitt zu markieren, ist es notwendig, den Abschied auch bewußt zu gestalten, sei es in der (Einzel-) Musiktherapie oder durch ein gemeinsames Abschlußfest. Das Kind bekommt so die Möglichkeit, die schlimme Zeit der Chemotherapie noch einmal zu überdenken und dann endgültig zur Seite zu legen, um sich mit neuem Lebensmut den Aufgaben der nun folgenden Reintegration in sein gewohntes Umfeld zu stellen. In Einzelfällen brauchen Kinder auch dabei Unterstützung; diese kann aufgrund organisatorischer Probleme bisher aber kaum angeboten werden.

5. Resümee

Am Ende der Einleitung zu diesem Buch hatten wir uns vorgenommen, ein Buch zu schreiben über

- Kinder, deren Leben durch den Krebs bedroht ist;
- zwei junge Musiktherapeuten, die ziemlich unvorbereitet das Wagnis eingegangen sind, mit diesen Kindern zu arbeiten;
- das, was geschieht, wenn diese Kinder mit den Musiktherapeuten über die Musik in Beziehung treten und ein Stück gemeinsame Lebenszeit verbringen.

Dieser Vorsatz hat uns nun doch fast drei Jahre lang begleitet. Das Nachdenken über unsere Arbeit, das gemeinsame Diskutieren und schließlich das Schreiben haben uns geholfen, uns selbst klarer zu werden über unsere Intention, unsere Motivation in der Arbeit mit den Kindern, aber auch über die Wirkungsweise von Musiktherapie. Dieser Prozeß war oft von Zweifeln begleitet, wenn es uns – wiedereinmal – fast unmöglich erschien, das, was wir in der Musiktherapie mit den Kindern erleben, in Worte zu fassen. Trotzdem glauben wir, daß es uns gelungen ist, eine Vorstellung davon zu geben, wie Musiktherapie mit krebskranken Kindern aussehen kann. Denn obwohl wir ein weites Spektrum dieser Arbeit beschrieben haben, ist uns klar, daß damit noch lange nicht alle Möglichkeiten ausgeschöpft sind. Wir wollten kein «Rezeptbuch» schreiben, sondern unsere Erfahrungen beschreiben, die wir jetzt sechs Jahre lang gesammelt haben.

Wir versuchen im Folgenden, diese Erfahrungen in Form von Thesen zusammenzufassen, die unsere momentanen Standpunkte als Musiktherapeuten auf einer Kinderkrebsstation ausdrücken. Diese Thesen sind unsere subjektive Meinung, geprägt von den Bedingungen und Erfahrungen, die wir in unserer jeweils spezifischen Arbeitssituation erlebten und erleben. Und doch glauben wir, daß sie in gewissem Maße übertragbar sind auf andere Kliniken und andere Personen, die dort arbeiten. Wir möchten mit diesen Thesen, die dem einen oder anderen sicher sehr provokant vorkommen, den Grundstein zu einer öffentlichen Diskussion über die Möglichkeiten der Musiktherapie in der Behandlung schwerkranker Kinder und Erwachsener legen. Denn wir gehen davon aus, daß sich die Erfahrungen, die wir mit krebskranken Kindern machen, ohne weiteres auch auf andere Krankheitsbilder und Lebensalter übertragen lassen.

5.1 Zur Stellung der Musiktherapie innerhalb des Behandlungskonzepts

> *1. Musiktherapie kann den Krebs nicht heilen. Sie ist keine «alternative» oder «sanfte» Behandlungsmethode, die die Chemotherapie ersetzen kann.*

Bis heute sind auch keinerlei Aussagen darüber möglich, inwieweit Musiktherapie etwa die Wirkung der derzeit angewandten Chemo- und Strahlentherapie unterstützt oder fördert. Wir müssen bis heute davon ausgehen, daß Musiktherapie das Leben eines krebskranken Kindes nicht verlängern kann. Um noch wirksamere Methoden bei der Behandlung krebskranker Kinder zu finden, wäre es notwendig, mehr über die Ursachen dieser Erkrankung zu wissen. Man geht zwar davon aus, daß verschiedene Faktoren, wie genetische Veränderungen, Umweltbelastungen und psychische Komponenten bei der Entstehung zusammenwirken; beim einzelnen Kind lassen sich diese Faktoren jedoch im Allgemeinen nicht mit Sicherheit feststellen und definieren.

Wir wissen, daß Chemotherapie Krebs heilen kann. Ein Nachweis darüber, ob und welchen Anteil Musiktherapie möglicherweise an einer Heilung haben könnte, läßt sich bis heute nicht erbringen.

> *2. Musiktherapie verbessert die Lebensqualität. Sie kann den Krebs nicht heilen, aber sie hilft dabei, mit dem Krebs zu leben.*

Die Medizin kann bis heute keine prospektiven Aussagen darüber machen, ob und wie lange ein bestimmtes Kind mit einer Krebserkrankung überleben wird. Ziel der Krebsbehandlung kann also nicht nur eine möglichst lange Überlebenszeit sein, sondern die mit Hilfe der Chemotherapie gewonnene Zeit muß aus der Sicht des Kindes und der Eltern lebenswert bleiben. Musiktherapie unterstützt die Kinder darin, alle Gefühle, die sie im Zusammenhang mit der Krankheit entwickeln, nicht abzuspalten oder zu verstecken, sondern als Teil ihrer Person zu akzeptieren und sich dadurch ihre Kräfte nutzbar zu machen.

Musiktherapie hilft den Kindern, besser mit den *körperlichen Folgen* der Therapie und der Krankheit zu leben,
– indem sie den Kindern trotz eingeschränkter körperlicher Leistungsfähigkeit zu Erfolgserlebnissen und Anerkennung verhilft;
– indem sie verlorene motorische Fähigkeiten trainiert;
– indem sie Übelkeit, Erbrechen, Anspannung und Schmerzen lindert;
– indem sie Freude an der Bewegung weckt und zu der Erfahrung verhilft, daß auch ein kranker Körper lustvoll erlebt werden kann.

Musiktherapie hilft den Kindern, besser mit den *seelischen Folgen* der Krankheit zu leben,
– indem sie die Kinder ermutigt, auch negative Gefühle und Empfindungen, die die Krankheit bei ihnen auslöst, zuzulassen;
– indem sie ermutigt, diese Gefühle auch auszudrücken und mitzuteilen und so Verbindungen schafft mit anderen Menschen;
– indem sie hilft, unangenehme Behandlungsschritte «in Szene zu setzen», darüber zu reden und so die Bedrohlichkeit zu vermindern;
– indem sie hilft, Ängste und Bedrohungen zuzulassen, auszudrücken und so als Teil der momentanen Lebenswirklichkeit anzunehmen;
– indem sie die Kommunikation und den Dialog untereinander fördert, dadurch Nähe schafft und so der Vereinsamung und Stigmatisierung entgegenwirkt;
– indem sie Distanz herstellt, wo zu viel Nähe die eigenen Impulse zu ersticken droht.

Musiktherapie hilft den Kindern, besser mit den *sozialen Folgen* der Krankheit zu leben,
– indem sie die Kinder ermutigt, mit ihrer Krankheit zu leben, sie als Teil ihrer Persönlichkeit zu sehen und dadurch mehr Selbstbewußtsein zu entwickeln;
– indem sie Entwicklungsdefiziten im sozialen Bereich entgegenwirkt;
– indem sie soziale Kontakte fördert.

Musiktherapie hilft den Kindern und Familien, mit *spirituellen Fragen*, die die Krankheit aufwirft, zu leben,
– indem sie den Menschen hilft, religiöse Inhalte und Überzeugungen auszudrücken;
– indem sie die Menschen in Situationen begleitet, in denen sie sich haltlos fühlen und dadurch den Halt vermittelt, den Worte nicht immer geben können.

> *3. Musiktherapie fördert die Kommunikation zwischen Kind, Eltern und Behandlungsteam und trägt so dazu bei, das Vertrauen des Kindes in die Erwachsenen, denen es durch die Krankheit völlig ausgeliefert ist, zu stärken.*

Jede Krebserkrankung entspricht einer Krise, durch die das gesamte körperliche und seelische Gleichgewicht eines Menschen erschüttert wird. Wenn ein Kind durch diese plötzlich auftretende Bedrohung seines Lebens die Sicherheit verloren hat, mit der es sich bisher in seiner Welt bewegte, braucht es Unterstützung dabei, diese Sicherheit wiederzufinden. Die Sicherheit, daß es auch als krankes, als todkrankes Kind, geliebt wird, daß es wichtig und wertvoll ist, daß es auch weiterhin seinen Platz in der Familie behalten wird und daß alles zu seiner Heilung Notwendige getan wird.

Dieses Gefühl der Geborgenheit und des Vertrauens kann nicht verordnet werden; es kann nur wachsen aus den Erfahrungen und Erlebnissen mit den Menschen, die für sein körperliches und seelisches Wohl verantwortlich sind.

Das Vertrauen des Kindes in die Möglichkeit, die durch den Krebs entstandene Bedrohung seines Lebens abzuwenden, wird immer massiv erschwert durch die Tatsache, daß die notwendige Therapie selbst die Gesundheit und das Leben des Kindes gefährdet und mit Maßnahmen verbunden ist, die das Kind subjektiv als Verletzung seiner körperlichen Integrität erleben muß. Aus diesem Grunde kommt den psychosozialen MitarbeiterInnen eine immens wichtige Bedeutung zu: Sie dienen als Vermittler zwischen dem medizinischen Team und dem Kind, indem sie versuchen, zum einen dem Kind die therapeutisch notwendigen Maßnahmen erträglicher zu machen, zum anderen dem medizinischen Team die Grenzen der kindlichen Belastbarkeit aufzuzeigen. Für diese Aufgabe bedarf es großer Offenheit auf beiden Seiten, die durch Musiktherapie gefördert werden kann.

> *4. Die Tätigkeit von MusiktherapeutInnen kann nur dann zu einer sinnvollen Ergänzung der medizinischen Therapie werden, wenn sie als vollwertiges Mitglied des Behandlungsteams anerkannt sind.*

Solange sie nur der Imagepflege einer Krebsstation dienen, aber nicht in das Team eingebunden sind, können sie nichts zu einer ganzheitlichen Behandlung der Kinder beitragen.

Um eine ganzheitliche Behandlung krebskranker Kinder zu ermöglichen, ist ein tragfähiges Behandlungsteam, in dem jeder seinen bestimmten Platz hat, unerläßlich. Dazu müssen die Fähigkeiten und Kompetenzen der einzelnen Teammitglieder möglichst klar definiert und voneinander abgegrenzt sein, um bei allen auftretenden Schwierigkeiten und Problemen rasch den richtigen Ansprechpartner zu finden und die Energie der Einzelnen möglichst gezielt einsetzen zu können.

Ein solches Team setzt sich aus Mitarbeitern der verschiedensten Berufsgruppen zusammen. Anhand der Informationen aus den verschiedenen Bereichen – Medizin, Krankenpflege, Musiktherapie, Schule etc. – läßt sich ein aus vielen Facetten bestehendes ganzheitliches Bild der Gesamtproblematik einzelner Kinder und ihrer Familien zeichnen, und im gemeinsamen Austausch miteinander lassen sich die für bestimmte Probleme zuständigen Mitarbeiter festlegen. In einem gleichberechtigten Team, in dem jedes Mitglied als Experte seines jeweiligen Arbeitsbereiches ernstgenommen und akzeptiert wird, läßt sich die Gefahr einer Spaltung in rein medizinisches oder psychologisches Denken und Handeln vermeiden. MusiktherapeutInnen können in einem solchen Team einen wichtigen Beitrag leisten. Als ExpertInnen für die «nonverbalen Botschaften» und als DialogpartnerInnen im therapeutisch-spielerischen Umgang mit den Kindern können sie die oft große Kluft zwischen der Sprache des Kindes und der Welt der Erwachsenen wirkungsvoll überbrücken, um eine Behandlung zu ermöglichen, die die oft kaum wahrnehmbaren seelischen Ängste und Nöte des Kindes miteinbezieht.

> *5. MusiktherapeutInnen dürfen nicht darauf angewiesen sein, nur aufgrund ihrer eigenen Initiative bei einzelnen Kindern tätig zu werden. Ihr Handlungsauftrag sollte, wenn er nicht vom Kind oder den Eltern selbst kommt, vom Behandlungsteam erteilt werden.*

Da mit krebskranken Kindern und ihren Eltern während der intensiven stationären Behandlungsphase in den seltensten Fällen ein klares Arbeitsbündnis geschlossen werden kann, müssen zumindest klare Absprachen innerhalb des Teams über Indikation und Ziel der musiktherapeutischen Arbeit vorliegen. In vielen Fällen werden MusiktherapeutInnen selbst vorschlagen, mit welchen Kindern sie arbeiten wollen. Daneben sollten ihnen aber auch Aufträge vom Team erteilt werden, um der Gefahr eines Einzelkämpfertums vorzubeugen.

MusiktherapeutInnen sollten die Möglichkeit haben, den momentanen Stand ihrer Arbeit mit den einzelnen Kindern auch im Gesamtteam vorzubringen, um so ihre Tätigkeit für alle transparent zu machen und aus dem Gesamtbild der Eindrücke ihre Handlungsansätze zu verändern oder zu korrigieren. MusiktherapeutInnen stimmen ihre Arbeit mit den übrigen psychosozialen Mitarbeitern ab. Sie sollten die Möglichkeit haben, die wichtigsten Schritte ihrer Tätigkeit in einer allen Teammitgliedern zugänglichen Form zu dokumentieren.

5.2 Einsatzmöglichkeiten der Musiktherapie
Zur Frage der Indikation

> *6. Im Umgang mit krebskranken Kindern kann Musiktherapie besonders dort hilfreich angewendet werden, wo Sprache versagt und Kommunikation unmöglich wurde.*

Das Medium Musik ist fast universell einsetzbar. Musik ist weder an bestimmte Altersstufen noch an Kulturen oder bestimmte Fähigkeiten gebunden und schließt so niemanden prinzipiell aus. Lebensbedrohlich erkrankte Kinder befinden sich in einer extremen Krisensituation, die ihre Auswirkungen auch auf Eltern und Behandler hat. Kinder ziehen sich ins Schweigen zurück, Ärzte und Pflegepersonal greifen auf ihre Fachsprache zurück und Eltern neigen dazu, viele Botschaften ihrer Kinder zu «überhören». Dies ist verständlich, weil die Todesbedrohung uns alle mit intensiven Gefühlen der Angst, Ohnmacht,

Trauer und Verzweiflung konfrontiert. Nur langsam wird es möglich sein, die vorhandenen Tabus weiter abzubauen.

In dieser Zone der Unsicherheit kann nach unserer Erfahrung das musikalisch-spielerische Medium helfen, Brücken zu einem ersten oder wieder aufgenommenen Dialog zu bauen. Über die verschiedenen Instrumente, über Klänge, Töne, Melodien und Rhythmen kann das kranke Kind aus dem Innersten seiner Seele heraus ertönen lassen, was es zutiefst bewegt und ängstigt. Mit schrillen Flötentönen kann es unüberhörbar sein Leid klagen oder durch ein «Trommelgewitter» auf der Pauke seine Wut über die vielen Schmerzen durch Behandlungsmaßnahmen mitteilen und abreagieren. In selbstgedichteten Liedtexten oder Rollenspielen kann das Kind sein Erleben den MusiktherapeutInnen, aber auch seinen Eltern oder dem Personal anschaulich mitteilen. Die musiktherapeutische Beziehung schafft dabei einen Rahmen, der allen Beteiligten Schutz und Halt ermöglicht. Wenn Menschen miteinander Musik machen, entsteht dabei etwas Verbindendes, etwas Drittes, das mehr ist als die beiden einzelnen Menschen. Es entstehen Töne und Klänge, die ohne Worte und Festlegungen sprechen und doch verstanden werden. Vielleicht macht es gerade diese Freiheit in der Musik, Dinge sagen zu können ohne sich festlegen zu müssen, möglich, daß tiefe und vertrauensvolle Beziehungen entstehen oder erneuert werden können.

> *7. Die Frage der Indikation von Musiktherapie läßt sich nicht allgemein beantworten. Jedes psychosoziale Team wird je nach Zusammensetzung, Qualifikation und persönlichen Vorlieben der Teammitglieder im Einzelfall entscheiden, wo und warum MusiktherapeutInnen tätig werden sollten.*

Wir können hier nur eine Zusammenstellung der Schwierigkeiten und Probleme geben, die für uns bisher Anlaß waren, musiktherapeutisch tätig zu werden:
- Kinder, die sich sehr von ihrer Umgebung zurückziehen;
- Kinder, die auf alle medizinischen Mitarbeiter mit starker Ablehnung reagieren;
- Kinder, die kaum oder gar nicht sprechen wollen;
- Kinder, die sich sehr stark an ihre Mütter klammern und keine anderen Menschen akzeptieren;
- Kinder, die aufgrund von Sprachproblemen Kontaktschwierigkeiten haben;
- Kinder, die durch die Erkrankung körperbehindert werden;
- Kinder, bei denen sich das äußere Erscheinungsbild durch die Therapie sehr verändert;
- Kinder, die große Angst vor medizinischen Untersuchungen/Operationen haben;
- Kinder, die lange auf unangenehme medizinische Maßnahmen warten müs-

sen;
- Kinder, die von sich aus mit uns Musik machen wollen;
- Kinder, die sehr aggressiv sind;
- Kinder, die unter starken Schmerzen leiden;
- Kinder, deren Selbstbewußtsein durch die Krankheit sehr geschwächt ist;
- Kinder, die Spaß haben wollen;
- Kinder, deren Prognose infaust ist;
- Kinder und Eltern, die einander ihre Gefühle nicht sagen können.

> *8. Wenn MusiktherapeutInnen die Begleitung eines bestimmten Kindes übernehmen, muß nicht unbedingt eine musiktherapeutische Indikation vorliegen. Viele Kinder wählen von sich aus ihre BegleiterInnen, ohne daß deren Beruf eine besondere Rolle spielt.*

Das Wesen jeder psychosozialen Betreuung krebskranker Kinder liegt darin, zunächst eine vertrauensvolle Beziehung zum Kind aufzubauen, um in Krisensituationen als kompetenter und verläßlicher Partner akzeptiert zu werden. In vielen Fällen spielt Musik eine wichtige Rolle beim Aufbau dieser Beziehung. Es darf jedoch nicht übersehen werden, daß diese Beziehung immer von zwei Seiten her zustande kommen muß: psychosoziale MitarbeiterInnen wenden sich einem bestimmten Kind zu, bieten sich an, aber das Kind muß auch dem Helfer zugeneigt sein, ihn akzeptieren, wenn die angebotene Hilfe fruchtbar sein soll. Umgekehrt gibt es auch eine Reihe von Kindern, die von sich aus den «ersten Schritt» machen, einzelne MitarbeiterInnen ins Herz schließen und zu ihren persönlichen Vertrauten machen, ohne dabei Rücksicht auf deren offizielle Rolle und Funktion zu nehmen. Dies kann ein Arzt, eine Schwester, die Erzieherin, der Psychologe oder eben die Musiktherapeutin sein. Im Vordergrund steht dabei eine persönliche Zuneigung und nicht die fachliche Qualifikation der jeweiligen MitarbeiterInnen. In solchen Fällen kann MusiktherapeutInnen also durchaus die Aufgabe zufallen, daß sie von einem Kind als BegleiterInnen gewählt werden, ohne daß ihr spezifisches Medium Musik für dieses Kind von Bedeutung ist. Da das Interesse des Kindes im Vordergrund steht, müssen MusiktherapeutInnen in diesem Fall bereit sein u. U. auf «ihr» Medium zu verzichten und trotzdem offen zu sein für die Bedürfnisse und Wünsche des Kindes, die sich vielleicht eher durch Malen, Spielen, Rollenspiele u. ä. ausdrükken. Sie dürfen nicht vergessen, daß das *Kind* den Weg vorgibt, den es gehen wird, und sie selbst «nur» mitgehen, aber nicht den Weg selbst festlegen können.

> *9. Musiktherapie bietet nicht nur die Möglichkeit, bei bestimmten Problemen eingesetzt zu werden, sondern kann generell durch die Vermittlung von Lebensfreude, Lust, und Ausgelassenheit zu einem positiven Lebensgefühl beitragen.*

Daran können alle Kinder und Eltern der Station teilhaben, auch wenn kein spezielles Problem bei ihnen vorliegt.

In einer Welt von Krankheit und Tod, einer perfektionierten, hochtechnisierten Apparatemedizin kann die Musik einem kranken Kind dazu verhelfen, seine Lebendigkeit und Lebensfreude wiederzuentdecken und zumindest kurzzeitig aus der erdrückenden Atmosphäre auszubrechen. Durch das spielerische Musizieren kann das Kind wieder an den gesunden Teilen seiner Persönlichkeit anknüpfen und in diesen noch vorhandenen Ressourcen Selbstbestätigung und neuen Lebensmut finden.

Dieser Aspekt gilt nicht nur für die Kinder: Musik beeinflußt die Atmosphäre einer Krebsstation ganz entscheidend. Eltern und Besucher sind meist erstaunt und erfreut, sobald sie von dem Angebot erfahren oder es selbst erleben. Wie wir bereits zu Beginn in der «Improvisation» deutlich gemacht haben, kann das Leid auf diesen Stationen nicht einfach durch fröhliche Musik beseitigt werden, aber die Musik schafft Raum für das Lebendige und Fröhliche, das neben dem Leid immer auch da ist.

Auch Schwestern und Ärzte fühlen sich selten bei ihrer Arbeit durch Musik gestört oder behindert, sondern sie greifen selbst gerne zu den Instrumenten, wenn es ihre Zeit erlaubt, und tragen damit zu einem Stück mehr Lebensqualität für sich selbst und die Kinder bei.

10. Musiktherapie kann eine wichtige Aufgabe erfüllen bei der Begleitung schwerstkranker und sterbender Kinder und ihrer Familien .

Der gesamte Bereich der «Sterbebegleitung» (oder englisch terminal care) ist ein höchst sensibles Gebiet. Vor allem durch die Veröffentlichungen von E. Kübler-Ross hat sich die Aufmerksamkeit der Öffentlichkeit in den letzten Jahren verstärkt diesem Thema zugewandt. Zum Teil entstand dadurch der Eindruck, es gäbe so etwas wie einen «idealen» Tod oder ein «gutes Sterben», das nur durch die Anwesenheit von speziell geschulten «Sterbebegleitern» erreicht werden kann. Wir denken, daß man solchen Vorstellungen mit großer Vorsicht begegnen muß. Auch wenn z. B. Frau Kübler-Ross die verschiedenen Phasen des Abschiednehmens und Sterbens sehr genau beschrieben hat, läßt sich doch das Sterben eines Menschen niemals systematisieren. Da Sterben für jeden Menschen etwas individuell Verschiedenes ist, kann es auch keine festgelegten Methoden der Begleitung Sterbender geben.

Anders als TherapeutInnen, die im allgemeinen erst selbst eine Therapie machen müssen, um anderen Menschen mit ähnlichen Problemen helfen zu können, kennen SterbebegleiterInnen das Sterben ja nie aus eigener Erfahrung, sondern nur aus der Beobachtung anderer. Ihre wichtigste Aufgabe wird also immer sein, besonders sensibel und offen für die vielleicht letzten Bedürfnisse und Wünsche eines Menschen (und seiner Angehörigen) zu sein, der vielleicht zu verwirrt, ängstlich oder schwach ist, sich selbst in klarer Form zu äußern.

Da in unserer Gesellschaft der Tod nicht mehr mit dem Leben verbunden ist, sondern tabuisiert und ausgegrenzt wird, stehen die meisten Menschen diesem Ereignis erfahrungs- und hilflos gegenüber. Es ist z. B. keine Seltenheit, daß für 30jährige Eltern das Sterben ihres Kindes die erste direkte Begegnung mit dem Tod ist.

Wenn MusiktherapeutInnen sich entschließen, ein schwerstkrankes Kind und seine Familie auf diesem letzten Lebensabschnitt zu begleiten, kann die Musik dabei eine wertvolle Hilfe sein. Genausowenig wie es «die» Sterbebegleitung gibt, läßt sich festlegen, was MusiktherapeutInnen in dieser Situation tun oder nicht tun können. Als Menschen, die gewohnt sind, «zwischen den Zeilen zu lesen», den Klang einer Stimme zu beachten und Stimmungen wahrzunehmen, wird es ihnen vielleicht auch gelingen, Unstimmigkeiten, unausgesprochene Gefühle oder Disharmonien im Zimmer eines sterbenden Kindes wahrzunehmen und auszudrücken. Sie können vielleicht Kind und Eltern dazu ermutigen, ihre Ängste und Befürchtungen zu äußern und miteinander zu teilen. Sie können vielleicht dazu beitragen, daß Kind und Eltern in dieser letzten gemeinsamen Zeit nicht isoliert voneinander bleiben, sondern nocheinmal Nähe und gegenseitiges Verständnis finden.

Wie vielleicht früher schon, zu Zeiten, als noch Hoffnung auf Genesung bestand, können Kind und Eltern Instrumente oder Lieder benutzen, um ihren Gefühlen Ausdruck zu geben. In solchen Musikstunden kann schon alles Notwendige gesagt sein – oder sie können Anlaß zu einem klärenden Gespräch werden. Doch auch wenn ein Kind zu schwach ist, um selbst noch aktiv zu musizieren, kann es durch Zuhören noch eine Verbindung zu seiner Familie haben und so Trost finden.

Musik kann bei großer Angst oder Schmerzen beruhigend und entspannend sein und durch ihre Form und ihre Struktur in Grenzsituationen, in denen sich alles in Auflösung befindet, dazu beitragen, daß die Betroffenen sich trotzdem gehalten wissen. Zugleich kann Musik auch so offen sein, daß sie verhärtete Strukturen aufweicht und neue Begegnungen ermöglicht, wo keine Hoffnung mehr schien. Manchmal können MusiktherapeutInnen selbst musizieren, manchmal eine Kassette auflegen oder sogar ein Familienmitglied dazu ermutigen. In Situationen, in denen Worte keine Kraft mehr haben, können so doch noch wichtige Botschaften vermittelt werden.

Nach dem Tod eines Kindes können MusiktherapeutInnen einen wichtigen Beitrag bei der Gestaltung von Beerdigungen übernehmen. Da sie meist einen nahen Bezug zum Kind und seiner Familie haben, sind sie oft eher in der Lage als fremde Musiker, passende Musik auszuwählen.

Eine besondere Rolle spielt dies bei der zunehmenden Zahl nichtkirchlicher Beerdigungen, deren Gestaltung nicht von Traditionen getragen wird.

5.3 Zur Organisation des Arbeitsplatzes

> *11. MusiktherapeutInnen können nur dann sinnvoll auf einer Kinderkrebsstation arbeiten, wenn ihnen dafür genügend Zeit, nämlich mindestens 10 Wochenstunden zur Verfügung stehen.*

Wird diese Zeit unterschritten, können MusiktherapeutInnen keine therapeutische Arbeit mehr leisten. In diesem Fall wäre es sinnvoller, MusikerInnen bzw. MusikpädagogInnen zu beschäftigen, bei deren Tätigkeit der rein musikalische Aspekt im Vordergrund steht.

Begründung:

– Da sich die Abstände zwischen den einzelnen Chemotherapieblöcken im wesentlichen nach dem körperlichen Zustand der Kinder richten und sie nicht in einem regelmäßigen und vorhersehbaren Rhythmus in die Klinik kommen, sind die Begegnungen der MusiktherapeutInnen mit einzelnen Kindern bei einer geringeren Wochenstundenzahl dem Zufall unterworfen, und sie können so nicht zu verläßlichen BegleiterInnen werden.
– Durch die hohe Fluktuation auf den Stationen, bedingt durch eine hohe Patientenzahl bei gleichzeitig niedriger Bettenzahl, kann es auch nicht zur Bildung von konstanten Gruppen von Kindern kommen, mit denen eine kontinuierliche Arbeit möglich wäre.
– Das Kennenlernen der spezifischen Situation einer Kinderkrebsstation, der medizinischen Abläufe und ihrer Bedeutung für die Kinder benötigt Zeit und kann nicht in einem «Schnellkurs» gelernt werden.
– Wenn MusiktherapeutInnen nur sporadisch auf Station sind, kann ihre Arbeit nicht in das Gesamtbehandlungskonzept eingebunden sein. Die Teilnahme an Besprechungen sowohl des psychosozialen Teams als auch des Gesamtteams ist unerläßlicher Teil der Arbeitszeit.

> *12. Die Tätigkeit von MusiktherapeutInnen muß vertraglich abgesichert sein und entsprechend der besonderen Belastung honoriert werden.*

Auch wenn die Musiktherapie über Drittmittel oder Honorarverträge finanziert wird, müssen gewisse Rahmenbedingungen geschaffen werden. MusiktherapeutInnen brauchen bereits zu Beginn ihrer Tätigkeit einen Arbeitsvertrag, der ihnen eine gewisse Perspektive eröffnet und nicht nach drei Monaten erneuert werden muß. Nach dem momentan geltenden Tarifvertrag für Angestellte im Sozial- und Erziehungsdienst des Öffentlichen Dienstes halten wir eine Bezahlung nach BAT IVa mit Bewährungsaufstieg nach BAT III (für AbsolventInnen von Fachhochschulen) für angemessen. MusiktherapeutInnen können sich auf diese emotional sehr belastende Tätigkeit nur dann einlassen und zu BegleiterInnen für die Kinder werden, wenn sie zu den selben Bedingungen arbeiten können wie die übrigen MitarbeiterInnen der Station auch. Wenn der äußere Rahmen ihrer Tätigkeit nicht sicher genug ist, werden sie auch inhaltlich nicht sicher arbeiten können.

> *13. Genau wie Töne Raum brauchen, um überhaupt klingen zu können, brauchen MusiktherapeutInnen einen Raum, um arbeiten zu können.*

Musiktherapie ist immer mit Geräuschen verbunden, manchmal auch mit Krach, und damit werden automatisch alle anderen, die gerade mit im Zimmer sind, zu Mithörern. Es ist fast unmöglich, zu einem vielleicht sehr zurückgezogenen Kind einen Weg zu finden, wenn dieser sensible Dialog von anderen mitgehört wird. Kinder *und* TherapeutInnen brauchen den Schutz eines abgeschlossenen Raumes, um Vertrauen aufbauen zu können und Unsagbares hörbar zu machen. Der Raum muß sowohl für stationäre als auch für ambulante Kinder erreichbar sein. Er muß groß genug sein, um auch Gruppen von Kindern mit Infusionsständern und Rollstühlen genügend Platz zu bieten. Es muß möglich sein, die Musikinstrumente dort sicher aufzubewahren. Die Atmosphäre des Raums sollte sich deutlich von der «Klinikatmosphäre» unterscheiden; sie muß einladen und kindgerecht sein. Labors und sonstige Räume mit medizinischen Geräten sind nicht dafür geeignet. Ein Teil der musiktherapeutischen Arbeit wird immer auf Station stattfinden. Auch diese Möglichkeit muß ohne Schwierigkeiten gewährleistet sein. Auch kranke Kinder brauchen «Spielräume», in denen sie ihre Phantasien, Gefühle und Träume leben können.

> *14. MusiktherapeutInnen brauchen Instrumente, um arbeiten zu können.*

Sie brauchen eine Grundausstattung mobiler Instrumente, die sie auch leicht im Zimmer oder am Bett verwenden können. Als Akkordinstrument eignet sich eine Gitarre am besten, dazu sollte eine Auswahl kleinerer Perkussions- und Saiteninstrumente kommen. Blasinstrumente können wegen der hohen Infektionsgefahr nur wenig eingesetzt werden und müssen auf jeden Fall desinfizierbar sein. Auch ein elektronisches Keyboard ist sehr vielseitig einsetzbar. Die Instrumente müssen stabil sein und ein möglichst ansprechendes Äußeres haben. Sie müssen an einem für den TherapeutInnen leicht zugänglichen Ort sicher aufbewahrt werden können. Für den Transport darf nicht mehr Zeit verwendet werden müssen als für die Therapiestunde! Größere Instrumente wie Congas, Gongs, Drumset oder Monochord sind nur sinnvoll, wenn ein

Musiktherapieraum zur Verfügung steht. Ansonsten ist der praktische Einsatz fast unmöglich.

5.4 Zur Person der MusiktherapeutInnen

> 15. *MusiktherapeutInnen, die im stationären Bereich mit krebskranken Kindern arbeiten wollen, sollten bereit sein, ihr berufliches Selbstverständnis neu zu definieren. Sie können nur selten auf Definitionen von «Musiktherapie» aus anderen Arbeitsbereichen zurückgreifen.*

Sie sollten vielmehr die Bereitschaft mitbringen, ihre musikalischen und therapeutischen Fähigkeiten den Bedürfnissen der Kinder gemäß einzusetzen und sich so ihr Berufsverständnis aus der Praxis heraus zu erarbeiten. So lohnend und erfüllend musiktherapeutische Arbeit mit krebskranken Kindern sein kann, verlangt sie doch von der Person der MusiktherapeutInnen auch einiges: Sie müssen flexibel und anpassungsfähig sein. Sie sollten gut damit leben können, daß sie ihren Arbeitstag selten im Voraus planen können. Sie müssen bereit sein, sich einiges an medizinischem Wissen anzueignen – und sie sollten Verständnis dafür mitbringen, daß auch das medizinische Personal erst lernen muß, was ein Musiktherapeut macht. Sie können nicht erwarten, vom ersten Tag an «Erfolge» zu erzielen und brauchen wahrscheinlich viel Geduld und Fingerspitzengefühl, bis sie ihren Platz gefunden haben. Und sie dürfen nicht darauf bestehen, nur Musiktherapie zu machen, denn die Anforderungen, die die Kinder an sie stellen, können manchmal auch in ganz andere Richtungen gehen. MusiktherapeutInnen müssen wissen, wie sie für ihre eigene Psychohygiene sorgen können, denn durch die ständige Nähe zu den Kindern auf der nonverbalen Ebene werden sie manchmal mehr belastet sein, als ihnen lieb ist. Bei den hohen Anforderungen an ihre Flexibilität sollten MusiktherapeutInnen gut in ihrem eigenen Leben verwurzelt sein. Sie sollten um ihre Kraftquellen im körperlichen, emotionalen, spirituellen und sozialen Bereich wissen und sie auch nutzen können.

Aus all dem ergibt sich, daß für die Arbeit mit krebskranken Kindern Berufserfahrung als Musiktherapeut sehr empfehlenswert ist. BerufsanfängerInnen, die sich ihr Selbstverständnis als MusiktherapeutInnen naturgemäß erst noch erarbeiten müssen, werden große Schwierigkeiten haben in diesem Bereich, in dem sie zusätzlich auch die äußeren Bedingungen ihrer Tätigkeit definieren müssen. Sie können mit dieser Doppelbelastung leicht überfordert sein.

Da sich die Musiktherapie mit chronisch kranken Kindern in absehbarer Zeit wahrscheinlich nicht so rasch etablieren wird, wie dies heute z. B. im psychiatrischen Bereich der Fall ist, müssen MusiktherapeutInnen gut damit leben können, als Pioniere und vielleicht sogar Exoten betrachtet zu werden und trotzdem sinnvolle Arbeit zu leisten.

16. Um auf einer Kinderkrebsstation zu arbeiten, brauchen MusiktherapeutInnen besondere fachliche Qualifikationen.

Neben einem profunden Wissen im psychologischen, medizinischen und therapeutischen Bereich sind vor allem bestimmte musikalische Fähigkeiten notwendig.

Unserer Erfahrung nach eignet sich die Methode der freien Improvisation nur sehr bedingt, um mit sehr verunsicherten Kindern erstmals in Kontakt zu kommen. Erfolgreicher ist im allgemeinen Musik, die dem Kind bereits aus der Zeit vor der Krankheit vertraut ist und in ihm positive Erinnerungen weckt. Dies bedeutet, daß MusiktherapeutInnen ein möglichst großes Repertoire von der Musik haben müssen, mit der Kinder heute aufwachsen. Dabei ist wichtig zu beachten, daß sich die musikalische Sozialisation der Kinder von der der MusiktherapeutInnen wesentlich unterscheidet und sie wahrscheinlich einiges dazu lernen müssen. Sie sollten das Liedgut kennen, das gesunde Kinder heute in Kindergarten und Schule lernen. Sie sollten über den Inhalt und die Titelmusiken der gängigen Kindersendungen ebenso Bescheid wissen, wie über die beliebten Hörspielkassetten von Bibi Blocksberg bis TKKG. Dazu kommt der gesamte Bereich der populären Musik, der eine viel größere Bandbreite und auch Verbreitung hat als noch in den fünfziger und sechziger Jahren. Die Musik, die Kinder oder Jugendliche gerne hören, wird in vielen Fällen genausowenig dem «natürlichen» Geschmack der MusiktherapeutInnen entsprechen wie die in der Gerontopsychiatrie beliebten Volkslieder. Es ist erstaunlich, wieviele dreijährige z. B. Lieder aus der populären Volksmusik und der aktuellen Schlagerszene auswendig können, dafür aber nicht mehr den «Bi-Ba-Butzemann».

Ebenso wichtig ist es, daß MusiktherapeutInnen einigermaßen sicher tonal improvisieren können. Sie haben ja nur selten die Möglichkeit, sich längere Zeit vorzubereiten, sondern müssen oft aus der Situation heraus in der Lage sein, z. B. Lieder zu verfassen oder umzuändern oder beruhigende Musik vorzuspielen. Wenn Musik diese Funktion erfüllen soll, müssen ihre Strukturen und Harmonien den Hörgewohnheiten der Patienten entsprechen, um nicht als störend empfunden zu werden. MusiktherapeutInnen sollten überhaupt eine Vorstellung davon haben, wie Musik beruhigend eingesetzt werden kann. Kenntnisse von Entspannungstechniken können hier ebenfalls von großem Nutzen sein.

Besonders berücksichtigen muß man auch die große Zahl ausländischer Kinder, die in den Kliniken behandelt werden und ihre eigenen musikalischen

Vorlieben haben. Die größte Gruppe sind gemäß dem Anteil an der Gesamtbevölkerung die türkischen Kinder, die oft bis zum Schulalter nur sehr wenig Kontakt mit deutschen Kindern haben und entsprechend von ihrer eigenen Volksmusik geprägt sind. Auch zu dieser Musik sollten sich MusiktherapeutInnen Zugang verschaffen.

Klassische Musik tritt dagegen sehr in den Hintergrund und wird wahrscheinlich nur sehr selten verwendet werden.

Die in diesem Buch beschriebenen Fallbeispiele haben sich fast ausschließlich auf die Möglichkeiten der Musiktherapie im stationären Bereich bezogen. Unserer Meinung nach ließe sich Musiktherapie auch sehr gut für eine ambulante Betreuung krebskranker Kinder und ihrer Familien einsetzen, wenn der dafür notwendige Raum vorhanden ist. Denkbar wäre z.B.
– ambulante Nachbetreuung von Kindern einzeln und in Gruppen;
– Begleitung von Geschwisterkindern;
– Gruppen für Jugendliche;
– Elterngruppen;
– Musiktherapie als Angebot der Psychohygiene für das Personal;
– musiktherapeutische Entspannungsübungen.

Wo kein Platz für «Spielräume» zur Verfügung steht, in dem die Kinder ihre Phantasien, Gefühle und Träume leben können, weil jeder Quadratzentimeter für Forschung und Technik geopfert wird, braucht man sich nicht zu wundern, wenn krebskranke Kinder in Apathie und Schweigen verfallen und seelische Folgeschäden mit sich tragen. Möglicherweise spiegelt sich in der kinderfeindlichen, hochtechnisierten und oft sehr anonymen Krankenhauswelt unsere eigene Entfremdung von den kindlichen Seiten unseres Menschseins. Musiktherapeutische Begleitung krebskranker Kinder kann jedenfalls erst dann eine wirkungsvolle Hilfe in der Krankheitsbewältigung sein, wenn Kliniken und Geldgeber Räume und Mittel zur Verfügung stellen, in denen ein Stück des «Kinderplaneten», wie Petra Kelly es nannte, realisiert werden kann.

Wir sind der Ansicht, daß solche psychosozialen Maßnahmen nicht nur krebskranken Kindern, die über eine relativ starke Lobby verfügen, vorbehalten sein sollten, sondern generell für Kinder in einer Kinderklinik angeboten werden sollen. Besonders bei langandauernden Krankenhausaufenthalten und bei chronischen Erkrankungen, wie Niereninsuffizienz oder Mucoviscidose sollten kreativtherapeutische Angebote nicht die Ausnahme, sondern die Regel sein.

Es bleibt zu hoffen, daß es generell im Bereich der Inneren Medizin zu einer allmählichen Umorientierung von einer zu technisierten, organisch fixierten Medizin hin zu einer weicheren Medizin, die den ganzen Menschen mit seinem Fühlen und Erleben in die Behandlung einbezieht, kommen wird. Dies würde bedeuten, daß von Seiten der Kliniken, der Krankenkassen und der Gesund-

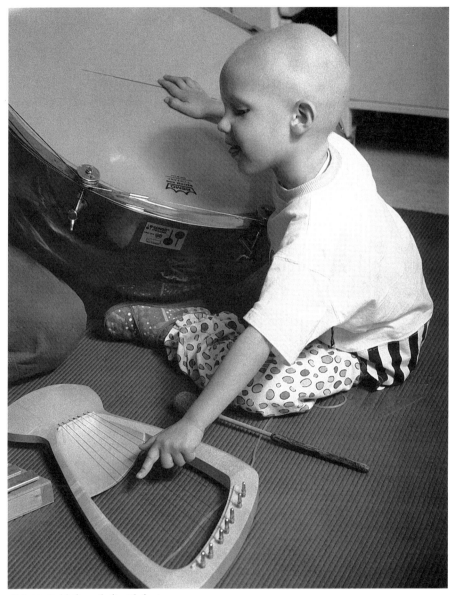

Abb.20: Schlafmusik für Elefanten

heitspolitiker psychosoziale Betreuungsmaßnahmen als ein wesentlicher Teil des Gesamtbehandlungskonzepts ernstgenommen und mit größerem Engagement ausgebaut und unterstützt würden, als dies bisher der Fall ist.

Musiktherapie will dazu beitragen, die Kluft zwischen «Gesunden» und «Kranken», die in unserer Gesellschaft immer breiter wird, zu überbrücken. Sie will den Dialog zwischen Kranken (hier: den Kindern) und Gesunden (hier: den Erwachsenen) fördern und so deutlich machen, daß Gesundes und Krankes, Vergehen und Neuwerden im Leben immer zusammengehören und sich nicht trennen lassen. Musiktherapie will dem krebskranken Menschen, aber auch den (noch) Gesunden zeigen, daß das Leben auch dann, wenn es bedroht ist, lebenswert sein kann bis zur letzten Minute. Sie will den kranken und gesunden Menschen durch die Nutzung seiner Kreativität zu den Wurzeln des Lebens führen, ihm die Freude am Erschaffen und Neubilden zurückgeben, die er vielleicht schon verloren zu haben glaubt, und ihm somit Mut machen, in Zeiten großer Unsicherheit nicht aufzugeben und sich trotzdem geborgen zu wissen.

Unwillkürlich kommen wir damit wieder auf die Erlebnisse mit der Improvisation zurück, die wir zu Beginn dieses Buches beschrieben haben: Das Wesentlichste war für uns die Erfahrung, daß wir in der Musik zueinanderfinden, unsere Gefühle miteinander teilen und uns dadurch gegenseitig einen Ort der Geborgenheit schaffen konnten. Dieses Erlebnis von Geborgenheit und emotionaler Nähe im klanglichen Dialog steht auch im Mittelpunkt unserer Arbeit mit den krebskranken Kindern.

Musiktherapie läßt das vielbeobachtete «Schweigen krebskranker» Kinder als Resultat einer mangelnden Bereitschaft oder Fähigkeit des Behandlungsteams oder auch der Eltern, die Signale des Kindes zu verstehen, unüberhörbar laut ertönen!

6. Literatur- und Liederverzeichnis

Beverly, B. I.: The Effect of Illness upon Emotional Development, in: J. Pediatrics 8/1936, S. 533–543.

Bossinger, W.: Musiktherapie mit krebskranken Kindern, (unveröffentlichte Diplomarbeit im Fachbereich Musiktherapie der Fachhochschule der Stiftung Rehabilitation Heidelberg) 1987.

Bossinger, W. / Münzer, T., / Moser, P. / Bunkhofer, S.: Musik als therapeutisches Angebot für krebskranke Kinder, in: S. Herrlen-Pelzer u. a., Musik in Prävention und Therapie, (Vaas-Verlag) Ulm 1991, S. 45–64.

Bürgin, D.: Das Kind, die lebensbedrohende Krankheit und der Tod, (Huber) Bern 1978.

– Pädiatrische Psycho-Onkologie, in: F. Meerwein, Einführung in die Psycho-Onkologie, (Huber) Bern 1985, S. 165–183.

Canacakis, J.: Ich sehe deine Tränen, (Kreuz Verlag) Stuttgart 1987.

Freud, A.: Die Rolle der körperlichen Krankheit im Seelenleben des Kindes (1952), in: G. Biermann, Handbuch der Kinderpsychotherapie, Bd.1, 4. Aufl. (Reinhardt) München/Basel 1976, S. 827–837.

Grießmeier, B.: Bin ich's oder bin ich's nicht?, in: Musiktherapeutische Umschau, (Verlag Erwin Bochinsky) Frankfurt/M. 1990, Heft 1.

Kaatsch, P. / Michaelis, J.: Jahresbericht 1988 des Kinderkrebsregisters, (Eigenverlag der Johannes Gutenberg Universität) Mainz 1988.

Kelly, P.: Viel Liebe gegen Schmerzen, (Rowohlt) Reinbek 1986.

Kiepenheuer, K.: Geh' über die Brücke, (Kreuz Verlag), Zürich 1988.

Köster, W.: Konzeptionelle Überlegungen zur Musiktherapie in der pädiatrischen Onkologie, (unveröffentlichte Diplomarbeit an der Hochschule für Musik und Darstellende Kunst Hamburg) 1989.

Kübler-Ross, E.: Kinder und Tod, (Kreuz Verlag) Zürich 1984.

– Verstehen, was Sterbende sagen wollen, (Kreuz Verlag) Stuttgart 1982.

Lerman, E.: Zum Zusammenhang zwischen Lebensereignissen, Persönlichkeit und dem Vorkommen von Malignomen bei Kindern und Jugendlichen, (unveröffentlichte Dissertation an der Medizinischen Fakultät der Johann-Wolfgang von Goethe Universität Frankfurt/M.) 1988.

Meerwein, F.: Einführung in die Psycho-Onkologie, (Huber) Bern 1985.

Munro, S.: Musiktherapie mit Sterbenden, (Gustav Fischer Verlag) Stuttgart 1986.

Raimbault, G.: Kinder sprechen vom Tod. Klinische Probleme der Trauer, (suhrkamp) Frankfurt/M. 1980.

Schellong, G.: Krebs bei Kindern. Fortschritte in der Behandlung, in: P. Kelly, Viel Liebe gegen Schmerzen, (Rowohlt) Reinbek 1986, S. 43–48.

Schenk-Danziger, L.: Entwicklungspsychologie, Wien 1977.

Scheytt-Lempp, M.: Das Krankheitserleben krebskranker Kinder, (unveröffentlichte Dissertation an der Fakultät für Theoretische Medizin der Universität Ulm) 1984.

Spiel, W.: Phasen der kindlichen Entwicklung, Göttingen 1974.

Vachon, M.: Measurement and Management of Stress in Health Professionals working with Advanced Cancer Patients, in: Death Education 1/1978, (Hemisphere Publishing Corporation) New York, S. 365–375.

Verres, R.: Die Kunst zu leben – Krebsrisiko und Psyche, (Piper), München 1991
Wolff, G.: Warum schweigen die krebskranken Kinder?, in: E. Engelke, H.-J. Schmoll, G.
   Wolff, Sterbebeistand bei Kindern und Erwachsenen, (Enke) Stuttgart 1979.

Nachweis der Lieder

[1] Hoffmann K.U.: Wenn der Elefant in die Disco geht, (Otto Meier Verlag) Ravensburg
    1983.
[2] Kreusch-Jakob, D.: Das Liedmobil, (dtv junior 70016), 2. Aufl. München 1985.
[3] Student für Europa, Liederhefte 1–8, (Bund-Verlag) Köln
[4] Vahle, F.: Das Buch mit dem Friedensmaler, (Verlag pläne) Dortmund, 5. Aufl. 1988.
[5] Zaitenspiel: Drachenrostlieder (Liederheft zur gleichnamigen Kassete, zu beziehen über
    Arndt Büssing & Claudia Brungs, Türkisweg 21, 4044 Kaarst 2).
[6] Zuckowski, R.: Mama ist in Panik, (rororo rotfuchs 457), Reinbek 1987.
[7] spielen und lernen: Liederbuch zur KindermusiCasette 1989, (Velber-Verlag), Seelze

Bin ich's oder bin ich's nicht? (5), S. 10
Der Cowboy Jim aus Texas (2), S. 98
Die Tante aus Marokko (3)/Bd.4, Nr.20
Hava nagila (3)/Bd.1, Nr.74
Heut ist ein Fest bei den Fröschen (3)/Bd.4, Nr.9
Ich kenne einen Cowboy (3)/Bd.1, Nr.24
Ich reibe meine Nase (2), S. 74
La bella polenta (4), S. 24
Life is life (3)/Bd.7, Nr.4
Mama ist in Panik (6), S. 7
Moni Moni Makkaroni (7), Nr.1
Sind so kleine Hände (3)/Bd.3, Nr.72
Theo (6), S. 82
Vogelhochzeit (3)/Bd.2, Nr.5
Wenn der Elefant in die Disco geht (1), S. 10
Wie schön, daß du geboren bist (6), S. 23
Wir werden immer größer (2), S. 77

Abbildungen

Alle Abbildungen von Karl-Heinz Eiferle, Berlin

7. Glossar

ALL	akute lymphatische Leukämie; häufigste Krebserkrankung im Kindesalter
AML	akute myeloische Leukämie
Biopsie	Diagnostische Gewebsentnahme zur mikroskopischen Untersuchung
Braunüle	kleiner Plastikschlauch, der in die Vene geschoben wird und über den Infusionen einlaufen
Chemotherapie	Behandlung mit krebszerstörenden Medikamenten (als Infusion oder Tabletten)
Computertomographie	Computergesteuerte Schichtaufnahmen von Körperteilen, auch CT genannt
Dauertherapie	Erhaltungstherapie; dient vor allem bei Leukämien dazu, die Remission zu erhalten
Fingerpieks	Stich in den Finger zur Bestimmung des Blutbildes
GPOH	Gesellschaft für pädiatrische Onkologie und Hämatologie; Zusammenschluß aller Ärzte, die krebskranke Kinder behandeln
Hickman-Katheder	Dauerkatheder, der in eine Hauptvene eingeführt wird und dort die gesamte Zeit der Therapie verbleibt
Histologie	mikroskopische Untersuchung von Gewebsproben
i.m.	intramuskulär; Injektion eines Medikamentes in den Muskel
i.v.	intravenös; Injektion eines Medikamentes direkt in die Vene
Intensivtherapie	die ersten 6–12 Monate der Therapie
Kernspintomogramm (NMR)	eine strahlenfreie sehr genaue Untersuchungsmethode, bei der körpereigene Stoffe durch starke Magnetfelder angeregt werden und die Molekülbewegungen über Computer gemessen werden können.
Knochenmarkspunktion	Entnahme von Knochenmarksgewebe (meist aus dem Beckenknochen) zur Untersuchung der Zellen
Leukozyten	weiße Blutkörperchen
Liquor	«Gehirnwasser»; Flüssigkeit, die Gehirn und Rückenmark umgibt
Lumbalpunktion	Entnahme von Liquor zur Untersuchung der Zellen
Medulloblastom	Hirntumor, meist im Kleinhirn
palliativ	lindernd, ohne Beseitigung der Grundkrankheit
Polyneuropathie	Schädigung der Nervenbahnen
PSAPO	Psychosoziale Arbeitsgruppe in der pädiatrischen Onkologie
Remission	die Abnahme oder das Verschwinden der Symptome der Krebserkrankung
Rezidiv	das Wiederauftreten der Erkrankung nach einer beschwerde- und symptomfreien Zeit
Sepsis	durch Mikroorganismen (Bakterien, Viren, Pilze) verursachte, den ganzen Körper befallende Infektion
Szintigraphie	Darstellung der Organe nach Gabe von radioaktiven Substanzen
Thrombozyten	Blutplättchen
Zytostatika	Medikamente, die Krebszellen vernichten

Praxis der Musiktherapie

Herausgegeben von Prof. Dr. Volker Bolay, Heidelberg und Volker Bernius, Frankfurt. Die Schriftenreihe "Praxis der Musiktherapie" erscheint gemeinsam in den Verlagen Gustav Fischer und Bärenreiter.

Band 13 • Grießmeier/Bossinger
Musiktherapie bei krebskranken Kindern
Liegt vor

Band 12 • Schumacher
Musiktherapie mit autistischen Kindern
Musik-, Bewegungs- und Sprachspiele zur Integration gestörter Sinneswahrnehmung
1994. XII, 172 S., 2 Abb., 1 Schaubild, kt. DM 48,–/DM 43,20*

Band 11 • Kapteina/Hörtreiter
Musik und Malen
in der therapeutischen Arbeit mit Suchtkranken
1993. XII, 299 S., 42 Abb., kt. DM 68,–/DM 61,20*

Band 10 • Vogel
Lebensraum: Musik
1991. XIV, 124 S., 6 Abb., kt. DM 32,–/DM 28,80*

Band 9 • Ruland
Musik als erlebte Menschenkunde
1990. X, 100 S., 6 Abb. u. 5 Notenbeisp., kt. DM 32,–/DM 27,20*

Band 8 • Alvin
Musik für das behinderte Kind und Musiktherapie für das autistische Kind
1988. XII, 237 S., 5 Abb., 16 Notenbeisp., kt. DM 44,–/DM 39,60*

Band 7 • Loos
Spiel-Räume
Neuauflage in Vorbereitung

Band 6 • Keemss
Werkstatt: Perkussion
Anleitung und Hörbeispiele zur Spielpraxis
1986. XIV, 181 S., 62 Fotos u. über 100 Notenbsp. u. Abb., 1 Tonbandkassette, kt. DM 78,–/DM 70,20*

Band 5 • Munro
Musiktherapie bei Sterbenden
1986. XII, 108 S., 16 Abb., kt. DM 32,–/DM 28,80*

Band 4 • Bright
Musiktherapie in der Altenhilfe
1984. X, 140 S., 24 Abb., kt. DM 32,–/DM 28,80*

Band 3 • Nordoff/Robbins
Schöpferische Musiktherapie
Individuelle Behandlung für das behinderte Kind
1986. XX, 232 S., 37 Abb., über 100 Notenbsp., 1 Tonbandkassette, kt. DM 78,–/DM 70,20*

Band 2 • Schubert
Klänge und Farben
Formen der Musiktherapie und der Maltherapie
1982. VIII, 120 S., 45 farb. Abb., kt. DM 36,–/DM 32,40*

Band 1 • Priestley
Musiktherapeutische Erfahrungen
Grundlagen und Praxis
1982. XIV, 215 S., 3 Abb., kt. DM 48,–/DM 43,20*

* Vorzugspreis für Bezieher der gesamten Reihe sowie für Mitglieder der Deutschen Gesellschaft für Musiktherapie e. V.

Preisänderungen vorbehalten

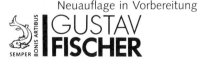

SEMPER BONIS ARTIBUS

GUSTAV FISCHER

Heidelberger Schriften zur Musiktherapie

Herausgegeben von der Stiftung Rehabilitation, Heidelberg

Band 6 • Ruud/Mahns
Meta-Musiktherapie
Wege zu einer Theorie der Musiktherapie
1992. 169 S., kt. DM 32,–

Band 5 • Evers
Musiktherapie und Kinderheilkunde
Eine Analyse zur Geschichte, Situation, Indikation und Akzeptanz
1991. VIII, 198 S., kt. DM 32,–

Band 4
Studium der Musiktherapie in Heidelberg
Ergebnisse und Analysen eines Modellversuchs
1988. VIII, 132 S., 47 Abb., kt. DM 32,–

Band 3 • Langenberg
Vom Handeln zum Be-Handeln
Darstellung besonderer Merkmale der musiktherapeutischen Behandlungssituation im Zusammenhang mit der freien Improvisation
1988. VIII, 126 S., kt. DM 28,–

Band 2 • Boller
Musiktherapeut als Beruf
Anspruch und Wirklichkeit musiktherapeutischer Arbeit in der Bundesrepublik Deutschland
1985. XIV, 209 S., kt. DM 24,–

Band 1 • Bolay
Musiktherapie als Hochschuldisziplin in der Bundesrepublik Deutschland
Vergleichende Analysen und Versuch einer weiterführenden Systematik
1985. XVI, 279 S., kt. DM 32,–

Musiktherapeutische Umschau

Forschung und Praxis der Musiktherapie
Herausgegeben im Auftrag der Deutschen Gesellschaft für Musiktherapie e. V.
1994. Band 15
4 Hefte bilden einen Band; Jahres-Gesamtpreis DM 106,– (Inland). Einzelheft DM 28,– zzgl. Versandkosten.

Die Musiktherapeutische Umschau widmet sich den Problemen der Grundlagen- und Methodenforschung der Musiktherapie, dokumentiert den Alltag der Musiktherapie an Fallbeispielen, berichtet von Veranstaltungen, weist auf wichtige Termine hin und unterstreicht damit ihre Funktion als Spiegel der Interdisziplinarität der Musiktherapie. Durch dieses umfassende Redaktionsprogramm ist die Musiktherapeutische Umschau für Wissenschaftler und Praktiker von überragendem Interesse.

Batel
Spiellieder und Bewegungsspiele in der Musiktherapie
1992. VIII, 87 S., kt. DM 22,80

Spintge/Droh
Musik-Medizin
Physiologische Grundlagen und praktische Anwendungen
1992. VIII, 163 S., 30 Abb., 24 Tab., kt. DM 48,–

Smeijsters
Musiktherapie als Psychotherapie
1994. VIII, 177 S., kt. DM 58,–

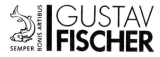

SEMPER BONIS ARTIBUS
GUSTAV FISCHER

Preisänderungen vorbehalten

Bestellkarte

Ich bestelle aus dem Gustav Fischer Verlag über die Buchhandlung:

....

.... Expl. **Praxis der Musiktherapie**

ab Band .... zur Fortsetzung * zum Vorzugspreis

.... Expl. —, Band ....

.... Expl. —, Band ....

.... Expl. **Heidelberger Schriften zur Musiktherapie**

ab Band .... zur Fortsetzung *

.... Expl. —, Band ....

.... Expl. —, Band ....

.... Expl.

Datum: .... Unterschrift: ....

* Ich weiß, daß ich diese Fortsetzungs-Bestellung innerhalb 1 Woche (Datum des Poststempels) durch schriftliche Mitteilung an den Gustav Fischer Verlag, Wollgrasweg 49, D-70599 Stuttgart, widerrufen kann.

Datum: .... Unterschrift: ....

Verlagsverzeichnisse:

☐ **Wirtschafts- und Sozialwissenschaften und Datenverarbeitung, Statistik**

☐ **Medizin/Biologie** mit Botanik, Pharmazie, Veterinärmedizin und Zoologie

jeweils zu Semesterbeginn

☐ **Lehrbücher Medizin**

☐ **Lehrbücher Biologie**

☐ **Lehrbücher Veterinärmedizin**

☐ **Zeitschriften/Journals**

☐ **Fischer Nachrichten (FN)** erscheinen 4- bis 5mal jährlich zur Information über Neuerscheinungen/Neuauflagen aus allen Fachgebieten

Diese Verzeichnisse bzw. laufende Informationen über Neuerscheinungen und Neuauflagen können Sie kostenlos beim Gustav Fischer Verlag anfordern. Bitte notieren Sie hierfür Ihr Fach- bzw. Interessensgebiet und schicken die Postkarte an den Verlag.

Ich interessiere mich für folgende Gebiete:

....

Adresse auf der Rückseite nicht vergessen!

Absender:

....

....

....

Falls keine Buchhandlung bekannt, bitte einsenden an:

Gustav Fischer Verlag, Postfach 72 01 43,
D-70577 Stuttgart

Praxis d. Musiktherapie, Bd. 13,
2,2. II. 94. nn. Printed in Germany

Werbeantwort/Postkarte

An die Buchhandlung

Absender:
(Studenten bitte Heimatanschrift angeben)

....

....

....

Praxis d. Musiktherapie, Bd. 13,
2,2. II. 94. nn. Printed in Germany

Werbeantwort/Postkarte

Gustav Fischer Verlag
Postfach 72 01 43

D-70577 Stuttgart